DE L'HYGIÈNE

DES

GENS DE LETTRES.

DE L'HYGIÈNE

DES GENS DE LETTRES,

OU

ESSAI MÉDICO-PHILOSOPHIQUE

SUR LES MOYENS LES PLUS PROPRES A DÉVELOPPER SES TALENS
ET SON APTITUDE NATURELLE POUR LES SCIENCES, SANS NUIRE
A SA SANTÉ ET SANS CONTRACTER DE MALADIES ;

Ouvrage utile à tous les hommes de cabinet, et à ceux qui
mènent une vie sédentaire;

PAR ÉTIENNE BRUNAUD,

*Docteur en médecine de la Faculté de Strasbourg, Associé-correspondant
de la Société médicale d'Émulation de Paris, ex-chirurgien aide-major
au ci-devant 25e régiment d'infanterie légère, etc.*

> « Qu'est-ce que la vie sans la santé?.... Établir les
> moyens de la conserver, n'est-ce pas un motif assez
> puissant de recherches ; et une longue vie, accom-
> pagnée d'une bonne santé, n'est-elle pas désirable,
> lorsqu'on la fait servir à l'utilité et au bonheur de
> ses semblables ? » JOHN SINCLAIR.

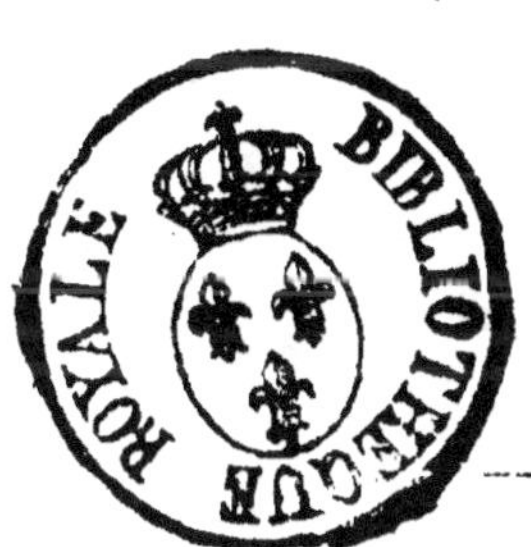

A PARIS,

Chez MÉQUIGNON l'aîné père, Libraire de la Faculté de
Médecine et des Hospices, rue de l'École de Médecine.

1819.

A Ph. PINEL,

Chevalier de l'ordre royal de la Légion d'Honneur, professeur de la Faculté de Médecine de Paris, membre de l'Institut de France, Académie des Sciences, et de plusieurs Sociétés savantes nationales et étrangères.

Comme un hommage qui lui est dû pour les progrès qu'il a fait faire à la médecine d'observation.

E. BRUNAUD.

PRÉFACE.

Les dangers de l'étude et des méditations habituelles et prolongées ne sont point douteux ; les exemples qu'en fournit l'histoire d'un grand nombre de savans prouvent d'une manière irrécusable que ce genre d'excès peut insensiblement nuire à la santé, l'altérer grièvement, et souvent même abréger la durée de la vie : mais l'expérience et le raisonnement attestent aussi qu'il est possible d'échapper à ces dangers en employant différens moyens, dont plusieurs ont en outre l'avantage de contribuer au développement des dispositions naturelles qui dirigent l'homme vers l'étude. Il est vrai que, pour mettre ces moyens à profit, il semblerait qu'il faille incessamment y recourir, ce qui deviendrait une occupation fastidieuse et rebutante pour l'homme de lettres, dont l'esprit est constamment préoccupé, souvent même accablé par les effets d'une contention extrême, et qui songe bien plus aux succès qu'il peut obtenir, à la gloire qu'il ambitionne, qu'aux soins qu'il est intéressé à donner à sa santé, le premier, le plus désirable de tous les biens, celui sans lequel on ne saurait jouir paisiblement des autres. Mais l'habitude que l'on contracte insensiblement de se livrer chaque jour à des exercices proportionnés à ses forces et adaptés à ses goûts ; celle que l'on prend de suspendre pendant certains instans les travaux d'esprit, fait naître peu à peu le besoin réel de les abandonner chaque jour à certaines heures pour se livrer à des distractions utiles, comme la promenade, quelques jeux d'agrément, les plaisirs de la musique, ceux d'une société choisie : il ne faut pour cela que vouloir fortement, et avoir soin d'adopter de préférence à tout autre les instans qui succèdent à des travaux d'esprit longs et opiniâtres, où le cerveau fatigué ne permet plus, pour ainsi dire, aux facultés de l'intelligence de continuer librement leur exercice. Il s'agit donc également de faire choix du lieu qu'on doit habiter, des alimens qui conviennent le mieux à l'estomac, à l'état particulier de la constitution, et de ceux qui peuvent leur être contraires. Ceci une fois réglé, il est facile de suivre les autres préceptes hygiéniques, et rien n'est moins embarrassant que de s'y astreindre. On sait, en effet, que nous contractons certaines habitudes auxquelles nous ne pou-

vons plus renoncer; et que, si quelque événement vient à en déranger le cours, il nous semble ne plus être dans la position où nous nous
trouvions être auparavant; il en sera de même
pour l'homme de lettres, en adoptant un genre
de vie basé sur les principes de l'hygiène qui lui
sont spécialement applicables; il contractera facilement, et sans y mettre trop de soin, des habitudes favorables à sa constitution et à la nature
de ses travaux : l'expérience et la raison lui apprendront ensuite qu'il doit toujours se soumettre à leur empire, et ne s'y soustraire que
passagèrement, et en quelque sorte pour varier
les plaisirs dont il peut jouir dans les momens
où il se permet une distraction utile et indispensable. La santé d'ailleurs est, je pense, un trésor
assez précieux pour qu'on s'occupe sérieusement
des moyens de la conserver.

Cet essai, exclusivement consacré à cet objet,
et qui n'a été entrepris que pour une des classes
les plus importantes de la société, n'est, à proprement parler, que le développement d'une
sorte de problème proposé par M. le professeur
Pinel dans sa Nosographie philosophique (1) : il

____

(1) Tom. III, n° 59, cinquième édition.

diffère de celui de Tissot sur le même objet, en ce qu'il ne traite que des moyens de préserver les gens de lettres du grand nombre de maladies qui sont le résultat des travaux opiniâtres auxquels ils se livrent, et de l'habitude qu'ils ont de mener une vie inactive; et qu'il n'y est nullement question de la connaissance et du traitement de ces maladies, objets appartenant essentiellement à la médecine-pratique.

DE L'HYGIÈNE

DES

GENS DE LETTRES.

INTRODUCTION.

L'homme échappé à l'état de nature, forcé de vivre dans une activité continuelle pour subvenir à ses besoins physiques et moraux, sent de bonne heure la nécessité de cultiver les sciences et les arts qui peuvent lui en fournir les moyens. Le plus grand nombre de ces besoins, auxquels la nature l'a assujetti, tirent leur source et dépendent essentiellement de l'exercice des fonctions vitales; et, comme ils sont des indices sûrs dont elle se sert pour l'avertir de veiller à sa conservation, il lui est impossible de se soustraire long-temps à leur empire et de ne point chercher à les faire cesser promptement lorsqu'ils se font sentir avec quelque énergie. Les autres exigent spécialement l'exercice des diverses facultés de l'entendement, et, se trouvant par ce moyen soumis aux lois de la raison et de la partie intelligente de l'homme, sont devenus, par l'effet de la civilisation, sinon entièrement indis-

A

pensables, au moins d'une nécessité tellement impérieuse pour une certaine classe d'individus, qu'on pourrait les mettre au nombre de ceux qu'on désire le plus satisfaire. Ceux-ci dépendent de la culture des sciences et des lettres : la plupart des premières, comme l'agriculture, la médecine, la législation, ont tiré leur source de nos besoins les plus urgens; et les autres, comme l'histoire naturelle, l'astronomie, la physique, l'histoire des nations, du désir insatiable que la nature semble avoir fait naître en nous de connaître tout ce qui nous entoure, et de la noble ambition qui nous porte à transmettre et à perpétuer nos propres connaissances pour nous survivre à nous-mêmes, et rendre, pour ainsi dire, notre existence éternelle. Les beaux-arts et les lettres, proprement dites, sont nés spécialement des dispositions que nous avons d'imiter la nature et ses phénomènes, de développer et d'étendre notre génie, d'inventer, de créer des ouvrages parfaits et propres à entraîner l'admiration : dispositions propres à l'homme civilisé exclusivement, et qui le distinguent éminemment du sauvage, dont l'instinct se borne à satisfaire les besoins du moment présent.

Les unes et les autres sont maintenant aussi nécessaires au bonheur de l'homme civilisé, qu'importantes au progrès de sa perfection morale : je dis importantes, car les services qu'elles

ont rendus, et qu'elles rendent chaque jour à
l'esprit humain, et les avantages que la société
en retire, sont trop nombreux pour n'être pas
incontestables : il faudrait être de bien mauvaise
foi pour le nier ou feindre de ne pas l'apercevoir ; il faudrait l'être bien plus encore pour
avancer et soutenir, comme l'ont fait Henri Corneille Agrippa (1) et J.-J. Rousseau (2), qu'elles
ont été et qu'elles sont encore plus funestes
qu'utiles à l'épuration des mœurs et au bonheur
du genre humain. Ce paradoxe, il est vrai, n'a
guère eu de partisans que ses auteurs, quoique
ce dernier surtout l'ait présenté sous le voile
insidieux de l'éloquence la plus mâle et la plus
séduisante, comme une vérité aussi utile qu'importante. Mais comment adopter une opinion
aussi absurde, lorsque l'utilité des sciences et les
avantages que nous en retirons incessamment
sont reconnus et démontrés par l'expérience journalière, et que les sciences sont cultivées par
tant d'hommes qui en font leur plus chère occupation, et qui font consister leur bonheur en
elles ?

---

(1) *De la Vanité des Sciences,* etc., ouvrage traduit
par Gueudeville.

(2) Discours qui a remporté le prix à l'Académie de
Dijon, en 1750, sur cette question : *Si le rétablissement
des sciences et des arts a contribué à épurer les mœurs.*

De tout ce qui peut exercer l'esprit de l'homme, rien ne l'intéresse autant que l'étude des sciences : elles dévoilent à son intelligence tout le système du monde physique et moral, et le conduisent à des connaissances positives sur tout ce qui peut concourir aux besoins de la vie et à l'exercice libre et tranquille de son existence sociale. C'est sous ces deux grands rapports qu'elles se partagent en quelque sorte le vaste domaine de tout ce qui est nécessaire à l'homme : aussi sont-elles aussi nombreuses et aussi diversifiées que ses propres besoins. Leur étude est longue et difficile ; leur culture pénible et souvent rebutante à cause du peu de progrès qu'on y fait ou du peu de succès qu'on y obtient ; l'ardeur avec laquelle on s'y livre est presque toujours accompagnée d'une infinité de maux et de dégoûts. Leur carrière est immense, et la diversité de leurs objets effrayante pour l'esprit humain ; cependant, loin de le décourager, les difficultés et les obstacles nombreux qu'elles lui offrent ne font que redoubler l'émulation de celui qui s'y livre, et augmenter son amour pour leur culture. Tous les avantages qu'il en retire ne sont, il est vrai, ni stériles, ni médiocres ; ils sont, au contraire, féconds et inappréciables, et doivent, par ses heureux résultats, soutenir ses efforts et son courage.

Ce n'est que par l'étude des sciences que l'homme peut sans cesse se répandre au dehors de lui-même pour agrandir le domaine de son existence. Il sent bien qu'il vivrait dans un cercle trop étroit et trop borné, si, n'éprouvant, comme les animaux, que les premières déterminations de l'instinct, il ne pouvait, par le seul effort de la pensée, s'élancer dans une sphère plus digne de lui, et parcourir l'espace immense qui l'entoure pour étudier et connaître tout ce qui peut contribuer au développement et à la perfection de sa raison ; ainsi que pour rechercher tout ce qui peut satisfaire ses besoins naturels et factices, particulièrement cette ardente et insatiable curiosité qui le porte à observer avec autant de soin que de persévérance tous les phénomènes de la nature. Mais il jouit exclusivement de la plus belle de toutes les prérogatives, celle de pouvoir s'élever à la connaissance de tout ce qu'il peut apercevoir par les sens, et même de ce qu'il ne fait qu'entrevoir par la pensée. Dans cet état qui rend sa destinée plus heureuse et plus brillante que celle de l'homme qui vit dans l'ignorance, il ne se borne pas à parcourir les différentes parties de ce globe pour connaître les diverses espèces d'animaux qui l'habitent, le grand nombre de végétaux qui croissent à sa surface, les minéraux qui se développent et se nourrissent dans son sein, les fleuves et les mers qui l'entrecoupent, enfin les rapports nombreux qu'ont entre eux tous les êtres de ces trois règnes de la nature ; il s'élève encore jusqu'aux régions vastes et incommensurables de l'espace pour en contempler le spectacle imposant et connaître cette multitude infinie d'astres et de planètes qui occupent son étendue : il en étudie les formes, les distances réciproques, le diamètre, les mouvemens, ainsi que les forces qui les produisent, les entretiennent et les dirigent diversement. Il soumet aux lois du calcul les surfaces des corps, leur capacité, leur étendue, les rapports qu'ils ont entre eux, l'action qu'ils exercent réciproquement les uns sur les autres ; ils cherchent à en découvrir l'essence et les propriétés apparentes et occultes, celles qui nous sont familières, celles enfin qui nous sont inconnues, et dont cependant nous ne pouvons nous lasser d'admirer les effets : (*les fluides électrique, galvanique,* etc.).

L'homme, pris collectivement ou individuellement, est aussi l'objet des méditations et des recherches du savant ; il étudie l'histoire des peuples, leurs mœurs, leurs usages, leurs institutions, leurs coutumes : il fonde leur législation et la constitution des empires ; il maintient l'ordre et l'harmonie entre les nations, en posant les bases fondamentales de leurs droits respectifs et des rapports politiques qu'elles ont entre elles. Il établit, d'après des règles positives tirées des intérêts de chacun en particulier, et de ceux de

tous les hommes en général, les principes im-
muables de la philosophie, de la morale et du
droit public. Il étudie particulièrement l'homme
physique; il dévoile la nature intime de son
organisation en apprenant à connaître la texture,
la composition, les rapports divers, les usages,
les nombreuses sympathies des organes et des
fonctions qu'ils remplissent ou qu'ils concourent
à remplir. Il recherche également tout ce qui
appartient à l'homme moral ou intellectuel; il
scrute en quelque sorte le fond de son cœur
pour connaître les passions nombreuses qui l'agitent et le tourmentent, les sentimens ou impulsions diverses qui le meuvent et le guident, les
penchans qui l'entraînent, les différens actes de
sa volonté, et ceux par lesquels il se détermine
et agit dans toutes les circonstances de la vie. Il
pénètre, pour ainsi dire, par les sentiers téné-
breux et difficiles de la métaphysique au milieu
de la pensée; il analyse les facultés qui la composent, et il étudie le développement et les opérations de chacune d'elles. L'homme malade, si
digne d'intéresser, est aussi l'objet de sa solli-
tude particulière : il s'attache à connaître les
causes et les phénomènes des maladies nombreuses et variées qui l'accablent si souvent, et
quelquefois d'une manière si cruelle et si terrible : il recherche non-seulement les moyens
les plus capables d'en éloigner le danger et de

A 4

les conduire à une terminaison heureuse ; mais encore ceux bien plus importans qui peuvent prévenir toutes celles qui planent sur sa tête et le menacent à chaque instant ; enfin , il circule sans cesse autour de lui-même pour augmenter de plus en plus ses connaissances dans les sciences utiles , et faire servir chacune d'elles à nos besoins les plus urgens.

Les lettres , devenues pour l'homme civilisé des besoins aussi impérieux pour son esprit qu'utiles à ses loisirs et au perfectionnement de sa raison et de son intelligence , ne l'occupent et ne l'intéressent pas moins. L'histoire, l'éloquence, la poésie, la musique, sources intarissables de jouissances pures et durables, quoique moins importantes et moins nécessaires que les sciences, le sont cependant aux plaisirs de l'esprit, qui, chez un grand nombre d'hommes , servent, pour ainsi dire , de complément à la félicité. Ceci paraît avoir été senti dès la plus haute antiquité, puisqu'au rapport de Diogène Laërce (1), Talès de Milet mettait un esprit vraiment éclairé au nombre des trois choses qui peuvent rendre l'homme heureux. Les lettres d'ailleurs n'ont-elles pas , comme les sciences, leur but d'utilité pour ceux qui naturellement ne sont point propres aux méditations longues et soutenues et à

______

(1) *De Vitá et morib. Philosop.* liber I.

l'application qu'exige l'étude de ces dernières ?
Elles forment le cœur et l'esprit ; elles apprennent à connaître et à apprécier tous les charmes
et toutes les douceurs de la vertu ; elles sont pour
l'homme une source féconde de plaisirs, ou plutôt de voluptés pures ; et pour celui qui est doué
d'une certaine élévation d'esprit, il n'en est pas
même qui puissent égaler celles qu'on goûte par
leur culture. Mais quand même on ne se plairait
pas à les considérer sous un point de vue aussi
intéressant, pourrait-on se refuser à admettre
qu'il n'est pas pour toutes les classes d'individus
de plus honnêtes et de plus agréables récréations?
car le plus grand nombre de celles auxquelles on
se livre ne sont point comme les lettres , de tous
les temps, de tous les lieux, de tous les âges, de
toutes les conditions : toutes ne peuvent pas,
comme elles, convenir au loisir de la jeunesse,
de l'âge mûr et de la vieillesse ; à ceux du citadin
comme à ceux du modeste habitant de la campagne ; à ceux du prince comme à ceux du simple
citoyen ; enfin à ceux du philosophe , du savant,
et même du simple anachorète , comme à ceux
du courtisan et de l'homme du monde. Dans
toutes les contrées , et à toutes les époques de la
vie, les lettres récréent, délassent agréablement
l'esprit de l'homme ; elles instruisent et forment
la jeunesse, réjouissent et embellissent la vie
dans la vieillesse ; donnent de l'éclat et servent

d'ornement dans la prospérité, consolent dans le malheur, et deviennent un asile sûr contre les douleurs cuisantes de l'âme; elles font nos délices dans nos demeures; ne sont importunes dans aucune situation de la vie, même dans l'exercice des affaires domestiques; elles veillent sans cesse avec nous en voyage et à la campagne (1). Et quand même nous ne pourrions goûter les douceurs qu'elles offrent, nous n'en devons pas moins admirer ceux qui savent en tirer d'aussi grands avantages, ne fût-ce que pour occuper leurs momens de loisir et se délasser de leurs travaux habituels. Ce sont les lettres enfin qui, depuis Hésiode et Homère, ont donné naissance à tant de chefs-d'œuvre de l'esprit humain; à ces ouvrages immortels qui seront toujours l'objet des délices et de la constante admiration des hommes d'un goût pur et éclairé. « Félicité ! objet » de nos vœux les plus ardens, s'écria un philoso- » phe modeste, qui semblez nous fuir à mesure » que nous approchons, ne seriez-vous qu'un fan- » tôme brillant destiné à enflammer nos désirs » plutôt qu'à les satisfaire ? Par quel art, au » milieu des maux qui nous assiégent, pourrions- » nous nous former une chaîne continue de plai- » sirs assez variés pour ne point devenir insi- » pides, assez indépendans pour ne point nous

----

(1) *Cicero, Orat.* pro *Archiâ poetâ*, n° 17.

» être enlevés , assez purs pour n'être point em-
» poisonnés par des reproches secrets ? Adres-
» sons-nous, pour former cet heureux tissu, adres-
» sons-nous principalement aux sciences et aux
» beaux-arts : les plaisirs qu'ils nous offrent s'as-
» sortissent avec toutes nos situations et se diver-
» sifient au gré de nos désirs : ils ne sont point
» à la merci d'une puissance étrangère ; ni l'in-
» justice de la fortune, ni le caprice d'autrui ne
» peuvent nous les enlever ; ils naissent dans le
» sein même de nos propres facultés ; enfin, loin
» de dégrader et d'avilir notre être, ils l'élèvent
» et l'agrandissent : loin de porter le trouble
» dans la société, ils en sont le lien, le trésor,
» l'ornement et la gloire (1). » Tels sont les avantages que l'homme peut retirer de la culture des
sciences et des lettres.

Mais de quelle manière le savant et l'homme
de lettres contribuent-ils au perfectionnement de
l'esprit humain ? comment concourent-ils à la
conservation et à la propagation de nos connaissances ? par quel moyen le philosophe, le légis-
lateur, le moraliste parviennent-ils à établir les
principes de la philosophie, de la législation, de

---

(1) De Pouilly, Premier Discours prononcé à Reims à la
rénovation des officiers, le 6 mars 1748 , inséré à la suite
de son ouvrage intitulé : *Théorie des Sentimens agréables.*
Paris, 1774.

la morale? par quels moyens peuvent-ils parvenir à régulariser la chartre des droits civils et politiques des nations, et concourir au maintien et à l'harmonie du corps social, si ce n'est par des travaux qui exigent les méditations les plus profondes et les plus constantes, et une étude assidue et presque toujours commencée avec la première jeunesse? comment le savant scrute-t-il la nature et parvient-il à connaître ses lois? comment surmonte-t-il les obstacles sans nombre qu'il rencontre dans la recherche de la vérité, et qui s'opposent si souvent à ce qu'il lève le voile épais et mystérieux qui la dérobe à nos sens et à notre esprit? comment enfin l'homme parvient-il à acquérir les connaissances aussi étendues que variées qui, dans l'état de civilisation auquel nous sommes arrivés, sont en quelque sorte indispensables au bonheur d'un grand nombre d'individus, si ce n'est aussi par les travaux les plus constans et les efforts les plus laborieux de l'esprit? Ce n'est donc en effet que par la continuité de ces différens exercices de la pensée qu'il apprend à connaître toute l'étendue de son génie, les ressources infinies de son intelligence, et qu'il obtient cet ascendant que la nature lui a donné sur tout ce qui l'entoure, et qui le rend en quelque sorte le maître de l'univers.

Or, il n'acquiert d'aussi précieux avantages

qu'au prix de sa santé, et ne peut se livrer à l'étude et aux méditations qui les lui procurent, sans éprouver à la longue une faiblesse, une énervation extrême des puissances motrices, une perversion et une altération manifeste des lois de la sensibilité, et même une sorte d'aberration de l'irritabilité, sources premières et simultanées des infirmités graves et nombreuses qui rendent fréquemment la vie de l'homme de lettres si pénible et si douloureuse ; et par une sorte de fatalité attachée à cette condition honorable, de toutes les professions dont l'exercice habituel entraîne des maladies particulières, il en est peu qui puissent devenir des causes plus actives d'affections longues et intenses. Ceci ne paraîtra point étonnant lorsqu'on saura, comme nous aurons occasion de le voir, que l'excès des travaux d'esprit peut porter sympathiquement ses effets sur tous les organes de l'économie, particulièrement sur ceux qui appartiennent au système de la vie nutritive, exercer sur chacun d'eux une influence des plus marquées et des plus énergiques, qui, en modifiant leurs phénomènes organiques, peut à la longue produire une altération sensible des fonctions qu'ils remplissent ou concourent à remplir, et même très-souvent de leur propre tissu : de là dépend un grand nombre de maladies différentes par leur nature, graves par la lenteur et l'obscurité de leur marche, redoutables enfin par les douleurs qu'elles produisent et les résultats qu'elles entraînent. Aussi les savans et les gens de lettres payent-ils cher la gloire et les succès qu'ils obtiennent, et la belle et funeste prérogative d'éclairer le genre humain : car outre les dangers qu'ils courent par une application trop constante et trop assidue aux différens exercices du cabinet, il en est une infinité d'autres qui leur sont communs avec tous les hommes des autres professions ; ceux-ci dépendent de la constitution, du tempérament, de l'âge, de l'influence des climats, de la succession irrégulière et de l'inclémence des saisons, des vicissitudes atmosphériques journalières, de la plus ou moins grande altération de l'air par la respiration, par des émanations putrides, ou par des vapeurs aqueuses ; de la négligence de la propreté, de l'action que les vêtemens exercent diversement sur le corps, de l'usage d'alimens de mauvaise nature, des excès d'intempérance, de l'abus des liqueurs spiritueuses, des changemens survenus dans la quantité et les qualités des matières des sécrétions et des excrétions ; de leur rétention, suppression, diminution ou augmentation ; de l'habitude de travaux excessifs ou de l'inaction habituelle ; des insomnies longues et fréquentes, ou d'un sommeil ordinairement trop prolongé ; enfin des désordres produits à l'intérieur par l'agitation des passions les plus fougueuses, et les plus opposées entre elles, par le trop grand développement de la sensibilité morale, et par l'altération et le bouleversement total des facultés affectives. Que de sources de maladies graves ajoutées aux travaux et aux contentions d'esprit déjà si féconds en résultats fâcheux, propres à occasionner celles qui peuvent atteindre spécialement la classe nombreuse et intéressante des hommes qui s'appliquent aux sciences et aux lettres! Ce n'est pas qu'on puisse dire cependant que leur culture entraîne constamment le grand nombre de maux qui en sont souvent la suite chez certains individus : car il est des hommes doués d'une constitution et d'un tempérament capables de résister victorieusement aux influences pernicieuses des travaux d'esprit ; et d'autres qui, quoique bien moins avantageusement partagés sous le rapport des forces physiques, s'y livrent avec ardeur sans jamais en éprouver aucune incommodité, par la précaution qu'ils ont prise de bonne heure de se soumettre aux principales règles de l'hygiène et de les suivre avec une scrupuleuse exactitude. C'est ainsi que les uns, par l'avantage inappréciable d'une constitution saine et robuste, et les autres, par l'observation exacte des moyens les plus propres à conserver la santé, bravent courageusement les maux nombreux auxquels sans cela ils ne pour-

raient échapper, et qui sont d'ailleurs si fréquemment le triste et funeste apanage des talens
et de la célébrité. Cette vérité est reconnue, et
solennellement attestée par un grand nombre
d'hommes qui ont passé leur vie dans le silence
de l'étude et de la méditation. « On connaît, dit
» M. Pinel, une sorte d'opinion accréditée parmi
» les savans de faire le sacrifice de sa santé au
» désir de se rendre célèbre, de donner la plus
» grande activité aux facultés morales aux dé-
» pens des forces physiques, et on ne manque
» pas sans doute d'exemples pris de l'histoire
» des savans ou des artistes les plus célèbres,
» qui semblent venir à l'appui; mais que d'exem-
» ples aussi de la réunion d'une grande célé-
» brité avec tous les attributs d'un corps sain et
» robuste ! » (1)

Quoi qu'il en soit, les hommes que l'amour de
la gloire et le désir de s'immortaliser enflamment
et portent à une continuité fatigante des travaux du cabinet, doivent néanmoins redouter
les effets d'une pareille habitude, et éviter de
s'abandonner aveuglément et sans précautions à
l'impulsion de leurs goûts dominans, s'ils veulent se soustraire au grand nombre de maux qui
les ménacent et les poursuivent; car la constitution la plus robuste et le tempérament le

---

(1) *Nosographie philosophique*, tom. III.

plus parfait s'altèrent insensiblement par l'effet
des contentions prolongées et des autres exercices
de l'esprit, et que l'habitude des unes et des autres
détruit peu à peu l'harmonie qui existe entre les
fonctions de l'organe cérébral, et celles qui appartiennent au système général de la vie nutritive,
et produit ultérieurement une altération sensible de toutes les fonctions de l'économie animale.
Il me semble, d'après cela, qu'on ne saurait élever
de doutes sur l'importance des préceptes de l'hygiène, particulièrement applicable aux gens de
lettres et sur la nécessité d'éveiller leur attention
sur cet objet, et de leur faire connaître les avantages qu'ils peuvent en retirer. Car, de ce que
les études commencées avec la première jeunesse
et souvent continuées sans méthode et sans mesure dans l'âge adulte et même jusque dans la
vieillesse, de même que l'application constante
de l'esprit aux sciences spéculatives, ou aux arts
qui sont sous l'empire de l'imagination, peuvent
altérer la santé et donner naissance à une infinité de maladies graves et variées entre elles ;
ce n'est point une raison pour proscrire l'étude
des sciences et des lettres ; et la négligence qu'on
mettrait aujourd'hui à les cultiver, loin d'être
avantageuse, entraînerait infailliblement la déca-
dence, le désordre de la société, et nous ferait
retomber dans l'état de barbarie des premiers
siècles connus du monde, et dans celui où

l'Europe se trouvait plongée avant la renaissance des lettres. Aussi, en dirigeant sagement le zèle et l'ardeur de ceux qui, par des connaissances aussi étendues que diversifiées, éclairent le genre humain et concourent si puissamment à l'ordre et à l'harmonie du corps social, ne doit-on pas chercher à les détourner d'une tâche aussi glorieuse et aussi importante; et ce but qui en lui-même ne serait ni louable ni utile, ne tendrait, comme je viens de le dire, qu'à conduire notre espèce dans les ténèbres les plus épaisses et à l'état le plus déplorable, celui d'une ignorance honteuse et d'un abrutissement total. D'ailleurs, suivant la judicieuse remarque du médecin de Lausanne, « Descartes, livré aux plus sublimes » méditations, et traçant le chemin qui va con- » duire les hommes à la vérité ; Newton, décou- » vrant et développant les lois de la nature ; » Montesquieu, composant un code pour toutes » les nations et pour tous les siècles, doivent être » respectés dans leurs occupations ; ils sont nés » pour ces grands travaux, le bien public les » exige ». (*De la santé des gens de lettres. §. 52.*)

Ainsi, loin d'exciter les hommes qui se destinent aux sciences et aux lettres, à abandonner leur culture en leur inspirant des craintes vaines ou exagérées sur les dangers qu'ils courent, il est donc préférable de bannir de leur esprit toutes celles qu'ils pourraient concevoir, et de leur in-

diquer une série de moyens capables de contrebalancer les effets de l'influence pernicieuse des
méditations, et des autres exercices habituels de
l'esprit, de les soustraire aux nombreuses infirmités qui peuvent en être le résultat, enfin de
contribuer en même temps à prolonger la durée
de leur existence. Mais il faut en convenir, on
rencontre souvent beaucoup d'obstacles à leur en
faire adopter la pratique; et cette tâche n'est pas
facile à remplir chez une classe d'hommes qui
ne trouvent de plaisir et de félicité que dans
l'exercice soutenu des opérations de l'intelligence; genre de travail que le goût décide, que
l'habitude consacre, rend nécessaire, et dont l'esprit ne peut ensuite se passer sans éprouver un
vide affreux ou plutôt une sorte d'anéantissement. Comment, en effet, parvenir à arracher à
leurs plus chères délices, pour s'occuper sérieusement de soins qui leur paraissent minutieux et
même dégoûtans, des hommes qui s'abandonnent aveuglément à leurs inclinations favorites,
et semblent préférer une vie chancelante et douloureuse passée dans le silence du cabinet, à un
état de force et de vigueur, acquis aux dépens
de la perfection de l'intelligence et de la culture ou des ornemens de l'esprit? Si l'amour de
la gloire éteint en eux le désir de leur conservation; si l'envie de se survivre à eux-mêmes les
conduit à préférer un nom célèbre à une exis-

tence longue, paisible et exempte de souffrances ; si les charmes de l'étude et de la méditation leur font négliger les jouissances qu'ils pourraient éprouver au sein de l'amitié, ou les portent à dédaigner les plaisirs et les avantages que le monde leur offre, et même souvent à oublier leurs propres intérêts, il faut convenir qu'on ne peut guère se flatter de déterminer ceux d'entre eux qui font ainsi abnégation d'eux-mêmes, à suspendre chaque jour leurs occupations chéries, pour s'astreindre à des préceptes d'hygiène, dont l'observance contraste si évidemment avec la plupart de leurs habitudes. L'expérience cependant à sanctionné l'efficacité de ces règles, et les a fait connaître comme pouvant avantageusement prévenir non-seulement les maladies graves, mais encore cette sorte d'état de langueur ou de santé équivoque, qui sont presque toujours la conséquence funeste d'une trop grande assiduité aux travaux du cabinet. Il leur serait difficile, il est vrai, de rompre tout à coup la chaîne de leurs habitudes, et de passer subitement de l'oubli le plus parfait d'eux-mêmes, à un état qui exige des soins et des précautions auxquels ils sont peu accoutumés ; mais ils pourraient le faire insensiblement après avoir apprécié à leur valeur tous les agrémens, tous les avantages d'une bonne santé, et après les avoir comparés au dégoût, à l'ennui, aux douleurs cuisantes qui accompa-

gnent l'état débile et valétudinaire, partage ordinaire des gens de lettres lorsqu'ils sont indociles
ou inattentifs aux leçons de la raison et de l'expérience. Ils ne doivent donc jamais oublier
cette vérité incontestable, attestée par un grand
nombre d'exemples pris de l'histoire de leurs
devanciers, que l'exercice habituel et long-temps
soutenu des facultés de l'esprit, sans l'emploi
d'aucuns moyens qui puissent contrebalancer ces
pernicieux effets, peut insensiblement énerver
ces facultés, quelquefois même les anéantir, et,
dans tous les cas, affaiblir excessivement la santé
lorsqu'ils ne la détruisent pas entièrement.

Pour engager les gens de lettres à recourir aux
bienfaits de l'hygiène, il ne suffit pas de leur en
faire apercevoir la nécessité; on doit encore ne
leur proposer que des moyens simples, peu assu-
jettissans, d'une exécution facile et commode,
qui puissent surtout leur plaire et les intéresser
assez pour qu'ils y recourent d'eux-mêmes avec
plaisir, et qu'ils y soient portés plutôt par une
sorte d'impulsion spontanée, que par la contrainte qui dépend de l'appréhension des maux
dont on est menacé. Je dis que ces moyens doivent être assez intéressans pour les déterminer à
y recourir d'eux-mêmes; car qu'on suppose un
savant occupé à méditer profondément sur un
sujet quelconque, croit-on qu'au plus fort de
son travail, dans ces momens où l'attention est

fortement fixée sur un point important; croit-on,
dis-je, que la crainte des maux qui le menacent
et auxquels il s'expose dans le moment même,
puisse se présenter à son esprit, et l'ébranler
assez vivement pour l'exciter à lâcher prise et à
recourir aussitôt aux moyens qui peuvent en
contrebalancer les effets? Non, sans doute, rien
de semblable ne détournera son attention de l'objet de ses méditations : ni la crainte des maladies qui peuvent l'assaillir, ni l'espoir des avantages qu'il retirerait de la suspension de ces travaux, ne les lui feront interrompre pour mettre
à profit les sages préceptes dont sa santé dépend
essentiellement. Mais s'il est conduit par un sentiment vif, par un besoin impérieux; si, par
exemple, un penchant irrésistible le porte à rechercher les plaisirs que procurent une société
choisie, la musique, les travaux agréables de
l'agriculture, la promenade dans des endroits dé-
licieux, la contemplation des beautés de la nature, etc.; l'habitude qu'il contractera de se livrer
aux unes et aux autres de ces distractions, le
charme indicible qu'il en éprouvera, seront des
motifs assez puissans pour l'arracher momentanément à son cabinet, et l'exciter à suspendre vo-
lontairement ses travaux; car ce que le savant et
l'homme de lettres aiment et désirent, ils l'aiment
et le désirent avec force et persévérance, et ils
éprouvent vivement le besoin de se satisfaire. Je

crois, d'après cela, qu'il ne faut rien moins que de pareils mobiles pour les déterminer; et que ceux-ci et tous autres de cette nature, auront toute l'efficacité requise pour atteindre le but important qu'ils doivent eux-mêmes se proposer.

Les effets des récréations les plus convenables aux gens de lettres doivent, autant que possible, offrir l'avantage d'agir également sur le physique et sur le moral, de contribuer à la conservation de la santé, au maintien des forces corporelles, et en même temps de récréer l'esprit, d'entretenir sa vigueur et celle de toutes ses facultés. L'art si difficile de prolonger la vie humaine doit, sans contredit, occuper une place distinguée parmi les sciences; et, comme il n'a pas encore acquis tout le degré d'exactitude et de perfection dont il est susceptible, on doit employer tous ses efforts pour lui faire faire les progrès qu'exige l'importance de son objet.

La meilleure manière d'y parvenir serait, je pense, de faire connaître dans des traités séparés les moyens généraux et particuliers qu'il convient à chaque classe d'hommes de suivre pour conserver sa vigueur et sa santé, et pour éviter les maladies dépendantes de l'exercice de chaque profession.

Pour moi, dans cet essai, je me bornerai exclusivement à l'étude et à la recherche des moyens les plus propres à cultiver l'esprit, les talens et l'ap.

titude naturelle pour les sciences et les lettres, sans que ce genre d'exercice puisse altérer la santé ou abréger la durée de la vie de ceux qui s'y livrent, et donner naissance aux maux innombrables qui en sont souvent le résultat, lorsqu'on ne prend aucune précaution pour les prévenir.

La nature de cet ouvrage indiquant la nécessité de le diviser en plusieurs parties, la première contiendra une exposition succincte de l'influence qu'exercent l'étude et les méditations habituelles sur l'économie animale, et même sur les facultés intellectuelles : quelques considérations sur la durée de la vie chez l'homme de lettres, et un aperçu sur la différence qui existe dans le degré de développement et de perfection des fonctions de l'entendement, et dans la force et l'espèce particulière d'aptitude que chaque homme apporte en naissant pour la culture des sciences ou des lettres. La seconde partie traitera des moyens de l'hygiène exclusivement applicables aux gens de lettres ; la troisième, des moyens généraux tirés de cette partie importante de la médecine, et considérée spécialement par rapport à la conservation de leur santé. Enfin, la quatrième comprendra l'exposé des règles particulières à employer suivant le climat, la saison, l'âge, le tempérament, et le genre de science auquel on se livre, précédé de remarques médicales et philosophiques sur chacun de ces objets.

PREMIÈRE PARTIE.

De l'influence qu'exercent l'étude et les médi-
tations habituelles sur les différens organes
et sur les facultés intellectuelles. De la durée
de la vie considérée chez l'homme de lettres.
Des différences qui existent dans le degré de
perfection et de développement des fonctions
de l'entendement, et dans l'espèce particu-
lière d'aptitude que chaque homme apporte
en naissant pour la culture des sciences ou
des lettres.

CHAPITRE PREMIER.

De l'influence qu'exercent l'étude et les méditations
habituelles sur les différens organes de l'économie
animale et sur les facultés intellectuelles.

Pour parvenir à connaître l'influence des travaux habituels de l'esprit sur les différens organes
de l'économie animale et sur les fonctions de
l'entendement, il est nécessaire, avant tout, de
rappeler ici succinctement quelques notions générales qui appartiennent à l'histoire de l'homme
vivant, sans lesquelles il serait difficile de s'entendre et de parvenir à une connaissance posi-
tive de l'action qu'exercent sympathiquement

les contentions d'esprit sur l'ensemble des organes qui appartiennent à la vie organique ou nutritive.

Pour étudier avec méthode les phénomènes de la vie, on les a divisés dans ces derniers temps en deux grandes classes. Dans la première, désignée sous le nom de vie organique, vie nutritive, ou vie intérieure, on a placé ceux qui sont communs aux végétaux et aux animaux, et par le moyen desquels les uns et les autres se nourrissent, croissent et périssent successivement. Dans la seconde, qui a reçu le nom de vie animale, vie extérieure ou de relation, on a rangé ceux de ces phénomènes qui sont le partage exclusif de l'animal, le mettent en rapport avec les objets environnans, et lui donnent la faculté de les approprier à la nature de ses besoins (1).

De ces deux modifications de la vie, ou plutôt de ces deux grandes classes de ses phénomènes, il résulte deux genres de fonctions bien distinctes par rapport à leur mode d'existence : les unes, que l'on peut appeler physiques ou corporelles, appartiennent à l'organisation, aux fonctions de la vie intérieure et nutritive, et même en partie à celle de la vie animale et à l'acte de

______

(1) On a fait une troisième classe de fonctions de celles qui ont rapport à la reproduction de l'espèce. *Voy.* BICHAT.

la reproduction ; elles comprennent la circulation, la respiration, la digestion, la nutrition, les sécrétions, les excrétions, les exhalations, les absorptions, la locomotion, les sensations, la génération, etc. (1). Les autres, que l'on peut appeler facultés morales ou intellectuelles, appartiennent aux fonctions du cerveau ou à la partie pensante de l'homme : ce sont la perception des impressions reçues au moyen des organes des sens, l'attention, la comparaison, le jugement, le raisonnement, la mémoire, l'imagination, les idées, les passions, les facultés affectives et les différentes déterminations de la volonté. Ces facultés se perfectionnent au moyen des perceptions répétées et des connaissances acquises par les organes des sens : plusieurs d'entre elles acquièrent chez l'homme un degré de développement et de perfection dont elles ne sont susceptibles chez aucune espèce d'animaux ; d'autres appartiennent exclusivement à l'espèce humaine. Il existe entre les organes qui remplissent ces deux genres de fonctions, c'est-à-dire entre le

---

(1) Je ne parle ici que des principales fonctions des deux vies, et non des propriétés élémentaires desquelles toutes les fonctions en général semblent dépendre essentiellement, et sans lesquelles elles ne pourraient s'exécuter, comme la sensibilité organique ou latente, la contractilité involontaire et insensible, ainsi que la sensibilité ou la contractilité animale, etc.

cerveau et l'ensemble de la vie nutritive, une dépendance réciproque qu'on ne peut méconnaître, lorsqu'on a observé attentivement leurs phénomènes respectifs et les nombreuses observations auxquelles ils sont sujets pendant la santé ou pendant la maladie : cette dépendance a lieu dans ces deux états non-seulement durant la veille, temps où les fonctions de la vie animale sont en pleine activité; mais encore durant le sommeil, où l'existence semble réduite à l'exercice des seules fonctions de la vie organique; de manière qu'elle est permanente, s'exerce sans interruption, et ne cesse qu'à la mort.

Comme l'appréciation de cette sorte d'action sympathique est nécessaire pour arriver à la connaissance de l'influence que les travaux d'esprit ont sur l'ensemble de l'économie animale, particulièrement sur le système de la vie organique, il est indispensable de rapporter ici quelques faits propres à établir la preuve de cette relation d'action ou de *consensus*, des organes de la vie intérieure avec celui qu'on regarde communément comme le centre de la vie de relation.

Si nous considérons l'homme doué d'un grand degré de force et d'agilité, jouissant des avantages inappréciables de la santé, paraissant ne redouter aucun danger, surtout pendant l'âge heureux de la jeunesse, et se portant avec audace

à des actions qui surpassent le courage ordinaire, et sont souvent portés jusqu'à la témérité
la plus extraordinaire; nous le verrons devenir
craintif, pusillanime dans la plupart des maladies
chroniques, dans les fièvres de long cours, ca-
ractérisées par la faiblesse de l'action vitale et la
prostration des forces. Nous verrons de même
l'homme doué d'un caractère doux, paisible,
d'une humeur égale, vive et enjouée pendant la
santé, devenir triste, taciturne, irascible dans
les maladies douloureuses, et dans celles dont la
langueur et la fièvre hectique forment le principal caractère. Pendant le sommeil il est facile
aussi d'apercevoir l'influence qu'ont exercée sur
l'homme les douleurs cuisantes, les chagrins vifs
et profonds, l'inquiétude ou la crainte qui, pendant la veille, l'ont tourmenté, et qu'il semble
ressentir encore dans ces instans où il essaie de
prendre quelque repos. Souvent alors il éprouve
une agitation extrême, des mouvemens convul-
sifs, des soubresauts; ses traits sont tendus, altérés, sa face grippée et offrant encore l'empreinte
de la douleur ou des chagrins auxquels il est en
proie; son aspect enfin annonce un état de souf-
france semblable à celui qu'il éprouvait pendant
la veille.

L'altération plus ou moins profonde du tissu
des principaux organes de la vie intérieure, dont
les effets se font spécialement sentir sur la na-

ture et le caractère des idées, nous offre aussi des preuves incontestables de l'influence particulière qu'exerce chacun de ses organes sur le cerveau, et sur les fonctions qu'il est destiné à remplir : plusieurs affections auxquelles il est sujet, nous apprennent également qu'il produit réciproquement sur eux et sur les fonctions qu'ils remplissent, une action sympathique non moins puissante et non moins remarquable. Ainsi, lorsque le foie, la rate, le pancréas sont engorgés, obstrués, stéatomateux; que l'estomac, les intestins, la matrice, les reins sont devenus le siége d'une maladie organique qui altère leur tissu, modifie l'ordre et la nature de leur fonctions; les facultés de l'entendement en sont diversement affectées; le caractère des passions, des affections morales est aussitôt changé; l'esprit devient sombre, triste, rêveur; le caractère mobile, inégal, irascible, souvent même farouche et cruel. D'autres fois l'homme atteint de l'un ou de l'autre de ces maux, tombe dans le plus grand découragement; il est sans cesse en proie à des craintes chimériques pour les causes les plus vaines et les plus légères; il se défie de ceux qui l'entourent; il donne à leurs actions ou à leurs discours les interprétations les plus bizarres et les plus malignes; quelquefois tous les sentimens tendres et affectueux sont anéantis ou tellement bouleversés par l'effet de cette altération du jugement, qu'il fuit ses proches et ses amis les plus chers; souvent même il est tourmenté d'un penchant irrésistible au suicide. Si le diaphragme est blessé ou atteint d'une inflammation, l'organe cérébral s'en trouve aussitôt affecté sympathiquement, le délire survient, et le malade est pris de cette convulsion singulière, connue sous le nom de rire sardonique (1). Si les membranes de l'estomac, particulièrement la muqueuse, deviennent le siége d'une altération morbifique, et que la nature de ses fonctions soit changée, il en résulte une violente céphalalgie au-dessus des orbites, le délire, des vertiges, etc. De même, les affections de la substance même du cerveau produisent l'anorexie, le hoquet, le vomissement, l'irrégularité des mouvemens du cœur; les plaies et les fortes contusions du même organe sont fréquemment suivies d'ictère, d'abcès au foie, et de douleur à la région hypocondriaque droite.

Tels sont la plupart des phénomènes sympathiques produits par l'affection de plusieurs organes, et qu'on peut en quelque sorte appeler physiques ou organiques. Voyons maintenant quelques-uns de ceux auxquels on peut, avec raison, donner le nom de sympathiques par affection morale.

---

(1) *Herman. Boerhaav. Aphorism.* 909.

Si l'on observe l'homme en butte aux nombreuses passions qui peuvent l'agiter, on verra les lois de l'organisation incessamment soumises à celles de l'intelligence ; les émotions fortes et subites lui faire éprouver vers l'un ou l'autre des orifices de l'estomac, une sorte de resserrement spasmodique, du trouble dans les digestions, et déterminer le vomissement. S'il est subjugué par la crainte, la tristesse ou par des chagrins profonds, il éprouve un spasme général à la peau, l'estomac refuse les alimens, il ne peut les recevoir ; toutes les voies digestives sont en contraction ; il éprouve à la région épigastrique un resserrement, une anxiété inexprimables ; la vessie se contracte, provoque l'expulsion de l'urine ; les mouvemens du cœur se concentrent et deviennent moins vifs, le pouls est petit et serré, l'action musculaire perd de sa force et de sa vigueur ; la face est pâle, décolorée, les traits altérés, grippés et abattus. Dans la colère, la scène change entièrement, les contractions du cœur sont plus vives, les artères battent avec force, la face se colore diversement suivant la violence avec laquelle cette passion fougueuse éclate ; les muscles, surtout ceux de la respiration, sont agités et tremblotans ; ceux de la face se contractent vivement, les yeux sont rouges, animés, étincelans ; ils expriment l'indignation ou la menace ; l'estomac se resserre ;

les ganglions, les plexus solaires, semi-lunaires, enfin, l'ensemble du système nerveux qui se distribue aux organes de la vie nutritive, reçoit particulièrement l'influence de l'excitation vive produite par cette passion sur toute l'économie animale ; c'est ce qui détermine les divers phénomènes qui en annoncent la force et l'impétuosité. Souvent alors le foie est sympathiquement affecté, la bile ne circule plus ou circule mal dans ses conduits ; elle se dévoie et donne lieu à l'ictère. D'autres fois, au contraire, cet organe éprouve d'une manière sensible une augmentation d'action, et dans ce cas, la sécrétion et l'évacuation de la bile sont considérablement augmentées (1). Cette passion produit souvent la fièvre gastrique ou bilieuse, et quelquefois le *cholera-morbus*. L'amour violent fait éprouver successivement divers sentimens, qui se manifestent par des phénomènes entièrement opposés entre eux : c'est ainsi qu'à l'aspect de l'objet aimé, il fait d'abord éprouver tout ce qui peut dépendre des effets de la crainte et d'un trouble passager, et donne lieu ensuite à une émotion vive et agréable : la réaction qui en résulte se fait

---

(1) Je connais une personne d'un caractère très-emporté qui éprouve ordinairement d'abondantes évacuations bilieuses par haut et par bas, après de violens accès de colère auxquels elle s'abandonne fréquemment.

C

sentir aussitôt sur les organes de la vie intérieure, et se manifeste ostensiblement sur les diverses parties extérieures soumises aux lois de cette vie; le front s'épanouit, les joues se colorent agréablement, les yeux étincellent de plaisir, la face s'anime, une douce volupté se peint dans les traits, la circulation est augmentée, la peau se détend, et laisse quelquefois apercevoir une légère moiteur; enfin la respiration s'accelère, et devient plus libre qu'elle ne l'était auparavant, quoiqu'elle soit en quelque façon convulsive (1).

L'homme dévoré par l'ambition, peut-il être en proie aux agitations sourdes et continuelles d'une passion qui ne laisse goûter aucun repos et tourmente l'âme vivement, sans que le système de la vie organique, particulièrement ce qu'on désigne sous le nom de centre épigastrique, en soit profondément frappé? Non sans doute, et on voit toujours l'ambitieux sécher et se consumer peu à peu par l'effet d'une affection grave, qui, quelquefois, le mine sourdement et le con-

-----

(1) C'est par l'observation des phénomènes extrêmement variés que cette passion produit sur l'ensemble de la vie organique, qu'Hippocrate, appelé près de Perdiccas, roi de Macédoine, que l'on croyait atteint de phthisie, découvrit l'amour de ce prince pour Phila, maîtresse de son père (*Dacier, Vie d'Hippocrate*); qu'Érasistrate connut la passion d'Antiochus pour sa belle-mère Stratonice; et Galien, celle d'une dame romaine pour le danseur Pilade.

duit lentement au tombeau lorsque ses désirs
ne sont pas satisfaits ; quelquefois aussi une mort
violente et soudaine met un terme prompt à ses
maux, mille fois plus terribles et plus redoutables
que celle-ci. Ces considérations qui, je crois,
sont suffisantes pour faire apercevoir la dépendance réciproque qui existe entre les lois de l'organisation et les facultés morales de l'homme,
serviront plus loin à nous conduire par voie
d'analogie à la connaissance de l'influence qu'exercent sympathiquement les travaux d'esprit sur
les fonctions de la vie organique. En attendant,
continuons l'examen de notre objet.

On sait que le développement et la force des
différens organes, surtout des organes actifs de la
locomotion (les muscles), sont toujours en raison
directe du degré d'activité dans lequel on les entretient, et en raison inverse du repos dans lequel ils languissent ; que la perfection de leurs
fonctions dépend de l'habitude et de la fréquence
de leurs exercices ; et que, par ce moyen, l'égu-
lité de vigueur, d'énergie et de masse de certains
organes symétriques est souvent détruite. On sait
encore que l'activité de la nutrition augmente
en général dans chaque organe proportionnément
au degré d'excitation qui leur est transmis ; que
la contractilité et la sensibilité organiques, élémens primitifs des fonctions nutritives et assimilatrices, acquièrent d'autant plus d'énergie,

qu'on les incite plus vivement l'une et l'autre
par l'exercice, ou par l'usage modéré des substances stimulantes, telles que le vin, les liqueurs
alcoolisées, etc.; que ces effets dépendent de
l'augmentation du mouvement circulatoire général qui s'étend à tous les organes de l'économie, qu'ils se propagent jusqu'aux capillaires,
aux exhalans, aux absorbans, et produisent une
plus grande activité de ces mêmes fonctions. On
sait enfin que cette activité continuelle des forces
d'assimilation produit nécessairement une augmentation de volume plus ou moins grande des
parties souvent mises en exercice de quelque
manière que ce soit; que cette augmentation de
volume est sensible particulièrement aux muscles des bras et des avant-bras chez les tanneurs
et les boulangers; aux muscles des cuisses et
des jambes chez les danseurs et les coureurs de
profession, et qu'elle est toujours proportionnée
à la fréquence des mouvemens de ces parties,
ainsi qu'à la quantité ou aux qualités plus ou
moins excitantes ou substantielles des alimens
dont on fait usage : comme aussi la faiblesse et
le peu de développement de ces organes sont en
raison inverse. Ceci arrive non-seulement au
système actif de la locomotion, mais encore plus
ou moins à tous les organes musculaires en général : c'est ainsi que l'estomac et le conduit alimentaire chez l'homme qui mange beaucoup,

la vessie chez celui qui a l'habitude vicieuse de retenir long-temps son urine, l'utérus chez la femme qui devient souvent enceinte, acquièrent un degré de force et de capacité auquel ne parviennent jamais le premier de ces organes chez ceux qui ordinairement mangent peu, le second, chez ceux qui ont soin d'évacuer leur urine dès qu'ils en ressentent le besoin, et le dernier, chez les femmes stériles, ou chez celles qui ont eu peu d'enfans (1).

L'analogie nous conduit naturellement à penser qu'il doit en être de même du développement du cerveau par l'effet des exercices et des efforts long-temps et habituellement soutenus, et que ce développement doit être proportionné à la force et à la fréquence de ces exercices, quoiqu'ils ne puissent offrir ni la même apparence ni les mêmes caractères extérieurs que celui des organes musculaires, surtout de ceux dont les fonctions sont soumises à l'empire de la volonté. Car si chaque organe a une manière particulière d'exister et de remplir les fonctions qui lui sont confiées, chacun d'eux aussi doit nécessairement avoir une manière particulière de croître, de se développer, et même de se perfectionner : et si cet accroissement et ce développement sont peu

---

(1) L'observation anatomique prouve évidemment ce que j'avance ici.

sensibles dans les différentes parties de l'organe encéphalique, cela dépend, sans doute, de ce que son action soutenue, et la fatigue, qui est le résultat de l'étude ou de longues et profondes méditations, sont elles-mêmes différentes de l'influence qu'éprouve la fibre musculaire, par les efforts et les contractions répétés des muscles.

Dire qu'une partie de l'encéphale se développe avec plus de force que les autres; assurer qu'elle acquiert d'autant plus de volume qu'on exerce plus vivement et plus souvent telle ou telle faculté de l'entendement dont elle est le siége, et que du plus grand développement de certaines parties du cerveau, dépend essentiellement la perfection de celle de ces facultés qui réside dans ces parties, ce serait supposer que toutes sont réparties entre plusieurs organes, et que chacun d'eux est le siége de la mémoire, de l'imagination, du raisonnement, du jugement, de la volonté, etc. Ce système, qui détruirait l'opinion bien plus admissible de l'unité sensitive et intellectuelle, repose sur des bases trop peu solides encore pour qu'on puisse l'adopter sur parole et sans un mûr examen (1). Mais ce qui semblerait prouver que

---

(1) Quoique le docteur Gall soit un très-habile anatomiste, il est difficile de pouvoir se rendre encore aux faibles preuves sur lesquelles repose son système de l'organoscropie, parce que jusqu'à présent elles ne paraissent

la totalité de cet organe acquiert plus de volume et de développement chez les grands penseurs et chez ceux dont l'imagination est souvent en activité, que chez les idiots, les individus dont les facultés intellectuelles sont rarement mises en exercice, et qui, en général, ne se livrent ni aux sciences ni aux lettres; c'est que la forme et les proportions de la boîte osseuse du crâne ne sont pas les mêmes chez ces différens individus; et que particulièrement chez ceux qui sont atteints d'idiotisme, non-seulement la conformation est vicieuse; mais que les dimensions de la cavité sont plus petites qu'elles ne devraient l'être par rapport à la stature entière du corps (*Pinel, Traité de la Manie*); ce qui doit singulièrement nuire au développement régulier du cerveau, au libre accroissement de ses parties, et à la perfection de ses différentes fonctions; tandis que le contraire a lieu chez les personnes qui jouissent de l'intégrité de leurs facultés morales, à moins que l'altération de ces facultés n'ait été produite par d'autres causes.

---

pas assez concluantes. Il me semble que, dans l'état actuel des connaissances humaines, il est impossible d'assurer si le siége des penchans, des affections morales, de même que celui des diverses facultés intellectuelles, résident dans un ou dans plusieurs points du cerveau. D'ailleurs, ce n'est point ici le lieu d'examiner cette question, qui cependant est d'un assez grand intérêt.

C 4

Chaque organe a ses moyens particuliers d'excitation, et chacun d'eux ne peut être excité qu'à sa manière : ainsi les membres soumis à l'empire de la volonté ne se contractent naturellement que par l'effet des différentes déterminations de cette faculté ; les vibrations sonores ne peuvent exciter que l'action de l'appareil auditif, la lumière n'agit que sur l'organe de la vue ; la sapidité des alimens, les particules odorantes des corps et leurs diverses propriétés physiques, n'agissent à leur manière que sur les différens appareils du goût, de l'odorat et du toucher, sans que chacun de ces excitans puisse déterminer un effet sensible sur un autre organe que celui qu'il est destiné à impressionner. Il en est de même du cerveau généralement regardé comme le siége des fonctions de l'entendement ; il ne peut être excité que par les nombreuses impressions reçues au moyen des organes des sens, par celles que lui transmettent les organes de la vie intérieure, et par l'exercice et l'activité des opérations de l'entendement. Lorsque ce genre d'excitation est vif et permanent, il produit un surcroît d'action de toutes les propriétés vitales et organiques dans toute l'étendue de la masse cérébrale ; de là le plus grand développement de la force assimilatrice dans cette partie, l'augmentation de la chaleur animale et du mouvement systaltique des artères qui s'y distribuent,

et l'affluence du sang en plus grande quantité
vers la tête ; effets qui, à la longue, doivent nécessairement occasionner un plus grand accroissement des différentes parties du cerveau ; peut-
être même, suivant l'opinion du docteur Gall,
du grand nombre d'organes qui le composent.

L'étude, les méditations soutenues, l'enthousiasme qui émeut avec tant de force l'imagination, l'ardeur de la composition, sont autant de
moyens puissans d'excitation capables d'agir sur
les différentes parties de cet organe à l'instar des
stimulans externes sur les autres parties du
corps. Ces différens genres d'excitation produisent sur l'homme, soumis incessamment à leur
influence, des effets remarquables, et impriment à
son extérieur des caractères particuliers qui établissent entre lui et les hommes des autres classes
des différences marquées. Pour saisir ces différences et apprécier suffisamment les effets de
cette influence, il ne faut que comparer ceux qui
cultivent les sciences avec ceux qui ne les cultivent pas ; il sera facile d'apercevoir ce qui les
distingue essentiellement les uns des autres.
L'homme du monde paraît toujours avoir l'esprit à ce qu'il fait, jamais il ne se livre à ces
abstractions, à cet état d'isolement de la pensée
qui détache l'attention de tous les objets environnans ; jamais il n'éprouve ces élans impétueux de l'imagination qui transportent l'âme

et enfantent le génie. Le savant, au contraire, semble préoccupé pendant tous les instans de sa vie; son esprit est sans cesse en exercice, qu'il se livre aux travaux de cabinet ou qu'il les suspende : après s'être livré profondément à l'étude ou à la méditation, tous les muscles de la face sont tendus et paraissent être en convulsion ; ses yeux sont fixes, rouges, injectés ; il porte vaguement ses regards sur les objets qui l'entourent, et ne les voit pas ; il est alors, pour ainsi dire, tellement concentré en lui-même, qu'il offre l'image d'un homme stupide ou égaré ; souvent il ne répond point aux questions qu'on lui fait, ou n'y répond que d'une manière insignifiante ; il est pensif, rêveur, distrait, ne sachant ni ce qu'on dit ni ce qu'on fait autour de lui ; souvent il agit en quelque sorte d'une manière automatique, et sans pouvoir rendre compte ensuite du motif de ses actions ; sa marche est tantôt lente, tantôt vive et précipitée ; tout son extérieur enfin annonce cet état d'abstraction intellectuelle ou de contention extrême qui souvent est peu durable ; mais qui peut être quelquefois porté jusqu'à un état voisin de la catalepsie (1). Dans ce dernier cas, le cerveau,

---

(1) « L'amour de la solitude, le goût des livres, le peu
» d'envie de paraître dans le beau monde, le peu de dis-
» positions à s'y présenter avec grâce, le peu d'espoir d'y

totalement affaissé sous le poids d'une tension et même d'une fatigue excessives, éprouve le plus grand besoin de repos ; et ce ne serait peut-être pas sans danger qu'on le lui refuserait alors.

Si le spectacle imposant des beautés de la nature, ou une impression vive produite par la lecture de quelque ouvrage choisi de littérature, fait éprouver au savant ces délices et ce sentiment profond d'admiration, qui produit l'enthousiasme, la scène change intérieurement, il

---

» plaire, d'y briller, l'ennui inséparable des conversations
» frivoles et presque insupportables pour des esprits accou-
» tumés à penser ; tout concourt à rendre les belles com-
» pagnies aussi étrangères pour le savant qu'il est lui-même
» étranger pour elles. Quelle figure ferait-il dans les cer-
» cles ? Voyez-le avec son air rêveur, ses fréquentes dis-
» tractions, son esprit occupé, ses expressions étudiées, ses
» discours sentencieux, son ignorance profonde des modes
» les plus reçues et des usages les plus communs ; bientôt,
» par le ridicule qu'il y porte et qu'il y trouve, par la con-
» trainte qu'il y éprouve et qu'il y cause, il ennuie, il est
» ennuyé. Il sort peu satisfait ; on est fort content de le voir
» sortir. Il censure intérieurement tous ceux qu'il quitte,
» ou raille hautement celui qui part ; et tandis que celui-ci
» gémit sur leurs vices, ceux-là rient de ses défauts.....;
» et c'est à ces défauts que plus d'un savant, peut-être, a
» l'obligation de n'être pas aussi vicieux que ceux qui le
» critiquent. » (STANISLAS, roi de Pologne. *Réponse au
Discours de J.-J. Rousseau sur cette question proposée
par l'académie de Dijon* : «Si le rétablissement des sciences
» et des arts a contribué à épurer les mœurs. »)

n'éprouve plus cet affaissement pénible de l'esprit qui est le résultat d'une forte et longue application ; il s'opère dans toute l'économie un mouvement extraordinaire qui se fait également ressentir sur le physique et sur le moral ; le cœur est subitement ému, l'esprit vivement agité ; les yeux brillent de l'éclat le plus vif, la face se colore, la respiration et la circulation s'accélèrent, les carotides battent avec force, le geste s'anime, les idées vives et brillantes naissent et se succèdent avec rapidité ; tout ce qui entoure l'homme de lettres présente alors à son imagination enchantée, les tableaux les plus riants et les plus agréables ; le sentiment d'une sorte de volupté se peint dans ses traits, le plaisir coule dans ses veines, des larmes d'attendrissement inondent ses joues, il est dans une sorte d'extase ; enfin cette espèce de ravissement est portée si loin quelquefois qu'il produit une sorte de délire momentané qui peut conduire certains individus doués d'une imagination vive et fougueuse, à des actes, en quelque façon, voisins de l'extravagance (1).

Mais, quoique les deux états de l'esprit, dont il vient d'être parlé, puissent vivement inciter les propriétés vitales et organiques dans toute l'étendue de la masse cérébrale, et augmenter

---

(1) La vie du Tasse en offre plusieurs exemples.

leur action, elles n'agissent pas cependant sur cet organe avec autant de force et d'énergie que l'ardeur avec laquelle on se livre à la composition : cet exercice de l'esprit, en effet plus vif, quoique ne pouvant pas être continué aussi long-temps que les autres, produit sur le cerveau habituellement en action un genre d'excitation d'autant plus puissant, qu'il exige en même temps l'exercice de presque toutes les opérations de la pensée, et même un degré extraordinaire d'activité de la plupart d'entre elles. Aussi, lorsqu'on s'y livre, se manifeste-t-il vers la tête une sorte d'orgasme qui n'a point lieu ordinairement pendant qu'on s'adonne à tout autre exercice de l'esprit, et qui prouve d'une manière irrécusable, que le cerveau est alors le siége d'une excitation vive, et que le sang y afflue avec force. M. le professeur Richerand (*Élémens de physiologie, tome II*) rapporte avoir vu un littérateur chez lequel il s'allume dans ces instans une sorte de fièvre cérébrale : « La face, dit-il, est rouge et » animée, les yeux étincelans; les carotides bat- » tent avec force, les veines jugulaires sont gon- » flées; tout indique que le sang se porte au cer- » veau avec une abondance et une rapidité pro- » portionnées à son degré d'excitement : ce n'est » même que dans cette espèce d'érection de l'or- » gane cérébral que ses idées faciles coulent sans » efforts, et que son imagination féconde trace

» les plus rians tableaux ». Dans ces instans la pensée jouit d'une si grande activité, les idées se succèdent avec tant de rapidité que souvent la plume a peine à les suivre (1) : l'esprit est alors dans un état d'isolement et d'application tel que les objets environnans sont nuls ou presque nuls pour celui qui l'éprouve.

L'attention fortement fixée sur un sujet, de même que l'imagination en activité, peuvent conduire le savant à un tel état d'abstraction intellectuelle, que souvent il continue opiniatrément le genre de travail auquel il s'occupe dans ces momens, sans songer à l'abandonner, même dans les momens du danger le plus imminent. La fin malheureuse et tragique d'Archimède (2),

---

(1) J'ai ouï dire à Bichat que, dans la chaleur de la composition, ses idées coulaient si facilement et se succédaient avec tant de rapidité, que souvent il avait en quelque sorte besoin de se distraire de l'objet dont il s'occupait pour le traiter avec plus de netteté et de méthode : c'est ainsi qu'il suspendait les élans de son imagination, et la contenait dans de justes bornes.

(2) On sait que pendant la prise de Syracuse par Marcellus, ce savant mathématicien s'occupait avec tant d'ardeur de quelques points importans de géométrie, qu'il ne s'était nullement aperçu que les Romains occupaient la ville, et qu'il fut la victime de son application à la science qu'il cultivait avec tant de goût et de succès. On rapporte qu'un soldat romain le perça de son épée parce qu'il refusa de le suivre chez le général, voulant auparavant terminer

et l'histoire du savant Budé (1), nous en fournissent des exemples célèbres et remarquables.
Dans ces momens où l'homme semble n'exister, pour ainsi dire, que par le cerveau, on
a vu des savans et des hommes de lettres se
livrer à l'impatience et même à une véritable
colère contre ceux qui venaient interrompre
leurs recherches, ou les forcer de suspendre
leurs travaux pour traiter avec eux de choses
de la plus haute importance. C'est ainsi que le
grand Corneille reçut la visite d'un jeune homme
qui pénétra jusqu'à son cabinet pour l'entretenir
d'une affaire qui l'intéressait vivement (2). J'ai
eu occasion moi-même d'entendre les reproches
les plus sérieux et les plus graves qu'adressa un

---

la solution d'un problème qu'il s'occupait à résoudre. Plutarque (*Vie de Marcellus*) rapporte plusieurs versions
sur la mort d'Archimède ; mais celle-ci est la plus généralement reconnue pour vraie.

(1) On rapporte qu'un jour le domestique de Budé cou-
rut, tout effrayé, au cabinet de ce savant, le prévenir que
sa maison était près d'être incendiée : « Avertissez ma
» femme, répondit froidement Budé, vous savez bien que
» je ne me mêle point des affaires du ménage ; » et qu'au
lieu d'interrompre ses travaux, il les continua malgré le
pressant danger où il se trouvait.

(2) Ce jeune homme, auquel Corneille avait accordé la
main de sa fille, venait lui apprendre que l'état de ses
affaires le forçait de rompre ce mariage et de retirer sa

jeune homme qui cultivait les lettres avec goût, à une personne qui vint brusquement le déranger dans un moment où il était occupé à corriger une pièce de vers. On pourrait à ces exemples en ajouter beaucoup d'autres.

Les divers effets dont je viens de parler ne sont pas les seuls occasionnés par les travaux habituels du cabinet ; il en est plusieurs autres qui peuvent être d'une conséquence plus grave et plus dangereuse : ceux-ci sont le résultat nécessaire des habitudes que ce genre de travaux exige, et reconnaissent pour causes primitives, l'inaction dans laquelle vivent les gens de lettres, et l'exercice continu, et souvent prolongé outre mesure, des fonctions de l'organe cérébral. Les premiers de ces effets qui se manifestent d'une manière évidente, sont la faiblesse et le peu de développement du système musculaire, dépendans du peu d'énergie des propriétés de la vie organique dans ces parties rarement mises en mouvement. Les autres, qui comprennent le grand nombre d'affections graves et variées qui tourmentent diversement les gens de lettres, tirent leur source du ralentissement de la cir-

---

parole. « Ne pouviez-vous pas bien, sans m'interrompre, » lui répliqua vivement Corneille, parler de tout cela à ma » femme ? montez chez elle ; je n'entends rien à toutes ces » affaires-là. » Et il continua.

culation générale, de celle du système de la veine-
porte, et de l'espèce particulière d'influence
qu'exercent sympathiquement les contentions
d'esprit, sur l'ensemble de la vie intérieure, et
spécialement sur les divers organes qui composent ce qu'on nomme le centre épigastrique.

La vigueur et le développement des muscles
en général étant ordinairement, ainsi que nous
l'avons déjà remarqué, proportionnés à la fréquence des exercices auxquels ils sont soumis et
au degré de force et de vitesse des contractions
qu'éprouvent leurs fibres motrices ; la force et
l'habitude de ces mouvemens augmentant l'activité des fonctions assimilatrices dans toute l'étendue de leur tissu, il est, d'après cela, naturel de
penser que le système musculaire devra être
très-fort, très-développé chez les individus dont
la profession exige incessamment l'exercice de ce
système, et que le contraire aura lieu incontes-
tablement chez ceux qui ne se livrent point, ou
qui ne se livrent que rarement et sans efforts, à
des exercices corporels quels qu'ils soient. Voilà
pourquoi certaines classes d'hommes particulièrement celle des savans et de tous ceux qui s'a-
donnent aux travaux d'esprit, ont le système
musculaire faible, grêle et sans vigueur. Il serait
difficile, en effet, de concevoir comment, chez
eux, ce système pourrait acquérir un degré de
force et de développement égal à celui qu'il a

chez tout individu qui fait habituellement de l'exercice, puisque les organes qui le composent sont toujours ou presque toujours en repos; qu'aucune action n'y détermine l'influs-vital, et que rien n'y attire la substance nutritive nécessaire pour les maintenir dans le même état, ou pour augmenter leur volume. Le cerveau d'ailleurs, qui tient sous sa dépendance spéciale la contractilité volontaire, semble chez l'homme de lettres négliger de la mettre en jeu pour ne s'occuper que de l'exercice des facultés intellectuelles; aussi voit-on, chez la plupart d'entre eux, les muscles des membres abdominaux, qui, dans la première jeunesse, étaient gros, forts et bien conformés, dépérir insensiblement et à l'approche de la vieillesse se trouver réduits à un tissu mince et sans force. J.-J. Rousseau, dont l'entendement avait acquis tant de développement et de perfection aux dépens des forces physiques, était, dit-on, remarquable dans les dernières années de sa vie par l'extrême exiguité des cuisses et des jambes; il semblait, chez ce penseur profond, que tout le sang et toute l'action vitale se fussent constamment portés vers la tête pour y nourrir son génie, et entretenir le feu de cette imagination brillante à laquelle nous devons tant de beaux ouvrages. L'astronome Lalande était conformé de même; sa tête avait acquis un volume bien différent de celui de ses

membres, surtout de ses membres abdominaux
qui étaient maigres, frêles et presque sans force.
On pourrait à ces exemples en ajouter encore
un grand nombre d'autres pris de l'histoire des
hommes qui se sont livrés aux sciences et aux
beaux-arts.

Après l'énervation des forces physiques, suite
nécessaire de la faiblesse et du peu de développement des muscles, le plus grand inconvénient
qui puisse résulter de cette faiblesse et de ce peu
de développement, c'est la mobilité et la sensibilité extraordinaires qu'acquiert le système nerveux : ces deux états de l'un des plus importans
systèmes de l'économie humaine, deviennent à
la fois causes prédisposantes et occasionnelles
d'un grand nombre de maladies connues sous le
nom générique d'affections nerveuses ; comme
l'hypocondrie, la mélancolie, les spasmes, les
névralgies, et une infinité d'autres maladies sin-
gulières et anomales, qui ont pour principe l'exaltation ou l'aberration du système nerveux.

C'est donc, comme on le voit, en favorisant le
trop grand développement de la sensibilité et de
l'irritabilité, que la faiblesse des organes actifs
de la locomotion peut, dans un grand nombre de
cas, nuire à la santé de ceux qui consacrent leur
vie à l'étude et aux méditations.

Si la circulation est habituellement d'autant
plus vive et plus accélérée qu'on se livre plus

souvent à des exercices laborieux et soutenus ; par la raison inverse, cette fonction doit être plus lente, les contractions du cœur et des artères moins fortes et moins précipitées chez l'homme de lettres qui mène une vie tranquille et sédentaire, que chez l'homme du monde qui vit dans une activité continuelle. On doit observer cependant que, chez le premier, la circulation cérébrale se fait avec plus de force et de vivacité que la circulation générale, à cause de l'état d'excitation où le cerveau se trouve fréquemment ; mais comme la faiblesse de la circulation artérielle dans les membres inférieurs dépend de l'état de double flexion où se trouvent ordinairement ces membres lorsqu'on est assis, et du défaut d'exercice qu'entraîne consécutivement dans ces parties la débilitation de l'action vitale, et de toutes les propriétés de la vie organique, il est naturel de penser qu'alors la faiblesse et la lenteur de la circulation veineuse dans la moitié inférieure du corps, seront proportionnées à l'état de la circulation artérielle, et que la circulation veineuse abdominale doit, par la même raison, être également languissante et peu active. Aussi, ne peut-on point élever de doutes sur l'espèce de stagnation, ou pour parler plus exactement, sur l'extrême ralentissement de la circulation du sang dans le système de la veine-porte, surtout chez ceux, qui, comme les gens de lettres, mènent une vie sédentaire et inactive. Toutes les divisions et subdivisions de cette veine, ayant d'ailleurs des rapports intimes avec les principaux organes de l'abdomen, parce qu'elle reçoit d'eux le sang quelle porte au foie pour servir à la sécrétion de la bile, il résulte de la disposition naturelle de cette veine, que la faiblesse et la langueur du mouvement circulatoire dans ses différentes branches, doit souvent produire dans le tissu des organes dont elles partent, des embarras ou engouemens capables de donner lieu à ces affections nombreuses et variées, qui rendent la vie de l'homme de lettres si pénible et si douloureuse ; comme les engorgemens du foie, de la rate, du pancréas, des glandes mésentériques ; maladies graves par elles-mêmes, qui souvent donnent lieu à l'hypocondrie ou à la mélancolie, et peuvent être regardées comme l'une des causes de cette sensibilité exquise et importune de l'estomac, qui fatigue les savans si désagréablement après le repas. Je dis qu'elles peuvent être regardées comme l'une des causes de cette affection de l'estomac, parce que le plus souvent elle dépend sympathiquement de la tension habituelle du cerveau, produite par la continuité de l'étude et des méditations, ou de la gêne qu'éprouve dans la circulation des veines de l'estomac, le sang qu'il concourt à fournir à la veine-porte.

D 3

Quoiqu'il soit évident que les maladies dont il vient d'être parlé, dépendent en partie de l'état de langueur de la circulation abdominale occasionnée par l'habitude d'une vie sédentaire, on ne peut douter que l'espèce de réaction qu'exerce sur l'ensemble de la vie organique, le cerveau long-temps et vivement excité, ne puisse aussi concourir puissamment à produire non-seulement les mêmes affections, mais encore les palpitations fréquentes, les anxiétés, les resserremens douloureux et spasmodiques de la poitrine, de la région épigastrique, et l'espèce de gêne qui en est la suite. Ce rapport, cette sympathie qui existe entre l'encéphale et les principaux organes de la vie nutritive, se manifestant d'une manière si sensible, et quelquefois si dangereuse dans les circonstances où l'homme éprouve quelque émotion vive ou les secousses d'une passion violente, il serait difficile de ne point attribuer aussi à cette même dépendance sympathique, la plupart des affections graves qui sont ordinairement la conséquence funeste des travaux habituels de l'esprit, lesquels, à la longue, produisent les mêmes effets que les passions sur l'ensemble de la vie organique.

Ces effets, occasionnés par l'action qu'exerce sympathiquement le cerveau sur les fonctions de la vie organique dans l'explosion des passions, ou pendant la durée de certaines affections de l'âme,

ont porté un des plus illustres physiologistes
modernes (1) à placer le siége des unes et des
autres dans les principaux organes de cette vie :
mais malgré tout le respect dû à sa mémoire, et
aux rares talens dont il était doué, il me semble
qu'on ne peut point adopter cette opinion beaucoup plus ingénieuse, sans doute, que vraie et
démontrée ; et les rapports sympathiques qui
existent, ainsi que nous l'avons vu, entre l'encéphale et le système de la vie nutritive, ne doivent point nous porter à admettre avec lui que
le cœur, le foie, la rate, l'estomac et les autres
viscères thoraciques et abdominaux soient autant de centres d'où partent la joie, la colère, la
tristesse, la crainte, etc. S'il en était ainsi, rien
alors n'empêcherait d'admettre aussi que le principe des diverses facultés de la pensée réside
dans les mêmes organes, et se trouve départi
entre eux; puisque l'étude, les méditations et
les autres travaux d'esprit portent également à
la longue leur influence sur leurs fonctions,
qu'elles les altèrent sensiblement, et que la seule
différence qui existe entre les effets des passions,
ou des affections de l'âme, et ceux qui sont la
conséquence des exercices assidus de l'esprit, ne
consiste que dans la promptitude et l'intensité

______

(1) Bichat, *Recherches physiologiques sur la vie et la
mort*, première partie, article VI, §. II, deuxième édition.

avec lesquelles ils se manifestent dans le premier cas, ou la lenteur de leur apparition et de leur marche dans le second. On pense bien, d'après cela, qu'une pareille opinion est inadmissible.

Or, après avoir reconnu les effets de l'action sympathique des organes de la vie nutritive sur le cerveau et ses fonctions, et réciproquement celle qu'exerce de la même manière sur le système de la vie organique le cerveau vivement excité par une affection morale ; on est conduit naturellement à penser qu'il en est des effets de l'étude, des méditations soutenues, ou de tout autre effort laborieux de l'esprit, comme de ceux des différentes passions ; qu'ils opèrent leur influence sur l'ensemble de la vie nutritive, en agissant à l'instar de celles-ci ; et qu'à la longue, en entretenant dans toute l'étendue de la masse cérébrale une sorte d'excitation continuelle qui se réfléchit incessamment sur cette réunion d'organes appelée *centre épigastrique*, ils produisent ou concourent à produire le grand nombre de phénomènes qui constituent la série des affections nombreuses et variées propres à la classe des savans, des gens de lettres et de tous ceux en général qui se livrent habituellement aux exercices soutenus de la pensée.

Outre l'observation, l'analogie porte donc à croire que cette influence du cerveau, vivement et continuellement excité par les travaux d'es-

prit, se fait sentir sur le système de la vie nutritive, de la même manière que dans l'acte des
passions violentes, au moyen de l'espèce de liaison ou de *consensus*, comme le disait Hippocrate,
qui existe entre l'organe central des sensations,
et ceux qui appartiennent à la vie intérieure : et
quoique les effets de ces travaux long-temps continués ne se manifestent ni aussi promptement,
ni d'abord avec les mêmes apparences, que dans
l'acte même des passions, ces effets, cependant,
sont constamment produits par cette cause, et
leurs résultats n'en sont pas moins très-souvent
fâcheux, comme l'expérience ne l'a que trop fréquemment prouvé.

Cette action du cerveau sur les organes de la
vie intérieure, plus facile à apercevoir qu'à expliquer, communique peu à peu à ces divers
organes une sorte de faiblesse et de susceptibilité organiques qui les rend plus sensibles aux
impressions sympathiques qu'ils reçoivent de l'organe principal de la vie de relation, aux influences des corps extérieurs, et par cela même,
plus aptes à devenir le siége des différentes espèces d'altération qui peuvent survenir aux
tissus qui les composent, et aux fonctions qu'ils
sont destinés à remplir. De là, chez les savans, le
grand nombre de maladies dépendant des changemens survenus à l'organisation de ces mêmes

tissus, ainsi que de l'exaltation ou de l'aberration des propriétés du système nerveux.

Remarquons aussi que l'état maladif des organes de la vie nutritive, spécialement de ceux qui occupent la cavité abdominale, exercent également et en quelque façon, par réciprocité, une influence marquée sur le cerveau; que cet état donne un type particulier aux idées, qu'il communique même aux autres facultés de l'entendement, particulièrement à l'imagination, un degré de force et de vigueur insolites dépendant de la nature et du siége de ces affections, et toujours proportionné à leur intensité plus ou moins grande.

Il est encore deux phénomènes que l'on observe fréquemment chez les gens de lettres, et qui paraissent être le résultat des veilles prolongées et des contensions habituelles de l'esprit. Ces deux phénomènes, sont une sorte de crispation et un léger mouvement convulsif des muscles de la face, remarquables sur la physionomie de la plupart d'entre eux : ces phénomènes paraissent aussi dépendre l'un et l'autre de l'état de tension que le cerveau éprouve presque continuellement, et qui, par l'entremise du système nerveux, se réfléchit sur les muscles de la face, comme sur tous les organes de la vie nutritive. Il est facile de remarquer, chez un grand nombre de savans, cet état qui donne à l'ensemble de leurs traits un aspect particulier plus facile à connaître qu'à d'écrire.

Les différens effets que produit l'excitation vive et prolongée du cerveau sur l'ensemble de l'économie animale, ou isolément sur quelque organe, ainsi que le grand nombre d'affections graves qui en sont la suite, paraissent, aux yeux d'une infinité de personnes, exagérés, ou même entièrement supposés ; car, comme l'observe Zimmerman, « on ne peut guère s'imaginer » qu'un homme de lettres, qui est assis toute » la journée, lit, pense, combine, compose, » décompose, approfondit, écrit, puisse épuiser » ses forces ; et même beaucoup plus promp- » tement que ce paysan qui va labourer la terre, » relève un fossé, essuie toutes les injures du » temps, le froid, la chaleur, la pluie ; rien » n'est cependant plus vrai, quoique des gens » qui ne voient jamais au-delà des sensations » ne le comprennent pas (1) ».

Cependant, si on se donnait la peine d'y réfléchir, on ne pourrait douter que chaque jour ce dernier s'endurcit à la fatigue ; que les exercices corporels doublent et triplent ses forces physiques aux dépens, il est vrai, de la perfection et du développement de l'intelligence,

---

(1) *Traité de l'Expérience en général, et particulièrement dans l'art de guérir,* tom. III, liv. V, chap. XII.

et qu'il n'est point sujet au grand nombre de maux attachés à la vie sédentaire et méditative; tandis que chez l'homme de lettres, les pernicieux effets de cette relation intime, de cette correspondance sympathique qui existe entre le système de la vie nutritive et l'organe principal de la vie animale sans cesse en activité, et les résultats de la vie inactive ordinairement si funestes à ceux qui s'y abandonnent, sont plus que suffisans pour énerver les forces, et devenir des germes ou plutôt des causes occasionnelles de plusieurs maladies lentes, d'altérations profondes des organes abdominaux ou thoraciques, d'un grand nombre d'affections nerveuses extrêmement variées, enfin d'une sorte d'état valétudinaire, ou de langueur habituelle. Il est facile, d'ailleurs, d'appuyer cette assertion d'un grand nombre d'exemples pris de l'histoire des savans, depuis l'antiquité la plus reculée jusqu'aux époques les plus récentes, afin d'éviter toutes les objections qu'on pourrait faire contre elle, en attribuant à la dégénération de la perfection physique de l'homme, et à la dépravation des mœurs des siècles modernes, les maladies graves et singulièrement variées qui affligent ceux qui se livrent habituellement à l'étude et à la méditation.

On rapporte qu'Épicure avait tellement épuisé ses forces physiques par l'étude et les efforts continuels de la pensée, que dans les dernières années de sa vie il ne pouvait quitter son lit, et que sa vue avait acquis un si grand degré de sen-sibilité qu'il lui était impossible de regarder le feu et la lumière. Au rapport d'Aristote (*Pro-blémat.*, *sect. 5*, *quest. I.*), Empédocles, Socrate et Platon étaient mélancoliques. Aristote lui-même éprouvait une telle sensibilité de l'estomac par suite des travaux habituels de l'esprit, qu'il était obligé d'appliquer sur cette partie une sorte d'huile aromatique pour la fortifier. Cicé-ron (1) et Sénèque (2) avaient une constitution faible et délicate qui leur faisait quelquefois res-sentir des défaillances d'estomac et les autres in-commodités auxquelles sont exposés ceux qui exercent trop souvent et avec trop d'application les facultés de l'entendement aux dépens des forces corporelles. Pétrarque, qui était d'une con-stitution débile, devint épileptique par l'effet des travaux excessifs de l'esprit, et mourut de cette maladie. Descartes avait des songes qu'il regar-dait comme mystérieux, et pendant lesquels il s'imaginait voir des fantômes, et entendre une voix qui l'appelait à la recherche de la vérité (5). Le génie familier de Socrate, dont parle Plu-

---

(1) *Vie de Cicéron*, par Plutarque.

(2) *Senec. Epistol.* 54 et 78.

(3) *Voyez* les notes de l'Éloge de Descartes par Thomas, deuxième volume de ses Œuvres.

tarque (1), ne tenait-il point peut-être à un état analogue de l'imagination, quoique les illusions qui faisaient croire à ce philosophe qu'il avait réellement des entretiens avec un être surnaturel, eussent lieu pendant la veille et à chaque instant du jour ? Newton tomba dans une mélancolie qui le privait de la faculté de penser, et d'où on ne le retira qu'en l'empêchant d'être seul.

A vingt-six ans Mallebranche, qui déjà était plus savant qu'on ne l'est à cet âge, éprouva, en lisant le Traité de l'homme de Descartes, des palpitations de cœur si violentes, qu'il était obligé quelquefois d'en suspendre la lecture ; accident qui tenait sans doute à un excès de développement de la sensibilité et de l'irritabilité. Bayle mourut par l'effet d'un travail opiniâtre de l'esprit : la même cause rendit Huygens mélancolique. Il en fut de même de Barlœus, à la fois poète et médecin : dans son délire, se croyant alternativement de verre, de beure ou de paille, et redoutant sans cesse le moindre choc, ou la présence du feu, il se précipita dans un puits pour mettre un terme à ses maux imaginaires. Au rapport de Fontenelle (2), Tschirnhaus voyait souvent pendant la nuit une grande

____

(1) Plutarque, *de l'Esprit familier de Socrate.*
(2) Œuvres complètes, tome V, Ier de ses Éloges.

quantité d'étincelles brillantes qui voltigeaient dans l'air et disparaissaient lorsqu'il voulait les regarder fixement; et quand il n'y prenait point attention, elles redoublaient d'éclat et de vivacité, et duraient presque autant que son application au travail. Au bout de quelque temps il les voyait en plein jour lorsqu'il fut parvenu à un certain degré de facilité dans la méditation; enfin il les apercevait sur une muraille blanche, ou sur un papier à côté de lui. Swammerdam, par l'effet d'une application extrême à l'étude et à ses savantes recherches, en anatomie et en histoire naturelle, devint taciturne, tomba ensuite dans une mélancolie profonde qui fut portée si loin peu de temps avant sa mort, qu'il brûla une grande partie de ses écrits; enfin, il périt maigre et desséché comme un squelette, et conserva à peine la figure humaine. Méad rapporte que le chancelier Bacon avait une santé si délicate, qu'il tombait subitement en faiblesse toutes les fois que la lune se cachait, que cela lui arrivait sans aucune cause connue, et qu'il ne revenait à lui que lorsque cet astre avait recouvré toute sa splendeur (1). Jurieu, célèbre par ses

---

(1) Méad, *de l'Influence du soleil et de la lune sur le corps humain, et des maladies qui en dérivent*, chap. II. *Voyez* le Recueil de ses Œuvres physiques et médicales, traduites en français par Coste.

disputes théologiques, était souvent tourmenté par une colique qu'il attribuait à la présence de sept cavaliers qui se battaient dans son ventre.

Lorry (*De Melancol. , et morb. melancol. , tome I.*) parle d'un professeur de rhétorique, doué d'une si grande sensibilité, qu'il tombait en faiblesse lorsqu'il lisait les plus beaux morceaux des ouvrages d'Homère. Van-Svieten (*Comment., in Herman Boerhaav. , aph. , tom. III.*) rapporte l'histoire d'un homme de lettres dont les veilles opiniâtres avaient tellement détruit la santé qu'il éprouvait des étourdissemens dès qu'il écoutait avec attention une histoire frivole; il tombait dans les angoisses les plus pénibles, ou bien il éprouvait un sentiment de lassitude et de faiblesse lorsqu'il essayait de rappeler à sa mémoire quelque chose qu'il avait oublié; il lui était impossible alors de ne pas continuer ses recherches; ce qui ordinairement lui causait une syncope. Je connais un homme qui cultive les lettres avec goût, et dont la sensibilité morale est tellement développée, qu'il éprouve la plus grande émotion et s'attendrit jusqu'aux larmes lorsqu'il lit quelques morceaux de nos meilleurs poètes ou de nos grands orateurs. Tissot dit avoir été consulté par un Anglais qui, étant à Rome, se livra avec tant d'ardeur à l'étude des mathématiques, qu'au bout de quelques mois, il ne pouvait plus se servir de ses yeux, quoiqu'on n'y

remarquât aucun vice extérieur : la sensibilité
de l'ouïe se développa aussi à un tel point qu'il
ne pouvait entendre lire, ni même soutenir la
conversation sur les choses les plus indifférentes.
Le même auteur, cité par Zimmerman, parle
d'un gentilhomme suisse, épuisé par l'étude de
la méthaphysique, qui tomba dans une espèce
de stupidité : les organes des sens semblaient ne
plus remplir leurs fonctions ; du reste il dormait,
buvait, mangeait sans goût, sans dégoût, et sans
demander ni refuser les alimens qu'on lui pré-
sentait. Il resta pendant un an dans cet état,
sans qu'on y fît de remèdes, parce qu'on regar-
dait son mal comme incurable. Au bout de ce
temps on lut à haute voix une lettre devant lui ;
il tressaillit, se plaignit sourdement, et appuya
la main sur son oreille ; on lut encore plus haut,
il cria et donna alors des signes de douleurs
très-aiguës : on recommença l'expérience, et
l'ouïe revint en faisant éprouver au malade des
souffrances assez vives ; les autres sens revin-
rent successivement de la même manière : au
retour de chacun d'eux, on remarqua que la stupidité diminuait d'une manière sensible. L'épuisement et les douleurs le mirent long-temps aux
portes du tombeau ; mais enfin la nature triom-
pha du mal presque sans secours, et le malade
se rétablit entièrement. Zimmerman, lui-même
(*Traité de l'Expérience*, etc.,), rapporte l'his-

E

toire d'un curé qui s'était acquis une grande réputation par ses sermons, et qui, jaloux de la soutenir, lut beaucoup, écrivit ses sermons en entier, les apprit par cœur avec autant de soin que de fatigue, sans discontinuer néanmoins de se livrer avec la plus scrupuleuse exactitude aux autres fonctions de son ministère. Sous ces efforts excessifs de l'esprit, ses forces s'affaiblirent insensiblement ; il perdit sa gaîté ; sa mémoire diminua à mesure qu'il voulait l'exercer ; bientôt son cerveau n'admit plus d'idées nouvelles, quoique les anciennes s'y conservassent encore ; enfin il fut frappé d'une apoplexie qui lui ôta l'usage de tout un côté du corps ; il mourut peu de temps après.

Le même auteur rapporte que Tissot, dont l'esprit était également éloigné de la joie et de la tristesse, tomba, pendant un hiver, au milieu de ses occupations multipliées, dans un état d'indifférence extraordinaire pour toute sorte de choses, et même dans une impuissance absolue de penser et d'agir : cet état, résultat d'une faiblesse d'estomac qui empêchait totalement les digestions, ne dura que six semaines. Il dit aussi (*Traité de la Solitude considérée par rapport à l'esprit et au cœur, Chapitre II*), que Mendelsohn était obligé de se retirer lorsqu'on parlait philosophie devant lui, sans quoi il tombait en défaillance : il ajoute, qu'à cette époque, il était

forcé de se priver de toute espèce de travaux
d'esprit, même de l'exercice de la pensée; et,
qu'étant dans sa chambre, il comptait les tuiles
d'un toit voisin, pour se soustraire d'une manière
sûre à la plus légère méditation.

Boerhaave, après avoir médité du matin au
soir sur un objet qui avait trop fortement fixé
son attention, fut six semaines consécutives sans
pouvoir dormir; tout ce qui l'entourait lui paraissait indifférent; il ne s'en occupait nullement; son esprit était insensible à tout; enfin,
un jour il ressentit dans tout le corps des douleurs qu'il attribua aux esprits vitaux qui repre-
naient leur cours et rentraient dans leurs vais-
saux ordinaires pour se répandre, comme auparavant, dans les parties où les nerfs se distribuent; et dès cet instant, il revint au même état
où il était avant cet accident. Le savant auteur
de la *Nosographie philosophique* rapporte, d'a-
près Fernel, l'exemple d'un homme profondément livré à l'étude, qui tomba dans une sorte
d'insensibilité cataleptique, resta assis, ayant sa
plume entre ses doigts, les yeux fixés sur ses
livres comme dans un état de méditation; les
fonctions des organes de la vue et de l'ouïe étaient
suspendues, et il ne donnait aucun indice de
mouvement et de sentiment. M. Alibert (*Élémens de Thérapeutique*) rapporte qu'un homme
d'une constitution très-irritable, après s'être livré

à l'étude de la métaphysique, pour laquelle il était passionné, et à des méditations aussi fréquentes que prolongées, tomba dans un marasme effrayant. Il éprouva ensuite des accès périodiques d'une maladie convulsive qui l'affaiblit au point de le priver de la faculté d'engendrer et de lui causer, pendant la nuit, des émissions spermatiques sans aucune érection.

Outre ce grand nombre d'affections, la plupart anomales, il en est encore plusieurs qui, par leurs phénomènes, ne sont ni moins graves, ni moins variées, et qui, comme celles dont je viens de parler, sont ordinairement le triste et funeste résultat des travaux excessifs de l'esprit et de la vie sédentaire : de ce nombre sont surtout le catarrhe de la vessie dont d'Alembert, Buffon, Voltaire, furent particulièrement tourmentés; l'apoplexie, l'hypocondrie nerveuse, la mélancolie, et fréquemment la complication de ces deux dernières. « C'est, dit M. Louyer-Viller-» may, en parlant de l'hypocondrie (1), parmi » les hommes de lettres, les hommes livrés aux » travaux pénibles du cabinet, les littérateurs » les plus distingués, et quelquefois aussi parmi » les personnes douées de la plus vive sensibilité,

______

(1) *Recherches historiques et médicales sur l'hypocondrie*, etc., sect. III. Paris, 1802. *Voyez* aussi le *Traité des Maladies nerveuses*, par le même. Paris, 1816.

» qu'elle choisit de préférence ses victimes. » Fracastor, médecin italien, le philosophe Charron, La Bruyère, J.-J. Rousseau, le poète Gesner; dans ces derniers temps deux naturalistes célèbres, d'Aubenton et Spallanzani; et plus récemment encore le professeur Cabanis et le poète Delille ont terminé leur carrière par une attaque d'apoplexie.

On sait à quel degré de force et de singularité la mélancolie fut portée chez Le Tasse, Pascal, J.-J. Rousseau, Zimmerman, Gilbert, et quels furent les différens effets qu'elle produisit sur leur imagination.

Le Tasse se voyait sans cesse entouré de poisons, de supplices, et poursuivi par un lutin, avec lequel il disait avoir des entretiens très-suivis. Pascal, dont la santé s'affaiblissait depuis long-temps par suite d'une vie inactive et des travaux continuels du cabinet, après avoir fait, étant en voiture, une chute de l'emplacement du pont de Neuilly dans la Seine, tomba dans un délire mélancolique qui lui faisait voir constamment un abîme à son côté gauche; l'illusion était portée au point que, pour se rassurer, il était obligé d'y faire mettre un siége. J.-J. Rousseau, aigri par le malheur de sa condition, devint hypocondriaque et mélancolique : on connaît le ton éloquent avec lequel ce philosophe a peint l'état pénible et douloureux de son âme, dans les Rêveries du Promeneur solitaire. Mais il a fait mieux connaître encore, dans son Dialogue, *Rousseau, juge de Jean-Jacques*, la force et la permanence du délire exclusif qui le rendit si long-temps malheureux, et qui le portait à croire que toute l'espèce humaine était liguée contre lui.

Zimmerman, qui, comme médecin habile, aurait pu lui-même donner à d'autres des avis salutaires contre la mélancolie, ne put en éviter les atteintes; son ouvrage sur la solitude nous en fournit une preuve; et l'on sait, d'après l'histoire de sa vie, publiée par Tissot, que, dans ses dernières années, il devint mélancolique: l'objet de son délire était de voir sans cesse l'ennemi entrer chez lui. Le poète Gilbert, dont les malheurs avaient exaspéré l'humeur, aigri le caractère et développé à un très-haut point la susceptibilité nerveuse, éprouva de bonne heure des dispositions à une mélancolie sombre et farouche que les travaux d'esprit et de nouveaux chagrins ne tardèrent pas à déterminer entièrement. L'objet de son égarement était de se voir poursuivi par les philosophes qui voulaient lui enlever ses papiers. Tourmenté par cette idée qui l'obsédait, il les serra dans une cassette dont il avala la clef : l'instrument s'arrêta vers la glotte et le fit mourir de suffocation.

Ce poète infortuné peignit, huit jours avant sa

mort, l'état pénible de son âme, oppressée de dou-leurs et des pressentimens les plus sinistres, dans une ode remplie d'idées à la fois les plus tou-chantes et les plus mélancoliques (1). J'ajouterai à ces exemples celui non moins remarquable dont parle Méad, d'un académicien qui tomba également dans une mélancolie singulière par l'effet de la vie inactive qu'il menait. Ce savant, après avoir été réduit à garder le lit pendant quelque temps, crut sa fin prochaine, et voulut absolument que l'on sonnât son glâs dans une église voisine, afin de l'entendre avant de mourir; ce que l'on fit exécuter aussitôt pour le satis-faire : mais se rappelant que dans sa jeunesse il s'était quelquefois exercé à carillonner, et trou-vant que le sonneur s'acquittait mal de son mé-tier, il se lève brusquement pour montrer avec ses doigts la vraie manière de le faire, et se re-couche ensuite croyant expirer peu de temps après : ce fut le contraire, ajoute le médecin anglais, car cette sorte de manœuvre, qui l'avait vivement ému, lui fit recouvrer la vie et la santé (2).

L'exercice habituellement prolongé des fonc-

---

(1) Ode imitée de plusieurs psaumes, faite par Gilbert huit jours avant sa mort. *Voyez* le premier volume de ses Œuvres complètes. Paris, 1806.

(2) Méad, *Avis et Préceptes de médecine*, chap. XVII.

tions de l'entendement, en portant une atteinte plus ou moins profonde aux propriétés du système nerveux, peut, indépendamment des diverses affections dont il vient d'être fait mention, en produire plusieurs autres non moins graves, qui dépendent également des aberrations de la sensibilité et de l'irritabilité, de la tension habituelle et de l'action trop vivement excitée du cerveau, et surtout de l'influence sympathique qu'il exerce si puissamment sur l'ensemble de la vie organique. Celles qui dépendent principalement des trois premières causes, sont la manie, la démence, l'idiotisme, produits par des études forcées ou dirigées sans méthode; l'apoplexie, ainsi que nous l'avons dit déjà, la paralysie, la catalepsie, l'épilepsie, l'amaurosis parfaite ou imparfaite, la somnolence habituelle, quelquefois une insomnie longue et opiniâtre. Le principe de ces deux dernières maladies gît souvent dans une affection profonde de la substance même du cerveau, ou dans la lésion organique des vaisseaux qui s'y distribuent, et dépend d'une excitation trop vive et presque continue des opérations de l'entendement qui détermine sans cesse vers cet organe une quantité de sang plus considérable que celle qu'il reçoit ordinairement.

Les autres maladies particulières aux gens de lettres, tirent leur source du peu d'activité de la circulation abdominale, de l'état d'inaction dans

lequel ils vivent, et de l'irradiation sympathique
que produit sur les organes de la vie nutritive le
cerveau fatigué par une application trop forte et
trop constante à l'étude ou à la méditation : ces
maladies sont la mélancolie, l'hypocondrie, avec
ou sans lésion d'un ou de plusieurs organes abdominaux, la goutte, la gravelle, le calcul des
reins ou de la vessie, les hémorrhoïdes, l'ictère,
les engorgemens et les phlegmasies chroniques
du foie, de la rate et des autres organes contenus
dans le bas-ventre ; enfin, la faiblesse et la sensibilité exquise de l'estomac d'où dépend une
nombreuse série d'affections secondaires dont
cet important viscère peut devenir le siége ; telles
que les perversions de l'appétit, la dyspepsie, la
cardialgie, le pyrosis, le trouble des digestions,
les vertiges, les céphalalgies, la perte du sommeil. Toutes reconnaissent également pour cause
une mauvaise disposition de cet organe. Deux
autres maladies, l'hémoptysie et la phthisie
pulmonaire, sont quelquefois aussi le partage
des savans, et plus particulièrement de ceux
qui se dévouent à l'instruction : elles dépendent
l'une et l'autre autant de la position vicieuse que
l'on a coutume de prendre en travaillant, de
la sécheresse, de la fatigue et de l'irritation
qu'éprouvent les poumons, lorsqu'on est obligé
de parler long-temps et habituellement à haute
voix, que de l'influence qu'exerce sympathique-

ment aussi sur l'organe principal de la respiration, le cerveau vivement excité par les travaux excessifs de l'esprit.

Tel est le triste et déplorable tableau des divers effets que produisent sur la plupart des organes de l'économie animale, et même sur les facultés intellectuelles, les études, les méditations prolongées et habituelles, et l'application extrême qu'exige la composition. N'est-on pas effrayé de voir le cortége nombreux des affections graves et variées qui poursuivent obstinément les penseurs, et s'attachent, pour ainsi dire, à leur existence? Ce n'est pourtant qu'à ce prix qu'ils parviennent à une célébrité tant désirée, qu'ils achètent encore par tant d'autres sujets de dégoûts, et dont la haine, l'envie, la basse jalousie, les rivalités sans nombre, et souvent les menées les plus viles et les plus odieuses sont ordinairement les sources envenimées. Qu'ils payent cher alors la belle et glorieuse prérogative d'éclairer le genre humain !

CHAPITRE II.

De la durée de la vie, considérée chez l'homme de lettres.

Tous les êtres naissent, se développent, parviennent à leur degré d'accroissement ou de maturité pour décroître insensiblement, vieillir et périr ensuite. Ces changemens successifs sont deux lois constantes auxquelles toutes les productions de la nature sont assujetties : chaque espèce du règne végétal et du règne animal ayant une période marquée de temps à parcourir, la franchit ordinairement lorsque aucune circonstance ne vient en abréger la durée. Dès que la vie est éteinte, dans l'une comme dans l'autre, leurs élémens sont presque aussitôt soumis aux lois chimiques, leur disgrégation en est le résultat ; ils changent de forme et de nature, et rentrent dans la masse générale des matériaux qui servent à la reproduction et à la nourriture de tous les êtres qui reçoivent la vie végétative ou animale. Ces modifications, d'après lesquelles la matière prend pendant un certain temps une nature et des formes différentes, suivant l'espèce de corps qu'elle sert à produire, pour les quitter ensuite et en revêtir de nouvelles, se répètent indéfiniment : elles n'auront probablement aucun terme ; même pour l'homme chez lequel la matière se trouve en quelque sorte unie à un être intelligent, impérissable, et dont l'essence nous est et nous restera vraisemblablement toujours inconnue.

D'après les observations des naturalistes, il paraît que la durée de la vie, chez l'animal, est en général proportionnée au laps de temps pendant lequel il reste dans le sein de sa mère, ou en incubation dans l'œuf (1), et en raison de la lenteur avec laquelle il croît et se développe : chez l'homme elle est, de même que dans les autres espèces vivantes, proportionnée à la longueur de l'accroissement et au retard de la puberté. L'homme en effet grandit jusqu'à 18 ou 20 ans, et s'accroît dans d'autres dimensions jusqu'à 36 ou 40 ans; il se maintient dans le même état encore pendant 12 ou 15 ans; ensuite il décroît insensiblement et peut néanmoins prolonger sa vie jusqu'à 95 ou 100 ans, et même quelquefois au-delà de ce terme. Dans certaines contrées, s'il vit plus long-temps que dans d'autres, cet avantage dépend en grande partie d'une existence paisible, exempte de tourmens et de chagrins, d'une vie sobre, laborieuse, et d'une activité qui n'est jamais poussée ordinairement au-delà des bornes indiquées par la fatigue. La vie en quelque sorte patriarcale de certains peuples du nord, la douce situation dans laquelle ils passent leurs jours, et qui dérobe à leur esprit les inquiétudes de la misère, en même temps qu'elle les soustrait aux dangers et aux maux attachés à l'habitude d'un luxe effréné et de débauches continuelles, familières à la plupart des peuples brillans et civilisés de l'Europe; ce genre

---

(1) Ceci n'est pas toujours vrai, ou du moins quelques espèces, et notamment le cheval, peuvent faire exception.

de vie, dis-je, malgré la rigueur du froid qui, pendant une très-grande partie de l'année, règne dans les régions qui avoisinent le pôle, prolonge excessivement la durée de l'existence, et la préserve d'une infinité de maladies qui accablent l'homme sous un ciel pur et serein, et dans des climats où la douceur de la température fertilise les terres soumises à son heureuse influence. Aussi n'est-il pas rare de trouver des centenaires en Suède et surtout en Norwège, pays excessivement froids, arides et où les productions agréables qu'on trouve en abondance dans les climats fortunés de la France, de l'Italie, de l'Espagne, ne sont point connues. On rapporte même qu'en 1733, quatre couples dont les âges réunis composaient plus de huit cents ans, se marièrent et dansèrent à Frédérickshald, dans la province d'Aggerhus (Norwége), en présence du roi de Danemarck. Buffon (*Histoire naturelle, tom. III*) dit qu'on a vu, en Suède, un homme pousser sa carrière jusqu'à 161 ans. Le fameux Pierre Czartan, poussa encore plus loin la sienne; il mourut, dit-on, en Hongrie, à l'âge de 185. (*Comment. de rebus in scient. natur. et medic. gestis. tom. V*). Le Danemarck, l'Angleterre, l'Irlande, la Suisse sont aussi des pays où l'homme vit long-temps; la cause de la longévité chez les peuples qui habitent ces régions, paraît dépendre exclusivement de la simplicité de leurs mœurs. On doit surtout remarquer que dans ces différens pays, les hommes cités dans les auteurs pour avoir parcouru une très-longue carrière, sont presque tous des habitans de la campagne, ou des gens qui mènent une vie tranquille, frugale, laborieuse, quoiqu'ils habitent au milieu des villes les plus populeuses de ces contrées.

Une chose importante, qui ne doit pas échapper dans l'examen des causes dont l'action tend à abréger ou à prolonger la durée de la vie chez l'homme en général, et par conséquent chez l'homme de lettres, c'est la considération de l'influence qu'exercent les climats sur les lois de l'organisation de l'homme, de manière à retarder ou à accélérer son développement et son accroissement, suivant la nature et l'aspect du sol de chaque région, et le degré de température qui y règne le plus ordinairement. Au nord de l'Europe, comme on le sait, les périodes de la vie sont plus longues, et se succèdent moins rapidement que dans le midi de cette grande contrée et sous l'équateur; l'enfance y dure plus long-temps, la puberté s'y opère plus tardivement, l'âge viril s'y prolonge davantage, la vieillesse est moins hâtive, et la décrépitude plus rare et moins prompte. Ces phénomènes dépendent de ce que l'action vitale est moins active, la sensibilité moins développée, la circulation plus lente, la transpiration moins abondante; enfin, de l'énergie vitale plus faible en général dans ces climats, que dans ceux où il règne toujours une température douce, ou une chaleur très-élevée. Aussi, chez les hommes du nord, la vie se prolonge ordinairement plus qu'ailleurs, et dépasse toujours le terme auquel arrive le plus communément celle des habitans du midi de l'Espagne, et des contrées brûlantes de l'Afrique et de l'Inde.

L'action vitale, au contraire, est plus énergique, la sensibilité plus développée, le mouvement du cœur plus vif, la circulation plus accélérée, et l'exhalation cutanée plus continue et plus abondante chez les peuples qui vivent au milieu d'une atmosphère embrasée, que chez ceux qui habitent le pays des neiges et des frimas éternels, surtout pendant les trois premières périodes de la vie, l'enfance, l'adolescence et la virilité; c'est à ces différentes causes, qui usent de bonne heure les ressorts de l'organisation et épuisent le principe de la vie, chez les hommes qui vivent entre les deux tropiques, que sont dues la langueur des fonctions vitales et organiques, l'énervation de la sensibilité, le desséchement et l'endurcissement de la fibre qui amènent ordinairement une vieillesse précoce, incommode et de courte durée.

Il est encore une infinité de causes qui peuvent concourir à étendre ou à abréger la durée de la vie, comme le calme habituel de l'âme, ou la

pernicieuse coutume de s'abandonner aux mouvemens de passions fortes et violentes, une indifférence licite et raisonnée sur les malheurs
et les vicissitudes attachées à la condition humaines, ou la facilité avec laquelle on se laisse
subjuguer par les chagrins, et les tourmens in-
séparables de la vie civile. La pureté ou l'insalubrité de l'air, l'habitude d'un exercice agréable
et modéré, ou celle de vivre dans une inaction continuelle, un régime sain, et surtout la
sobriété, ou l'usage d'alimens de mauvaise qualité, des excès répétés d'intempérance, et l'abus
des liqueurs alcoolisées, etc., tendent souvent
au même but, utile ou nuisible. Mais comme
ces objets ne doivent qu'être indiqués ici, exa-
minons particulièrement ce qui peut le plus contribuer à prolonger la durée de la vie chez
l'homme de lettres; et cherchons à connaître
quelle est la période de temps qu'il peut espérer
de parcourir.

Le genre de vie, les habitudes, la nature des
travaux des gens de lettres, sont en tout bien
différens de ceux des hommes des autres classes :
ces derniers vivent dans une activité continuelle,
souvent excessive, ou dans un repos et une indolence absolue, suivant qu'ils sont dans l'obligation de pourvoir, par un travail assidu, à leurs
besoins de première nécessité, ou qu'ils vivent
paisiblement dégagés de ce soin, en contentant

des goûts, et en prenant des habitudes que l'opu-
lence seule peut permettre de satisfaire : il en
est aussi qui exercent des professions pénibles
capables d'énerver et d'abréger leur existence.
L'homme de lettres, au contraire, mène une vie
paisible, retirée, et tourne toute son activité
vers l'exercice des facultés intellectuelles, et la
culture des sciences ou des lettres. Souvent, il
est vrai, la douceur de la retraite dans laquelle
il vit, est troublée par les chagrins et les dégoûts
que lui font éprouver les persécutions de l'envie
et de l'ignorance, et par les douleurs et les infirmités graves qui sont autant le résultat de la
nature et de la constance de ses travaux ordinaires, que du peu d'exercice qu'il fait; mais
ces affections morales et ces maladies ne nuisent
pas toujours à sa longévité, surtout lorsqu'il
s'habitue de bonne heure à recourir aux moyens
naturels qui peuvent en contrebalancer les effets
dangereux, ou l'y soustraire entièrement.

La vie tranquille et silencieuse du cabinet est
toujours, comme on le sait, un préservatif sûr
contre les passions vives et fougueuses; et sous
ce rapport, le savant s'y trouve bien moins exposé que l'homme de toute autre condition. Chez
celui-ci, au contraire, elles peuvent exercer d'autant plus puissamment leur influence sur l'ensemble du système nerveux, et sur les divers
organes de la vie nutritive, que vivant dans le

F

tumulte du monde et des affaires, il se trouve à chaque instant exposé à en recevoir les secousses pernicieuses. Ce n'est pas tout encore, rencontrant sans cesse l'occasion de satisfaire les goûts dépravés qu'il contracte par l'exemple, et de se livrer aux penchans malheureux qui l'entraînent, l'homme du monde use de bonne heure les ressorts de la vie, et s'achemine à grands pas vers son heure dernière, à travers un cortége nombreux de maux de toute espèce; tandis que l'homme de lettres vivant retiré et ne s'occupant ordinairement que d'objets capables de captiver son esprit, ne pourrait, alors qu'il goûte des plaisirs purs et mille fois préférables à la satisfaction grossière des sens, trouver fréquemment l'occasion de s'abandonner à des jouissances dégoûtantes, et peu faites pour être senties par un être doué d'une âme grande et élevée : aussi est-il presque toujours sobre et vertueux, tandis que l'autre donne dans tous les genres de débauches et s'y complaît souvent. Ne sait-on pas que rien n'entraîne plus promptement vers une vieillesse précoce et accablée d'infirmités de toute espèce, que l'abus répété des liqueurs fermentées et spiritueuses; l'excès des plaisirs de Vénus; et les veilles opiniâtres lorsqu'on les prolonge à l'aide de différens excitans dont on se sert pour éviter le sommeil, et se tromper soi-même sur la nécessité d'en satisfaire le besoin impé-

rieux ? de plus rien n'est aussi contraire à la santé
et à la durée de la vie, que de se soustraire souvent aux douceurs de ce repos parfait des sens,
puisqu'il dissipe les fatigues de la veille et répare
les forces épuisées. L'homme de lettres, il est
vrai, abuse souvent aussi de l'excitation du cerveau produite par les exercices soutenus de l'esprit en prolongeant ses veilles, et en continuant
outre mesure des travaux qui, à la longue, altèrent la force, la libre activité des facultés de l'entendement, et affaiblissent les forces corporelles
bien plus que ne le feraient des exercices violens.
Mais, comme ces veilles ne sont pas ordinairement
entretenues par des excitans, dont l'action produit sur l'économie animale le même désordre que
l'abus des liqueurs fermentées et spiritueuses, elles
n'ont jamais de conséquences aussi graves et
aussi funestes, que celles des gens du monde, qui
entraînent après elles la langueur et l'engourdissement des fonctions vitales.

Ainsi, outre les probabilités ordinaires de la vie
humaine, la tempérance, la douceur et la sanité
du régime, l'habitude d'une vie paisible, retirée,
et peut-être sous quelques rapports trop uniforme, peuvent encore contribuer à prolonger
l'existence des gens de lettres ; car bien que
le but de la civilisation ne soit pas de porter
l'homme à vivre dans les excès et le déréglement,
cependant celui qui jouit de toutes les préro-

gatives et de tous les avantages qu'elle procure, a plus de penchant pour les vices qui paraissent en être la conséquence funeste, que pour un genre de vie capable de le garantir des maux sans nombre qui l'affligent; et c'est particulièrement l'habitude des excès auxquels se livre l'homme du monde, qui, après avoir pendant long-temps vivement excité la sensibilité, l'émousse peu à peu, détruit l'activité des fonctions organiques, et abrège ainsi la durée de la vie. Mais l'étude, les méditations et les autres travaux d'esprit, occupant presque entièrement les instans de l'homme de lettres, et, sous ce rapport, lui permettant moins qu'à tout autre de se livrer à des excès de tous genres, lui font éviter les maux qui en sont le résultat terrible, **et** doivent, d'après cela, participer à la prolongation de ses jours, et le mettre à même de jouir plus long-temps de cette volupté douce et pure, attachée à la nature de ses travaux et aux avantages d'une vie frugale et paisible. Aussi a-t-on vu à diverses époques, et dans des climats entièrement différens, des hommes se livrer avec ardeur aux lettres ou aux sciences les plus abstraites, à celles qui exigent la plus grande application d'esprit, parvenir à un âge très-avancé sans infirmités graves : Hippocrate, Zenon, Simonides, Anacréon, Isocrate, Sophocle, Galien, Abauzit, Newton, Crébillon père, Huet, Fontenelle, l'abbé de Saint-Pierre, Saint-Évremont, Voltaire, Hans - Sloane sont de ce nombre. Galien (1) rapporte qu'un médecin nommé Antiochus, et un grammairien appelé Téléphus, parvinrent à un âge très-avancé en menant une vie extrêmement frugale et en se livrant habituellement à de légers exercices : Téléphus surtout vécut près de 100 ans. Hérodicus, l'un des précepteurs d'Hippocrate, atteignit aussi 100 ans ; son frère Gorgias, surnommé le Rhéteur, parvint jusqu'à 107 ans ; enfin le plus grand et le plus modeste des philosophes et des médecins de l'antiquité, le vertueux Hippocrate, poussa son intéressante et honorable carrière jusqu'à 109 ans.

L'homme, quels que soient sa condition et le rang qu'il occupe, peut à tout âge terminer son existence ; mais d'après ce que nous avons dit, les probabilités de la durée de la vie sont pour celui qui se livre aux lettres, lorsqu'il met à profit les moyens d'hygiène, en plus grand nombre que pour les hommes qui vivent dans le tumulte des affaires et dans les plaisirs bruyans du monde. Buffon (*Histoire naturelle de l'homme*, *tome II de ses Œuvres, in-4°.*), dans la table qui lui sert à établir ses probabilités, trouve que l'homme parvenu à l'âge de 50 ans, peut espérer d'en vivre encore 16 ; à 60 ans, 11 ; à 70, 6 ; enfin

____

(1) *De Sanitate tuendâ*, lib. V, cap. IV.

que celui qui atteint l'âge de 80, 81, 82, 83, 84 ans, ne peut espérer que 3 ans et quelques mois, et à 85 ans 3 ans seulement. Il pense 1°. « Que » l'âge auquel on peut espérer une plus longue » durée de vie, est l'âge de 7 ans, puisqu'on » peut parier un contre un qu'un enfant de cet » âge vivra encore 42 ans trois mois ; 2°. qu'à l'âge » de 12 ou 13 ans on a vécu le quart de sa vie, » puisqu'on ne peut légitimement espérer que 38 » ou 39 ans de plus ; et de même, qu'à l'âge de 28 » ou 29 ans on a vécu la moitié de sa vie, puis- » qu'on n'a plus que 28 ans à vivre ; et enfin, » qu'avant 50 ans, on a vécu les trois quarts de » sa vie, puisqu'on n'a plus que 16 ou 17 ans à » espérer. Mais ces vérités physiques, si morti- » fiantes en elles-mêmes, ajoute-t-il, peuvent se » compenser par des considérations morales ; un » homme doit regarder commès nulles les quinze » premières années de sa vie ; tout ce qui lui est » arrivé, tout ce qui s'est passé dans ce long in- » tervalle de temps, est effacé de sa mémoire, ou » du moins a si peu de rapport avec les objets et » les choses qui l'ont occupé depuis, qu'il ne » s'y intéresse en aucune façon ; ce n'est pas la » même succession d'idées, ni pour ainsi dire » la même vie ; nous ne commençons à vivre » moralement que quand nous commençons à » ordonner nos pensées, à les tourner vers un » certain avenir, et à prendre une espèce de

» consistance, un état relatif à ce que nous de-
» vons être dans la suite. En considérant la durée
» de la vie sous ce point de vue qui est le plus
» réel, nous trouverons dans la table, qu'à l'âge
» de 25 ans on n'en a vécu que la moitié, et
» que ce n'est qu'à l'âge de 56 ans qu'on a vécu
» les trois quarts de sa vie. »

Ce calcul est applicable à l'homme en général de quelque profession qu'il soit. Mais d'après le tableau progressif que j'ai formé de l'âge d'un grand nombre de savans et d'hommes de lettres (1), tout porte à croire que quelle que soit la contrée qu'ils habitent, ou dans laquelle ils ont pris naissance, la vie peut non-seulement se prolonger autant que dans les autres classes d'hommes ; mais encore qu'en ajoutant aux probabilités ordinaires de la durée de la vie dans l'espèce humaine prise d'une manière générale, celles qui peuvent résulter de leur genre de vie particulier, on peut établir que quelle que soit même l'espèce de travaux d'esprit auxquels ils se livrent, ils peuvent, en observant les règles hygiéniques qui leur sont particulièrement applicables, souvent pousser leur carrière au-delà de 70 ans, terme que Buffon regarde comme le plus ordinaire auquel nous puissions atteindre.

---

(1) *Voyez* à la fin de l'ouvrage le Tableau progressif de l'âge des gens de lettres.

F 4

Un des calculs les plus propres à prouver que dans la carrière des lettres et des sciences, on peut parvenir à un âge aussi avancé que dans toute autre profession, est celui qui se trouve dans un opuscule intitulé *Apologie du jeûne,* (*Journal de médecine, volume* 73me) : l'auteur après avoir pris au hasard cent cinquante-deux solitaires en différens climats, avoir réuni ensemble leur âge, et avoir trouvé qu'entre eux ils avaient une somme de 115,89 ans, ce qui donne 76 ans et un peu plus de trois mois pour chacun, a fait le même calcul sur un pareil nombre de savans pris, moitié de l'Académie des Sciences, et moitié de celle des Belles-Lettres; son calcul a donné un total de 105,11 ans de vie entre tous; ce qui fait par conséquent 69 ans, et un peu plus de deux mois pour chacun. Ce calcul, qui n'a été établi que dans l'intention de prouver les avantages de la sobriété, ainsi que le tableau progressif que j'ai fait de l'âge des savans et des gens de lettres, démontrent évidemment qu'ils peuvent, quelle que soit la contrée qu'ils habitent, arriver comme tous les autres hommes à un âge très-avancé, malgré la nature de leurs travaux, l'ardeur avec laquelle ils les poursuivent, et tous les maux physiques et moraux que l'excès de ces travaux attire sur eux.

CHAPITRE III.

Des différences qui existent dans le développement et la perfection des fonctions de l'entendement, et dans l'espèce particulière d'aptitude que chaque homme apporte en naissant pour la culture des sciences ou des lettres.

RIEN sur ce globe ne se ressemble parfaitement; rien de ce qui se trouve à sa surface n'a été frappé au même type; les êtres nombreux qui composent les trois règnes naturels ont entre eux des différences marquées, et les diverses productions de chacun d'eux en offrent également à l'œil de l'observateur le moins exercé : on peut dire même qu'elles sont si constantes et si marquées entre celles de ces productions qui paraissent avoir la même forme, la même couleur et la même étendue, que bien qu'elles aient en apparence une ressemblance frappante, on voit cependant qu'elles n'en ont réellement aucune lorsqu'on les examine avec attention : cela est si vrai, qu'en comparant ensemble toutes les feuilles d'un même arbre, on n'en trouve pas deux qui soient parfaitement semblables, quoiqu'au premier aspect toutes paraissent avoir la même grandeur et la même configuration.

Il en est de même de tout ce qui compose la classe nombreuse des animaux qui vivent dans

les diverses contrées de l'orbe terrestre, particulièrement de l'homme, qui, étant cosmopo-
lite, offre un grand nombre de variétés et occupe
le premier rang dans la grande chaîne des êtres.
Loin, en effet, d'être partout le même, il offre à
l'extérieur des différences sensibles dans toutes
les régions de l'ancien et du nouveau continent;
et quoiqu'on n'admette que quatre races principales dans l'espèce humaine, il est certain cependant que même entre la plupart des peuples
d'Europe qu'on regarde comme appartenant spécialement à la race arabe européenne, il existe tant
de différences, et des différences si grandes et si
marquées, qu'on serait tenté de croire que les
individus qui composent diversement tous ces
peuples, appartiennent à plusieurs races ou variétés. C'est ainsi que la nation juive, répandue
en Pologne, en Allemagne, en France, et dans
plusieurs autres contrées de l'Europe, présente
dans le profil et la forme de la face des caractères
suffisans pour établir des distinctions très-appa-
rentes entre les individus de cette nation para-
site et ceux des peuples indigènes des pays où
elle se trouve par masse.

Les différences extérieures qui existent entre
les hommes, comme leur stature haute, petite
ou moyenne, la configuration de leur squelette,
la beauté et l'élégance de leurs formes, la couleur de leur peau, la nature et la teinte de leurs

cheveux, leur genre particulier d'organisation,
le degré de force de leur constitution, la nature
de leur tempérament, ne sont pas les seules qui
les distinguent : il en est d'autres qui, dans chaque peuple et même dans chaque individu, présentent autant de variétés que leurs formes physiques, et qui sont aussi remarquables, et bien
plus importantes à observer. Ces différences dépendent de la manière de sentir et de recevoir
les impressions produites sur le cerveau par les
corps extérieurs au moyen des organes des sens,
et du degré de perfection et de développement
de l'intelligence acquise par l'effet de ces différentes manières de sentir, et par l'association et
la combinaison des idées qui en résultent. En
effet, si on observe les hommes individuellement
ou collectivement, quelle que soit la contrée qu'ils
habitent, il sera facile de voir que leurs facultés
morales et intellectuelles présentent une inégalité de force, de perfection, et des différences si
frappantes, qu'il serait difficile d'apercevoir encore, sous ce rapport, une similitude parfaite
entre eux. Ceci est d'autant moins étonnant, que
les fonctions de l'entendement sont sous l'empire
immédiat de l'organisation et de ses lois ; et qu'un
grand nombre de circonstances, en modifiant
l'état de l'une et l'action de l'autre, peuvent en
même temps altérer la rectitude du jugement,
augmenter ou diminuer l'activité de l'imagina-

tion, et changer diversement la nature, la force, le caractère des idées, et les rendre plus ou moins lucides, plus ou moins fécondes. Les preuves les plus évidentes et les plus irrécusables qu'on pourrait apporter à l'appui de cette assertion, si l'observation journalière ne la confirmait d'une manière authentique, se tirent de la diversité singulière des opinions de chaque homme sur tout ce qui se passe dans le commerce de la vie civile; de la différence des systèmes nombreux et souvent absurdes qui, dans tous les temps, ont distingué les philosophes et les savans dans la plupart des sciences qui constituent l'ensemble des connaissances humaines; de celle non moins remarquable de l'opposition et de la variété des principes qui, dans l'antiquité, ont donné naissance à tant de sectes diverses; enfin, de la plus ou moins grande perfection qui distingue les ouvrages publiés dans les différens âges du monde par les savans et les hommes de lettres.

Il en est de même de l'aptitude aux sciences ou aux arts; elle est variée à l'infini et se trouve différente aussi dans chaque individu. Il en est qui ne sont aucunement propres à la culture des unes et des autres; d'autres qui sont susceptibles de n'y faire que peu de progrès, quelques efforts qu'ils fassent; d'autres, au contraire, qui les cultivent avec succès et distinction. Mais, outre ces trois termes généraux des dispositions

intellectuelles, il existe encore dans l'homme un
nombre infini de nuances intermédiaires depuis
le plus haut degré de perfection intellectuelle
jusqu'à l'abrutissement le plus complet, ou à cet
état d'imperfection, ou plutôt d'oblitération totale de l'entendement qui constitue l'idiotisme.
A ces différences, qui, sous le rapport moral,
distinguent les hommes d'une manière si tran-
chée, il faut en joindre deux autres non moins
remarquables, auxquelles nous devons spécialement le perfectionnement des sciences et les
progrès qu'elles font chaque jour : elles consistent dans l'aptitude particulière de l'esprit, et
dans le goût prédominant de chaque homme plutôt pour une partie que pour tout autre. L'aptitude est cette disposition de l'intelligence qui, en
général, la rend susceptible d'acquérir facilement
et sans efforts certain genre de connaissances qui
lui plaisent et lui conviennent. Le goût est ce sentiment agréable que nous éprouvons à cultiver
plutôt une science qu'une autre, et qui nous
entraîne vers elle avec une force irrésistible :
son principe paraît dépendre à la fois de l'espèce
d'aptitude naturelle dont on est doué, et du degré
de développement de certaines facultés de l'esprit au préjudice des autres. C'est ainsi, par
exemple, qu'il est des hommes qui cultivent avec
distinction les sciences où il faut une imagination vive et brillante jointe à une mémoire fidèle

et à une grande fécondité d'idées ; tandis que
d'autres obtiennent plus de succès dans celles où
le raisonnement enchaîne et coordonne les faits,
où le jugement les rectifie, et où la méthode de
l'analyse est indispensable et doit être sévèrement appliquée ; enfin, on en voit, mais beaucoup plus rarement, qui se distinguent en même
temps dans les unes et dans les autres. Ceux qui
composent cette dernière classe sont peu nombreux : ils étonnent autant par la variété et l'étendue des connaissances qu'ils acquièrent, que par
le degré de perfection et de développement que
les facultés de l'intelligence atteignent chez eux,
et par un génie vaste , profond , qui semble pouvoir tout embrasser et tout contenir. Remarquons aussi qu'il existe des hommes doués d'une
aptitude particulière pour une science ou pour
certaine partie des lettres, et qui, malgré tout
ce qu'ils pourraient faire , ne réussiraient que
difficilement dans toute autre, même dans celles
qui exigent l'activité et la prédominance des
mêmes facultés de l'entendement. Celui, par
exemple, qui naît avec des dispositions particulières pour la poésie, obtiendra plus de succès
dans ce genre que dans l'art oratoire, quoiqu'il
faille être également doué d'une imagination vive
et brillante pour cultiver avec fruit ces deux
belles parties des lettres : de même l'homme qui
apporte en naissant les dispositions nécessaires

pour devenir orateur, ne sera souvent, malgré tous ses efforts, qu'un poète médiocre ou entièrement stérile. Ceci peut s'appliquer généralement à ceux qui se livrent aux mathématiques, à la physique, à l'histoire naturelle, aux sciences métaphysiques, à la médecine, à la jurisprudence, à la législation ; c'est donc avec raison que Lavater a dit : « Chaque homme a des dis- » positions à tout, et cependant on peut dire, » avec vérité, qu'il n'a que pour très-peu de » choses des dispositions particulières (1). » L'histoire des savans nous offre un grand nombre d'exemples capables d'étayer la vérité de cette assertion : parmi plusieurs de ceux qu'on pourrait citer, Platon dans l'antiquité, et Voltaire dans les temps modernes, nous en présentent deux exemples des plus remarquables. Le premier, malgré la force, l'étendue et l'activité de son imagination, n'était pas né poète ; il sut le connaître. Après s'être exercé dans le genre épique, avoir fait des dithyrambes, il compara ses vers à ceux d'Homère et les brûla ; et dès qu'il eut connut Socrate, il supprima ses pièces de théâtre qu'il avait déjà données, pour se livrer tout entier à la philosophie. Voltaire, après

---

(1) Voyez *l'Art de connaître les hommes par la physionomie*, par Gaspard Lavater, *introduction*, §. XXIII, traduction française.

s'être attaché pendant quelques années à l'étude des sciences physiques, consulta Clairaut sur les progrès qu'il avait faits dans ces sciences : celui-ci ne craignit point de déplaire au philosophe ; il eut la franchise de lui répondre qu'un travail opiniâtre ne ferait de lui qu'un savant médiocre, qu'il perdait inutilement un temps précieux pour sa gloire, et dont il devait compte à la poésie et à la philosophie : Voltaire goûta cet avis, et abandonna les sciences pour se livrer à son penchant naturel qui le portait vers la littérature (1). Quels que soient en effet l'étendue du génie, la force et le degré d'aptitude que l'on a pour les sciences ou pour les lettres, il est difficile, ou, pour mieux dire, impossible de cultiver en même temps les unes et les autres avec fruit ; puisque la plupart d'entre elles exigent plus de développement et de perfection de certaines facultés de l'entendement que des autres ; et que les unes n'acquièrent ces qualités et ne peuvent être mises souvent en exercice qu'aux dépens du développement et du perfectionnement des autres. « L'universalité » des connaissances est une chimère, dit Bichat ; » elle répugne aux lois de l'organisation : et si » l'histoire nous offre quelques génies extraor- » dinaires jetant un éclat égal dans plusieurs » sciences, ce sont autant d'exceptions à ces lois.

-----

(1) *Vie de Voltaire*, par Condorcet.

» qui sommes-nous pour oser poursuivre sur
» plusieurs points la perfection qui le plus sou-
» vent nous échappe sur un seul (1) ? »

Or, celui qui se fait remarquer par un esprit
exact et posé, par un jugement sain, une mémoire heureuse et capable de reproduire facilement les idées déjà acquises ; par l'excellence,
la force, la solidité du raisonnement, enfin par
une constance et une assiduité imperturbables
aux travaux du cabinet, pourra cultiver avec
distinction les sciences physiques, mathématiques, et en général toutes celles qu'on nomme
abstraites et de nomenclature, tandis qu'il n'obtiendrait que de faibles succès dans les lettres.
Il est probable, d'après cela, qu'Huygens, La
Condamine, La Caille, Clairaut, Bernouilli,
d'Alembert, Lalande, etc. ne se seraient pas aussi
éminemment distingués dans les sciences soumises à l'empire de l'imagination, et qui exigent
l'exercice continuel de cette faculté, qu'ils l'ont
fait dans les sciences exactes, plus particulièrement soumises aux lois du raisonnement, de
l'analyse et de la méthode.

Remarquons aussi que les hommes ne se déterminent encore à cultiver plutôt celle des
sciences, ou des branches de la littérature qui

____

(1) *Recherches physiologiques sur la vie et la mort,*
part. I, art. VIII, §. V.

G

convient à leur esprit, que lorsque le goût et les dispositions particulières qu'ils ont pour l'une et pour l'autre viennent confirmer leur choix et fixer leur détermination. Il est rare que ce goût, qui les entraîne insensiblement, quoique d'une manière irrésistible, ne soit pas déterminé par leur aptitude naturelle et l'état primitif de leurs facultés intellectuelles, et qu'ils ne se trouvent pas toujours d'accord avec elles, malgré tout ce que l'on fait souvent dans la première jeunesse pour l'étouffer dans son principe, ou lui donner une direction vicieuse par un genre d'éducation inconvenante et forcée : c'est du moins, ainsi que nous le verrons, ce que l'histoire du plus grand nombre d'entre eux nous apprend.

Il est probable que ce goût, ainsi que cette aptitude décidée, que l'on a plutôt pour une partie que pour une autre, dépendent également des différens états de notre organisation et de certaines dispositions du cerveau qui jusque alors nous sont inconnues, et qui ne peuvent être changées par aucun moyen, même par les travaux d'esprit les plus assidus et les plus habilement dirigés : tant il est vrai qu'on ne parviendrait que difficilement à vaincre cette disposition mentale, malgré tous les efforts que l'on pourrait faire pour cela. C'est sans doute ce qui a fait dire à Horace : *Nascuntur poëtæ, fiunt oratores;* espèce de sentence si connue et si vraie

dans le premier point seulement, qu'elle est devenue parmi nous une sorte d'adage vulgaire. Je
dis dans le premier point seulement, parce que
je pense, avec d'Alembert (1), que l'art ne peut
pas plus rendre orateur celui qui n'est pas né
avec le génie de l'éloquence, qu'il ne peut rendre
poète celui qui est né sans verve. En effet, tout
ce qui part d'une imagination vive, brillante,
impétueuse, ne se ressentira jamais de cette solidité, de cette justesse, de cette précision de
raisonnement et de jugement nécessaires pour
cultiver avec succès les sciences de calcul et d'analyse. De même, tout ce qu'enfantera l'homme
qui n'a que peu ou point d'imagination, n'aura
jamais ce feu, cet enthousiasme qui constituent
le talent principal du poète et de l'orateur.

Puisque le développement, la perfection et la
manière d'être particulière des facultés intellectuelles offrent chez l'homme un grand nombre
de nuances extrêmement diversifiées, puisqu'il
existe dans la force et le genre d'aptitude de chacun pour les sciences ou les lettres, des différences aussi marquées, et des variétés aussi
nombreuses, il est naturel de penser qu'il est des
individus dont l'imperfection morale est si prononcée, qu'elle les met entièrement hors d'état
de cultiver les unes ou les autres, quelle que soit

____

(1) *Discours préliminaire sur l'Encyclopédie.*

l'application qu'ils y mettent ; parce que ce vice des opérations de l'esprit ne peut être ni changé, ni beaucoup amélioré par l'étude et les méditations habituelles. Voilà pourquoi l'inégalité du génie, la variété, l'étendue et la solidité des connaissances que les hommes peuvent acquérir, établiront toujours entre eux des priviléges naturels, des distinctions évidentes qui, dans tous les temps, serviront à donner à un petit nombre un degré de supériorité et de prééminence indépendant de tout pouvoir. Sous ce rapport, l'arbitraire ne parviendra jamais à atteindre ou à détruire cette noble inégalité : toute opinion contraire serait trop absurde pour mériter une réfutation sérieuse.

Les facultés de l'esprit, dont le développement est imparfait, sont cependant, jusqu'à un certain point, susceptibles d'être perfectionnées; mais ce perfectionnement est alors extrêmement limité, et même beaucoup plus qu'on ne pourrait le croire, parce que ces facultés ne peuvent jamais parvenir, au moyen d'un exercice assidu, au degré d'excellence et de perfection qu'elles sont susceptibles d'acquérir lorsqu'elles sont originairement disposées d'une manière favorable aux travaux de l'esprit. Ainsi, l'homme qui apporte en naissant une mémoire infidèle, faible, ingrate, comme on le dit vulgairement, ne reproduisant que difficilement et d'une manière imparfaite les idées déjà acquises; cet homme, dis-je, ne fera que de vains efforts pour développer cette faculté, en représentant souvent à son esprit, avec attention et méthode, les mêmes impressions et les mêmes idées : elles seront toujours légères, peu profondes, et par conséquent peu durables. Néanmoins, avec le temps, sa mémoire acquérera plus de perfection, ses opérations s'exerceront avec plus de fruit et avec beaucoup moins d'efforts, que si on l'abandonnait à son imperfection naturelle. De même, celui dont le jugement manque de justesse et de solidité, cultiverait vainement la géométrie et la logique, dans l'intention de développer et de perfectionner entièrement cette importante faculté; jamais, par ces moyens, il ne parviendra à changer la disposition vicieuse où elle se trouve chez lui; elle perdra sans doute, par l'étude, une partie de son imperfection primitive; mais elle n'atteindra jamais à un très-haut degré de développement. Tous les moyens qu'on emploie ordinairement pour rectifier le raisonnement, sans en excepter l'art connu sous le nom pompeux de *mnémonique*, et si faussement vanté pour perfectionner la mémoire chez tous les individus indistinctement, ne seront jamais d'un grand-secours, qu'à ceux que la nature a gratifiés de ces dons précieux, et qui en ont apporté les heureux germes en naissant. Ce que je viens de dire

G 3

de la mémoire et du raisonnement, peut également s'appliquer aux facultés comparatives, au jugement, à l'imagination, au génie, et même au goût. Les uns et les autres de ces élémens et de ces propriétés de la faculté de penser, ne sont guère susceptibles d'être développés et perfectionnés par l'habitude et l'exercice, que lorsqu'ils sont innés; et quelque soin que l'homme prenne pour obtenir leur développement et leur perfectionnement, il n'y réussira pas ou n'y réussira que très-imparfaitement, si, chez lui, l'organisation et l'état particulier du cerveau s'y opposent. Les individus qui sont organisés ainsi, n'atteindront donc jamais le degré de perfection intellectuelle qui distingue l'homme doué d'un génie actif, d'une conception rapide, d'un jugement sain, d'un esprit vif et brillant, l'homme enfin, capable de saisir, de féconder, et de reproduire, sous les formes les plus variées, toutes les impressions reçues, et dont les dispositions naturelles sagement cultivées peuvent conduire, d'une manière sûre et rapide, à une célébrité justement acquise : ils resteront toujours dans un état de médiocrité qui les condamnera à vivre perpétuellement dans les rangs de l'obscurité la plus profonde. « Ceux qui sont doués d'un génie » heureux, a dit Crébillon, puisent des leçons » dans leurs propres talens; ceux qui en sont » dénués n'ont besoin que d'un seul précepte,

» c'est de ne point écrire » (1). On pense bien que chez ces derniers, une opiniâtreté aveugle pour la culture des sciences ou des lettres, serait non-seulement inutile, puisqu'elle serait en pure perte de temps et de peines, mais encore fastidieuse, et d'autant plus nuisible que, chez certains sujets, elle peut porter atteinte à la santé, produire quelquefois un désordre complet des facultés de l'esprit, ou même leur entière oblitération, et par conséquent conduire à la manie, à la démence ou à l'idiotisme. Ces hommes doivent renoncer aux sciences et aux lettres : ils ne sont pas nés pour les cultiver ; ils n'ont d'autres parti à prendre que celui indiqué par Boileau, aux poètes médiocres (2), ou à choisir une espèce d'occupation mieux adaptée à leurs dispositions particulières et à l'état de leur esprit : celle qu'ils veulent souvent adopter, en dépit de la nature et du bon sens, doit leur être interdite.

______

(1) *Voyez* la préface qui se trouve à la tête de son théâtre.

(2) « Soyez plutôt maçon si c'est votre talent,
  » Ouvrier estimé dans un art nécessaire,
  » Qu'écrivain du commun, ou poète vulgaire :
  » Il est dans tout autre art des degrés différens,
  » On peut avec honneur remplir les seconds rangs. »
    ART POÉTIQUE, chant IV.

DEUXIÈME PARTIE.

*Des moyens de l'Hygiène particulièrement appli-
cables aux gens de lettres.*

CHAPITRE PREMIER.

*Du développement naturel et successif des facultés de
l'entendement ; des dangers qu'occasionne ce développement lorsqu'il est précoce et forcé, et des
avantages qu'on retire en suivant dans l'éducation de ces facultés, la méthode indiquée par la
nature.*

LES phénomènes de la vie et ceux qui, comme
les opérations de la pensée, en sont le résultat,
seraient soumis à des lois invariables, si rien
n'intervertissait l'ordre de leur successibilité naturelle, et ne changeait le mode suivant lequel
ils s'exercent ; mais souvent ils ont une marche
irrégulière ; souvent ils éprouvent des altérations
de différens genres qui dépendent des excès de
toute espèce auxquels l'homme se livre, des influences extérieures extrêmement variées auxquelles il est exposé incessamment, et qui doivent
en effet leur faire subir un grand nombre de
modifications diverses. Ces modifications déterminent fréquemment, avant l'époque ordinaire, le

développement de plusieurs fonctions qui exercent fortement leur empire sur l'ensemble des lois de l'économie animale, et produisent sur elles des changemens remarquables, comme cela arrive quelquefois, particulièrement aux fonctions du cerveau, et à celles relatives à l'acte de la reproduction.

A l'aide de moyens factices, dont les effets ne peuvent être calculés d'une manière certaine, les opérations de l'esprit spécialement, reçoivent quelquefois un degré extraordinaire d'activité, ou se trouvent plongées dans un état de langueur et d'anéantissement qui peut nuire à la liberté de leur exercice. Ces deux états si opposés entre eux, n'ont aucune conséquence dangereuse lorsqu'ils n'existent que momentanément, ou qu'on ne les détermine qu'à une époque où le corps est parvenu à son dernier degré d'accroissement et de vigueur; et quand enfin l'esprit, dont les opérations sont subordonnées aux lois de l'économie animale et à l'état des forces physiques, a acquis toute la force et la maturité qu'il doit avoir à l'âge viril : mais lorsque par des méthodes subversives de l'ordre naturel, on exerce trop vivement, avant ou pendant l'adolescence, certaines facultés de l'entendement, que, par des études trop assidues et des méditations prolongées, on leur communique un trop grand degré d'activité, on provoque alors beaucoup trop tôt leur développement, et on détermine une sorte de perfection intellectuelle qui ne s'acquiert qu'aux dépens des forces physiques, et de l'accroissement naturel des parties. Cet abus peut entraîner quelquefois l'altération ou l'abolition complète de ces facultés, et même la perte des individus chez lesquels il a lieu ; d'autres fois, il les expose à une suite non interrompue de maux de toute espèce qui fait de leur existence une sorte de maladie viagère qui les conduit de bonne heure à une vieillesse douloureuse, et même à une décrépitude anticipée. Car les études excessives, surtout lorsqu'elles sont prématurées, minent sourdement celui qui s'y livre, en détruisant les puissances vitales, et en affaiblissant celles de l'intelligence. Aussi, la première chose qui paraît indiquée, pour éviter ces redoutables accidens, et cultiver en même temps avec fruit ses talens et ses dispositions naturelles pour les sciences ou les lettres, est-elle de porter une attention sévère sur tout ce que l'on peut, avec raison, appeler l'éducation des facultés intellectuelles, afin de ne point imprimer à leur développement une marche contraire à l'ordre naturel de leur succession, et de ne point le provoquer forcément ou d'une manière précoce. La nature, à cet égard, nous enseigne la marche à suivre, et nous ne pouvons jamais consulter un guide plus sûr et plus fidèle.

Elle nous porte d'abord à meubler pour ainsi dire le cerveau d'un grand nombre d'impressions ou d'idées simples, en faisant naître en nous le désir de voir, de connaître, d'approcher, et de toucher les objets qui nous entourent, ainsi que nous le voyons chaque jour chez l'enfant ; ce désir devient si impérieux, qu'il se change bientôt en un besoin réel, que nous cherchons sans cesse à satisfaire : c'est là cette première opération de l'esprit que les idéologistes ont appelée perception ; faculté primitive de laquelle toutes les autres se composent et dépendent essentiellement. A mesure que nous avançons en âge, nous apprenons insensiblement à connaître, à distinguer les uns des autres, tous les objets qui déjà ont frappé nos sens et fixé notre attention, et par la suite, à saisir les rapports qu'ils ont entre eux. C'est ainsi que des idées simples nous passons peu à peu à des idées complexes ; nous commençons alors à tirer des conséquences de ces nombreux rapports, et à saisir les différences qui existent, soit entre les corps soumis à l'action de nos sens ou à notre étude, soit entre leurs formes et leurs propriétés diverses, soit enfin entre les idées nouvelles et celles antérieurement acquises ; ce qui constitue les différentes opérations de l'intelligence, connues sous les noms d'attention, de comparaison, de réflexion, de raisonnement et de jugement (1); mais ces deux dernières facultés ne parviennent à leur dernier degré de perfection et de maturité que dans l'âge viril. La mémoire, pendant cette première époque de la vie, se développe, acquiert sans cesse à l'esprit de nouvelles idées, se fortifie de plus en plus à mesure que l'on avance en âge, et s'exerce chaque jour à conserver et à reproduire toutes les idées déjà acquises. Voilà tout ce que fait notre intelligence jusqu'à la puberté. C'est à cette époque que toutes nos facultés semblent prendre un nouveau degré d'activité; nous éprouvons alors plus vivement que dans tout autre temps, le besoin d'acquérir un grand nombre d'idées qui, suivant l'expression de Cabanis (*de l'Influence des âges sur les idées, etc.*), doivent former dans l'esprit la collection la plus précieuse pour l'avenir, et servir ultérieurement à favoriser les opérations de ses diverses facultés. C'est à cet âge que nous devons surtout chercher à multiplier nos rapports avec les objets extérieurs, et nous

---

(1) Je me borne seulement à émettre ici quelques idées sur l'ordre de succession des facultés de l'entendement, sans entrer sur leur formation et sur leur développement dans des détails qui seraient inutiles à mon objet, et que l'on peut avoir d'ailleurs de la manière la plus complète dans les ouvrages de Locke, de Charles Bonnet, d'Helvétius, de Condillac, et dans les Élémens d'Idéologie de M. Destutt-Tracy.

livrer avec ardeur à l'étude, parce que la masse
cérébrale, douée alors d'une plus grande délicatesse, et n'ayant pas encore le degré de consistance
qu'elle acquiert de plus en plus à mesure que l'on
avance en âge, est plus susceptible de recevoir,
de retenir facilement tous les genres d'impression
qui lui sont transmis par les organes des sens,
et de les combiner diversement pour féconder
les idées qui en résultent. Depuis ce temps jusque
vers l'époque qui avoisine la vieillesse, après que
les premières facultés de l'entendement ont été
successivement développées et mises en activité,
la mémoire reproduit les idées anciennes et nouvelles, la réflexion les féconde, et en les com-
binant elle les met en jeu pour aider, et en
quelque sorte alimenter les opérations de l'imagination. Cette faculté importante est regardée
avec raison comme la mère du génie; elle imprime aux idées cette teinte vive, brillante,
elle leur donne cette succession rapide, cette
force mâle et vigoureuse, ce merveilleux qui
étonne et enchante; enfin ces traits sublimes qui,
dans les sciences et les beaux-arts, feront toujours l'objet de nos délices et de notre admiration.
Enfin cette faculté, dont l'exercice est ordinairement très-actif, prédomine quelquefois tellement
chez certains individus, qu'elle nuit à la perfection du jugement et du raisonnement; aussi doit-on
à l'époque où elle commence à prendre son essor,

en diriger les opérations avec sagesse, et même chez certains sujets en tempérer la fougue impétueuse par un régime doux et pythorique, par l'étude de la logique, des mathématiques, surtout de la géométrie ; je dirais presque par l'habitude de lectures froides et monotones ; s'il était possible de s'y adonner. Il est d'autant plus sage de ne point négliger cette règle, que souvent l'imagination parvenue à un très-haut degré de développement, ou plutôt d'exaltation, peut conduire certains individus à la mélancolie, ou même tout-à-fait à la manie : et c'est sans doute de l'existence d'un pareil état de cette faculté qu'est venue cette sentence attribuée à Aristote (1), qu'il n'est point de grand génie sans un mélange de folie ; sentence qui peut en effet se réaliser chez la plupart de ceux qui joignent au don d'une imagination brillante et fougueuse, une grande susceptibilité nerveuse et une grande sensibilité morale.

L'époque qui suit immédiatement celle du dé-

---

(1) Sénèque (*de Tranquilit. anim. cap. XV*) attribue cette pensée à Aristote. Je ne sais si, en effet, elle se trouve dans les écrits de ce philosophe ; mais on la trouve exprimée implicitement dans un de ses problèmes ; le voici : « *Cur homines qui ingenio claruerunt, ut in studiis phi-* » *losophiæ, vel in republicâ administrandâ, vel in car-* » *mine pingendo, vel in artibus exercendis melancolicos* » *omnes fuisse videamus ?* » (Problemat. sect. XXX.)

veloppement de l'imagination, doit être plus particulièrement consacrée à exercer le raisonnement et le jugement ; et c'est ordinairement la perfection de ces deux facultés qui termine ce qu'on peut appeler avec raison l'éducation de l'entendement. Parmi les moyens en quelque sorte artificiels qui sont applicables pour aider, autant que possible, l'homme à atteindre cette perfection, l'étude sévère de la logique, de la géométrie, l'emploi journalier de la méthode analytique dans tous les travaux d'esprit auxquels on se livre, un air pur, tempéré, et un régime doux, végétal ou lacté, prévaudront toujours sur tous les autres pour parvenir à ce but important.

La force et la netteté des impressions, l'application et l'attention que l'on met à les recevoir, et à se les graver dans la mémoire, ne sont pas suffisantes, comme l'ont pensé quelques idéologistes, pour opérer le perfectionnement de cette faculté ; l'exercice et l'habitude y contribuent beaucoup plus puissamment ; mais il est très-difficile, pour ne pas dire impossible, d'en hâter, d'en obtenir le parfait développement, et d'en pousser artificiellement très-loin la perfection, lorsque des dispositions naturelles et innées s'y opposent. Aussi, jamais Abbadie, malgré tous les efforts qu'il aurait pu faire, ne serait parvenu, par des moyens factices pris de la mnémonique,

ou par tout autre que l'art pourrait indiquer, à
composer ses ouvrages dans sa tête, et à les écrire
comme il le faisait à mesure qu'il les mettait à
l'impression, si chez lui le cerveau n'eût été bien
organisé, et si toutes les parties qui le composent
n'eussent pas été dans leur plus parfait état d'intégrité. Mais il faut en convenir, les hommes doués
d'une mémoire aussi fidèle, aussi étonnante, et
qui tient autant du prodige, sont extrêmement
rares.

On doit avoir pour certain, car l'expérience
l'a souvent prouvé, qu'il est dangereux et hors
des règles prescrites par la nature, de faire coïncider avec l'âge tendre, l'exercice de toutes les
facultés de l'entendement, d'en provoquer et d'en
déterminer trop tôt le développement, de les
énerver par une activité trop violente et trop
assidue, et par une forte application à l'étude, à
des méditations longues, forcées, et surtout par
la composition d'ouvrages trop étendus et trop
fortement conçus pour cet âge. Une semblable
méthode, aussi vicieuse en elle-même qu'elle est
funeste à ceux qui la suivent, entraîne presque
toujours le dépérissement de la santé, produit
une espèce d'atrophie générale dépendante de
l'excès de force et d'activité du cerveau, donne
lieu fréquemment à l'altération des facultés de
l'intelligence, à une sorte de caducité précoce qui
anéantit de bonne heure les forces physiques

et morales, et conduit ainsi à une mort prématurée. Les vies d'Hermogène de Tarse en Cilécie, de Pic de La Mirandole, de Pascal, de Montcalm de Candiac, d'Henry Heineckem, nous en fournissent de célèbres et malheureux exemples. D'ailleurs comme l'a très-judicieusement remarqué J.-J. Rousseau (1) : « La nature veut » que les enfans soient enfans avant que d'être » hommes. Si nous pervertissons cet ordre, nous » produirons des fruits précoces qui n'auront ni » maturité, ni saveur, et ne tarderont pas à se » corrompre; nous aurons de jeunes docteurs et » de vieux enfans. L'enfance a des manières de » voir, de penser, de sentir qui lui sont propres; » rien n'est moins sensé que de vouloir y sub» stituer les nôtres; et j'aimerais autant exiger » qu'un enfant eût cinq pieds de haut que du » jugement à dix.

» La raison, continue-t-il, ne commence à se » former qu'au bout de plusieurs années, et quand » le corps a pris une certaine consistance. L'in» tention de la nature est donc que le corps se » fortifie avant que l'esprit s'exerce. Les enfans » sont toujours en mouvement; le repos et la » réflexion sont l'aversion de cet âge; une vie » appliquée et sédentaire les empêche de croître » et de profiter; leur esprit ni leur corps ne peu-

______

(1) *Nouvelle Héloïse*, partie V, lettre III.

H

» vent supporter la contrainte. Sans cesse en-
» fermés dans une chambre avec des livres, ils
» perdent toute leur vigueur, ils deviennent dé-
» licats, faibles, malsains, plutôt hébêtés que
» raisonnables, et l'âme se sent toute la vie du
» dépérissement du corps ».

Il y a des hommes, il est vrai, assez heureuse-
ment organisés, assez fortement constitués pour
parvenir à un âge avancé, et échapper à tous les
maux qui sont ordinairement le résultat des travaux d'esprit, après avoir éprouvé un développement précoce des fonctions de l'intelligence, cultivé les sciences ou les lettres, et publié des ouvrages long-temps avant l'époque où les autres individus terminent leurs premières études : mais
tous ne peuvent jouir de cet avantage, et aucun
ne doit essayer ainsi de braver le mal, de com-
promettre les forces de son tempérament, de sa
constitution, et d'annihiler les ressources de son
entendement. Il est à penser même que la plupart de ceux qui se sont distingués par un développement extraordinaire et prématuré de l'esprit, et par la composition d'ouvrages au-dessus
de leur âge, eussent obtenu de bien plus grands
succès dans les différentes parties auxquelles ils
se sont livrés, si, dans leur première jeunesse,
on ne les eût pas abandonnés à leur amour dé-
réglé pour l'étude et à toute l'impétuosité de leur
imagination.

L'histoire des savans et des gens de lettres nous offre plusieurs exemples remarquables d'hommes qui ont montré les dispositions les plus précoces, cultivé de bonne heure leur esprit, et qui néanmoins ont survécu long-temps à l'activité excessive du cerveau qu'un pareil développement des facultés intellectuelles exige. Ainsi Le Tasse, qui à 17 ans était auteur du poëme de Renaud, à 22 ans de la Jérusalem délivrée, parvint cependant jusqu'à l'âge de 50 ans, malgré toutes les peines et les sujets de dégoûts qui empoisonnèrent sa vie. Théodore de Bèze, au rapport de Baillet (*Traité des Enfans devenus célèbres par leurs études et par leurs écrits*), composa des vers et des épigrammes qui lui valurent de bonne heure le titre de bon poète; et, ce qui est digne de remarque, c'est que les vers qu'il fit avant d'avoir atteint sa 20e année sont en tout bien supérieurs à ceux qu'il fit postérieurement, et que néanmoins il vécut 86 ans malgré ses travaux extraordinaires sur la controverse. Claude Saumaise, fils d'un conseiller au parlement de Bourgogne, avait traduit exactement Pindare à 10 ans; à 15 il avait publié deux autres ouvrages auxquels il avait ajouté des commentaires. Il serait naturel de penser qu'à cet âge un pareil travail, qui suppose une très-grande aptitude aux sciences et une activité aussi rare qu'étonnante des facultés de l'entendement, l'aurait conduit de bonne heure au tombeau ; cependant, au rapport de Guy-Patin (*Lettres, tom. I*), il poussa sa carrière jusqu'à 65 ans. Grotius, avant lui, n'avait pas été moins remarquable par un développement encore plus précoce des facultés intellectuelles. L'historien de sa vie rapporte qu'il mourut à 62 ans, après avoir fait paraître à 8 ans une pièce de vers fort estimée, avoir soutenu à 14 ans avec succès des thèses publiques sur les mathématiques, la philosophie et la jurisprudence, et avoir employé le reste de sa vie à composer plusieurs ouvrages considérables. Le fameux abbé de Rancé, qui à 13 ans avait traduit les Œuvres d'Anacréon et y avait ajouté des commentaires, vécut 74 ans. Enfin, La Grange-Chancel, plus récemment encore, nous a fourni un exemple semblable : à 8 ans il composait des vers sur toute espèce de sujet ; à 14 il avait fait paraître la tragédie de Jugurtha ; et quoiqu'il n'ait pas justifié la prédiction de Racine, qui croyait qu'il porterait le théâtre à un degré de perfection où ni lui ni Corneille n'avaient pu atteindre, cependant il mourut âgé de 82 ans, après avoir produit un grand nombre de poésies diverses et de pièces de théâtre qui prouvent qu'il travailla une grande partie de sa vie.

Ces exemples sont extraordinaires, surprenans même ; mais ils ne suffisent pas pour démontrer

qu'on peut impunément, dans un âge tendre,
se livrer avec trop d'ardeur et d'assiduité à des
études continuelles, à de profondes méditations,
et surtout à la composition, travail bien plus fatigant que les deux premiers, en ce qu'il exige
une plus grande application d'esprit, et que,
sous ce rapport, il énerve plus promptement les
facultés physiques et morales. A cette époque de
la vie, au contraire, les travaux d'esprit affaiblissent beaucoup plus le cerveau que dans un
âge avancé, et le mettent souvent avant terme hors
d'état de remplir les fonctions qui lui sont propres. De plus l'inertie dans laquelle on reste
habituellement pendant les premières années de
la vie, nuit au développement parfait et régulier des organes locomoteurs, parce qu'alors l'action vitale semble plus particulièrement se diriger vers l'encéphale, et que de cette double
cause dépend principalement cette grande susceptibilité nerveuse, cet état de faiblesse et de
langueur qui accable la plupart des savans pendant toute leur vie, et les conduit à une vieillesse
anticipée à travers un cortége nombreux de douleurs et de dégoûts de toute espèce. Boerhaave
(*Prælect. ad Institut.* §. 1056) rapporte l'histoire d'un jeune homme qui avait des connaissances sur tout, était doué d'une érudition
immense, et qui ne put jamais atteindre sa 25^e
année. Il parle d'un autre jeune homme qui se

H 3

livrait à l'étude jour et nuit, et mourut de consomption sans aucune maladie caractérisée. Tissot (*De la Santé des gens de lettres*, §. 44) mentionne également deux individus qui furent victimes de leur trop grande application à l'étude, et qui étaient déjà très-savans dans un âge où le corps n'a point encore pris tout son développement naturel : l'un d'eux, qui à 8 ans connaissait parfaitement l'hébreu, le grec, le latin, le français et l'allemand, sa langue naturelle, mourut à l'âge de 19 ans, après avoir éprouvé une infinité d'accidens.

Qu'on soit ou non destiné à la culture des sciences ou des lettres, il est nécessaire et même indispensable de suivre dans la première jeunesse une méthode sage et raisonnée dans l'exercice et le développement successif des facultés de l'entendement, si l'on veut obtenir d'une manière sûre leur perfectionnement, conserver pendant le reste de la vie l'intégrité de leurs opérations, et entretenir celle des différentes fonctions vitales et organiques qui toutes sont plus ou moins susceptibles d'altération par l'effet du développement prématuré des premières, et par celui de leur exercice forcé, soit dans l'enfance, soit pendant la première jeunesse. Pour y parvenir, il faut, ainsi que nous l'avons déjà dit, se laisser guider par la nature, s'abandonner avec confiance à ses impulsions, suivre la marche qu'elle indique, et ne point exposer les opérations de l'intelligence à un genre de travail et à des efforts qu'elles ne peuvent long-temps soutenir pendant la première époque de la vie; et surtout ne point en exiger alors un degré de perfection dont elles ne sont susceptibles que dans un âge plus avancé.

L'éducation des personnes qui se sentent appelées par la nature à la culture des sciences ou à celle des lettres, doit être différente de celle des autres hommes. Ceux qui la dirigent doivent allier avec soin, dans la première jeunesse, l'habitude d'un exercice modéré, mais soutenu, avec leurs différentes études, et empêcher qu'ils ne se livrent avec trop d'ardeur à ces dernières avant l'âge de 12 à 15 ans. A cette époque qui avoisine la maturité des fonctions de l'entendement, il faut toujours attendre celle-ci pour donner à chacune d'elles, suivant son degré de force et de développement, un genre d'activité qu'elles n'ont pas eu encore, et qu'elles supportent rarement sans accident à cet âge, quand on les excite trop vivement par un-travail assidu et une trop forte application. Aussi, d'après cela, doit-on éviter d'exercer trop tôt le jugement, ne cultiver le raisonnement, la mémoire et l'imagination qu'autant qu'on s'aperçoit que l'énergie et la maturité de ces facultés peuvent soutenir cet exercice, enfin ne don-

ner à l'enfant qu'un genre d'étude facile, adapté, autant que possible, à son goût, à son aptitude particulière, et proportionné à ses forces physiques et morales. Une méthode opposée serait non-seulement dangereuse, mais encore insuffisante pour remplir le but qu'on doit se proposer, en supposant d'ailleurs qu'elle n'entraînât pas quelques-uns des accidens redoutables qui souvent en sont le résultat. « Ne fai-
» sons donc jamais coïncider avec l'âge où les
» sens sont en activité, l'étude des sciences qui
» exigent l'exercice du jugement ; suivons dans
» notre éducation artificielle les mêmes lois qui
» président à l'éducation naturelle des organes.
» Appliquons l'enfant au dessin, à la musi-
» que, etc. ; l'adolescent aux sciences de nomen-
» clature, aux beaux-arts que l'imagination a
» sous son empire ; l'adulte, aux sciences exactes,
» à celles dont le raisonnement enchaîne les faits.
» L'étude de la logique et des mathématiques ter-
» minait l'ancienne éducation : c'était un avan-
» tage parmi ses imperfections (1). »

Remarquons toutefois que ces premières règles de l'hygiène, particulièrement applicables à ceux qui se destinent aux travaux d'esprit, peuvent moins bien être mises en pratique par eux-mêmes

____

(1) Bichat, ouvrage cité, première partie, art. VIII, §. VI.

que par ceux aux soins desquels la première
éducation de la jeunesse est confiée, et qui, faute
d'être suffisamment éclairés par des connaissances
physiologiques positives, ne savent point la diriger ou la dirigent mal, et abandonnent souvent
imprudemment les jeunes gens doués des plus
heureuses dispositions au goût qu'ils manisfes-
tent pour la culture des sciences ou des lettres.
Qu'arrive-t-il? c'est qu'en effet, lorsque pour
donner une très-haute opinion de leur savoir et
de leur manière d'enseigner, ils ne répriment
pas, ou dirigent mal le penchant naturel que ces
jeunes gens ont pour l'étude, afin de les produire dans le monde comme de petits prodiges,
ils font ordinairement avorter les précieux germes de leurs dispositions innées, ou les rédui-
sent à l'imbécillité, à la démence, à une sorte
de délire mélancolique continu, si toutefois la
mort ne les moissonne pas dans l'âge heureux de
l'adolescence.

CHAPITRE II.

*De l'ordre et des avantages qu'on peut retirer de
l'hygiène dans l'étude des sciences et des lettres.*

Puisque le développement successif et régulier
des opérations de la pensée est soumis à des lois
invariables dont l'ordre ne peut être troublé
sans danger ; et que lorsqu'il s'opère naturelle-

ment et sans contrainte, il contribue aux progrès
que l'on peut faire dans les sciences, il est nécessaire dès la première jeunesse, et même dans les
âges subséquens, d'éviter tout ce qui peut altérer ou modifier cet ordre, et de faire tout ce qui
peut concourir à le maintenir et à le favoriser.
Les moyens les plus capables de remplir cette
double indication, sont sans contredit de s'apprendre de bonne heure à classer ses idées avec
méthode, et de ne jamais se livrer à l'étude d'un
grand nombre d'objets en même temps, surtout
pendant l'adolescence, temps où l'esprit, encore
peu accoutumé à recevoir de fortes impressions,
est susceptible de conserver plus long-temps
celles qu'il reçoit alors, que celles qui le frappent à tout autre âge. On pense bien qu'à cette
époque de la vie, si on s'accoutumait à ne recueillir que des idées vagues, disparates, sans
suite et n'ayant entre elles que peu ou point de
connexion, on ne pourrait acquérir que des notions confuses et insuffisantes sur les différens
objets dont on s'occuperait; et que par la suite
l'esprit ne se prêterait que difficilement aux heureuses applications que l'on peut faire de la méthode de l'analyse dans l'étude des sciences en
général, spécialement de celles où l'on ne peut
sans elle pousser très-loin ses progrès. On voit,
d'après cela, que l'ordre qu'il convient de mettre
dans ses premières études, et dans celles bien

plus importantes qui les suivent, est aussi essentiel au perfectionnement de l'intelligence que le développement successif et régulier de ses diverses facultés. C'est en effet le meilleur moyen qu'on puisse employer pour développer la mémoire et faciliter ses opérations, qui, dans les travaux d'esprit, deviennent si utiles et si importantes : on peut dire également qu'en favorisant l'association des idées, il aide singulièrement l'exercice des autres facultés de l'esprit, même celui de l'imagination qui ne peut se soutenir que par la combinaison d'un grand nombre d'idées. Un autre avantage de l'ordre, c'est de prévenir et de diminuer l'espèce de tension ou de lassitude incommode du cerveau qui succède ordinairement à l'application soutenue que l'on met habituellement à ses études, et devient souvent funeste lorsque ces études sont dirigées sans méthode. Il n'est personne qui ne sente effectivement qu'en se livrant à plusieurs sciences à la fois, et à la méditation sur des objets disparates, on ne doive recueillir que peu de fruits de ses études ou de ses réflexions à cause du peu de rapport qu'elles ont entre elles ; et qu'on ne peut acquérir par ce moyen que des idées vagues, fugitives et des connaissances moins solides et moins exactes que si on se livrait pendant un temps égal et avec le même degré d'application à un seul genre d'étude. La raison en est simple ; c'est que les

idées se tenant alors toutes les unes les autres,
ayant plus de rapport entre elles et se trouvant
classées avec ordre dans l'esprit, celui-ci s'en
pénètre mieux ; il acquiert la faculté de les mieux
combiner et de les reproduire au besoin avec
plus d'aisance, de lucidité, de précision. Enfin,
par une méthode aussi sage et aussi conforme
au vœu de la nature, on parvient à mieux saisir et à posséder plus solidement les principes
d'une science quelconque, que si on se livrait en
même temps à l'étude de plusieurs. « Des lec-
» tures commencées au hasard et sans choix,
» précipitées, parcourues, a dit avec raison Pa-
» lissot (1), ne produisent jamais que des con-
» naissances imparfaites qui nuisent à l'esprit
» au lieu de l'éclairer : il faut un fil pour se con-
» duire dans le labyrinthe des sciences, et la mé-
» thode seule peut le donner. » En suivant une
marche opposée, il faut faire de bien plus grands
efforts d'esprit ; on n'acquiert que des idées
confuses, entièrement dissemblables, qui n'ont
entre elles ni connexion, ni similitude, qui se
confondent, s'embrouillent, s'entredétruisent
bientôt réciproquement, et produisent quelquefois dans l'entendement une confusion, un désordre tel que la démence ou l'idiotisme en sont

---

(1) *Discours sur l'histoire*, inséré parmi ses Œuvres
complètes, tom. III. Paris, 1809.

le résultat (*Pinel, Traité de la Manie*), particulièrement chez les jeunes gens dont le jugement
n'est pas encore formé.

Je ne prétends point dire que dans la jeunesse
il ne faille absolument se livrer qu'à un seul genre
d'étude en même temps, parce qu'alors la vie
entière suffirait à peine pour que l'homme puisse
acquérir l'instruction préliminaire qui lui est
indispensable pour cultiver les sciences et les
lettres, et qu'une seule partie, offrant trop de
sécheresse à l'esprit, pourrait, surtout pendant
les premières époques de la vie, causer de l'ennui, des dégoûts, et sous ce rapport, nuire aux
progrès qu'on pourrait y faire. Mais je pense
qu'on doit être très-circonspect sur le nombre de
celles auxquelles on peut s'appliquer en même
temps. Il n'est pas rare de voir des jeunes gens entendre chaque jour huit ou dix leçons sur des
sciences différentes, ou sur diverses parties de
la littérature : étant obligés à chacune d'elles de
rompre la chaîne de leurs idées pour la reprendre
ensuite de différentes manières. Croit-on que cette
espèce de manœuvre intellectuelle puisse faciliter les progrès qu'ils désirent faire dans chacune
de ces parties, et concourir à développer le genre
d'aptitude avec lequel ils sont nés? Si leur temps
peut à peine suffire pour entendre autant de
professeurs différens, comment pourraient-ils
ensuite méditer sur les objets traités par chacun

d'eux ? Il faut en convenir, la chose est difficile, et pour mieux dire impraticable ; en supposant même qu'elle ne le fût pas pour quelques individus, quels efforts d'esprit n'exigerait-elle pas de leur part ! pense-t-on qu'ils pourraient impunément les essayer ? En ne se livrant au contraire qu'à l'étude d'une, de deux ou tout au plus de trois parties différentes, ils pourront, si toutefois ils ont les dispositions requises, espérer d'y faire des progrès rapides, parce qu'ils pourront mieux suivre la série des idées acquises sur chacune d'elles, et au besoin, les reproduire plus facilement à l'esprit, que lorsqu'elles sont le résultat d'études compliquées sur des objets différens entre eux. Ce que je viens de dire des jeunes gens qui, dans toute la vigueur des facultés morales, sentent un besoin impérieux de tout voir, de tout apprendre, et dont l'esprit extrêmement actif semble vouloir tout embrasser, est applicable aussi à ceux qui, déjà mûris par l'âge et l'expérience, ne sont plus conduits par un besoin aussi vif, par une imagination aussi active, aussi insatiable ; mais que l'amour de la célébrité et le désir d'étendre de plus en plus leurs connaissances, portent à entreprendre en même temps la lecture de plusieurs ouvrages, ou à méditer chaque jour sur un grand nombre d'objets différens. Ce n'est pas que le changement de sujet dans ses lectures, ses méditations, et ses autres exercices du cabinet, lorsqu'on n'en abuse pas, soit défavorable à l'esprit, puisqu'au contraire il le délasse et le soustrait à la fatigue qu'il éprouve, après avoir soutenu trop long-temps l'un ou l'autre de ces exercices. Mais outre que cet avantage n'est que momentané, il ne peut nullement entrer en compensation avec les inconvéniens et les désavantages réels qui sont le résultat nécessaire d'une versatilité, et d'une inconstance poussée à l'excès dans les travaux d'esprit ; et il est prudent de ne s'y livrer qu'à un âge mûr, lorsque l'esprit en éprouve absolument le besoin :

« Car cette connexion irrégulière qui se fait dans
» notre esprit de certaines idées qui ne sont
» point unies par elles-mêmes, ni dépendantes
» l'une de l'autre, a une si grande influence sur
» nous, et est si capable de mettre du travers
» dans nos actions tant morales que naturelles,
» dans nos passions, dans nos raisonnemens, et
» dans nos notions mêmes, qu'il n'y a peut-être
» rien qui mérite davantage que nous nous ap-
» pliquions à le considérer pour le prévenir ou le
» corriger le plus tôt que nous le pourrons ». (1)

On voit d'après cela qu'il est beaucoup plus important qu'on ne le penserait d'abord de porter, soit dans les premières études, soit dans

---

(1) Locke, *Essai philosophique concernant l'entendement humain*, traduit en français par Coste.

celles auxquelles on se livre pendant toute la durée de la vie, cet esprit d'ordre si nécessaire au développement successif, et au perfectionnement des facultés intellectuelles ; parce qu'en facilitant les opérations de la plupart d'entre elles, il aide à l'esprit à poursuivre avec fruit ses travaux habituels, et contribue en outre aux progrès que l'on peut faire dans les sciences en général, particulièrement dans celles d'analyse et de nomenclature, sans s'exposer au danger d'altérer sa santé, ou à celui de bouleverser les opérations de l'entendement.

Un des plus grands avantages des études dirigées avec méthode, c'est que, n'exigeant pas une application aussi forte et aussi soutenue que lorsqu'on se livre chaque jour avec une opiniâtreté dangereuse, à des études pénibles, sans suite et sans ordre, la circulation se fait alors avec moins de force et d'activité dans le cerveau, et que les propriétés de la vie organique y étant mises en action avec moins d'énergie, cet organe éprouve par cela même moins de tension et de fatigue, et l'esprit beaucoup moins de confusion, de désordre et d'efforts dans l'exercice de ces différentes facultés. Ceci est si constamment vrai, qu'il est peu d'hommes qui ne l'aient éprouvé, et qui ne soient dans le cas de le sentir chaque jour. On ne doit pas douter même que l'ordre dans les études et dans tous les autres genres de travaux d'esprit auxquels l'homme peut se livrer, n'ait été un moyen sûr, employé par tous ceux qui se sont distingués dans les sciences ; car il n'est guère présumable que Descartes, Leibnitz, Clarke, Pascal, Newton, Montesquieu, Condillac et tant d'autres, à qui l'esprit humain est redevable de sa perfection, eussent reculé si loin les limites de ses connaissances, s'ils avaient pour ainsi dire couru de l'étude d'une science à celle d'une autre, pour les effleurer toutes et n'acquérir sur chacune d'elles, que des notions faibles et incomplètes. Il est difficile de penser que leurs immortels ouvrages aient été le fruit de méditations rapides, faites comme à la dérobée, et en passant successivement de l'un des objets des connaissances humaines à l'autre : du moins, la profondeur de leurs écrits et la célébrité qu'ils leur ont si justement acquise, semblent-elles prouver le contraire d'une manière évidente. L'homme doué d'un bon esprit imitera donc toujours leur exemple ; il cherchera constamment à réunir sur le même sujet le plus d'idées possible, et à les coordonner dans sa mémoire, afin qu'au besoin elles puissent facilement et avec fruit, alimenter la méditation sur l'objet qui les aura fournies. Cette méthode est d'ailleurs celle qui convient le mieux à l'esprit, parce qu'elle est la plus simple et la moins fatigante. « L'ordre » nous plaît, dit Condillac ; la raison en est

I

» simple, c'est qu'il rapproche les choses, qu'il les
» lie, et que, par ce moyen, facilitant les opéra-
» tions de l'âme, il nous met en état de remar-
» quer sans peine les rapports qu'il nous est
» important d'apercevoir dans les objets qui nous
» touchent. Notre plaisir doit augmenter à pro-
» portion que nous concevons les choses qu'il est
» de notre intérêt de connaître ». (*Essai sur
l'origine des connaissances humaines*).

Ainsi l'avidité du savoir, lorsqu'elle prend une
direction vicieuse, qu'elle porte les gens de
lettres à s'appliquer en même temps à l'étude
d'un grand nombre de parties différentes, et à
la continuer avec persévérance, ne peut donc
qu'être très-désavantageuse à la perfection intellectuelle, et nuire aux progrès que l'on peut faire
dans les sciences; parce qu'ainsi que nous l'avons
observé, les idées acquises en même temps sur
différens objets se classent mal dans l'esprit,
s'embrouillent les unes les autres, et ne peuvent
se reproduire que difficilement et d'une manière
imparfaite. Ce vice de l'éducation intellectuelle
nuit aux actes de la mémoire et du raisonnement,
en altérant la filiation des idées, et en rompant
l'enchaînement qu'il est nécessaire qu'elles aient
entre elles : sous ce double rapport, on voit combien il peut être contraire au but qu'on doit se
proposer, lorsqu'on consacre sa vie aux progrès
et au perfectionnement des connaissances hu-

maines. D'ailleurs, le défaut d'ordre dans toute sorte d'études, que l'on contracte dès la première jeunesse par goût, ou par l'effet de l'instabilité naturelle qui guide l'homme à cet âge, peut devenir d'autant plus funeste à la perfectibilité des opérations de l'entendement, que souvent on en conserve l'habitude pendant tout le reste de la vie, et que la force de cette assuétude vicieuse, triomphe presque toujours des efforts que l'on fait pour s'y soustraire. Et s'il arrive quelquefois que l'on parvienne à la vaincre, ce n'est que par des sacrifices qui coûtent beaucoup à l'esprit, par la patience la plus courageuse, et par le zèle le plus attentif que l'on met à rompre la chaîne de ses anciennes habitudes; mais le plus souvent on échoue, le dégoût survient, et cette tentative reste infructueuse.

Puisque du défaut d'ordre et de méthode dans les différens travaux d'esprit, naissent particulièrement dans certains sujets le déréglement de l'imagination, la stérilité ou l'incohérence des principes qui servent de base aux opérations du jugement, et même, ainsi que nous l'avons déjà dit, la confusion, le désordre des idées, l'oblitération complète des autres fonctions de l'entendement, et l'abolition totale des facultés affectives, je crois qu'il est inutile de rien ajouter pour faire sentir, 1°. la nécessité de mettre de l'ordre et de la méthode dans ses études, et même dans tous les genres de travaux de cabinet ; 2°. combien sont grands les désavantages et le danger qu'il y a de se livrer en même temps à l'étude de plusieurs sciences, à la lecture de divers ouvrages, ou même à la méditation sur des objets entièrement différens ; 3°. enfin, que l'ignorance est préférable à un grand nombre de connaissances acquises sans ordre, et confusément entassées dans l'esprit, à cause des résultats funestes qu'elles peuvent avoir.

CHAPITRE III.

De la nécessité de laisser un essor libre au génie; des désavantages qui sont le résultat ordinaire de la contrainte des dispositions naturelles, et des indices qui peuvent servir à laisser entrevoir le genre particulier d'aptitude dont on est doué.

L'ÉTUDE de l'homme nous apprend qu'il naît avec des dispositions morales dépendantes de l'influence du climat, du tempérament, de la prédominance de certains systèmes d'organes sur les autres, et du mode particulier d'organisation du cerveau. Ces dispositions ne se développent ordinairement qu'avec l'âge; et quoiqu'elles restent plus ou moins long-temps dans une sorte d'état d'incubation, elles se manifestent cependant à certaines époques de la vie, et beaucoup plus tôt chez certains individus que chez d'autres. De ces

dispositions innées, les unes, comme les penchans naturels, les passions violentes et certaines
déterminations instinctives, peuvent être modifiées ou reprimées par une éducation bien dirigée,
et surtout par la volonté ferme et bien prononcée
d'asservir ces dispositions morales aux lois du jugement et de la saine raison. Les autres, comme
l'aptitude naturelle aux sciences ou aux arts, et ce
goût prédominant, cette impulsion aveugle qui
porte l'homme à cultiver de préférence plutôt
telle partie que telle autre, ne peuvent point
de même être changées à volonté par les effets
de l'éducation, ou par l'exercice et l'habitude.
Et si on insiste à vouloir le faire, il en résulte
presque toujours pour celui que l'on soumet à
cette épreuve, une altération sensible de la santé,
et quelquefois des opérations de l'entendement
sans aucune espèce d'avantage dans l'objet qu'on
se propose ; du moins est-il peu d'exemples que
des hommes qui, ayant lutté opiniâtrément contre
la faiblesse de leurs dispositions pour certaines
parties, ou contre leur inaptitude naturelle pour
les sciences ou les lettres, aient obtenu, par ce
moyen, des succès marqués dans les unes ou dans
les autres: Si cet adage si connu et si bien exprimé
par le prince des poètes

Improbus labor omnia vincit

offre quelque vérité, ce n'est pas assurément à

I 3

cause du changement qu'on peut opérer dans les dispositions naturelles de l'esprit par les effets d'un travail assidu, mais bien parce que ce travail constant peut porter fort loin le degré de perfection et le développement de certaines facultés de l'intelligence qui, chez certains individus, n'auraient pas lieu sans un exercice soutenu de ces mêmes facultés. Je ne connais guère que Boulanger, auteur de *l'Antiquité dévoilée*, qui, ayant connu son incapacité pour les sciences, sût pour ainsi dire en triompher, à force de travail, en surmontant les difficultés extraordinaires qu'il rencontrait à acquérir les connaissances préliminaires de l'art sublime de méditer et d'écrire, et soit parvenu, par ce moyen, à obtenir des succès ; encore ces succès, il faut le dire, n'ont-ils pas été tels qu'ils puissent le faire compter dans la république des lettres, parmi ceux qui ont acquis le plus de talens et de célébrité. Cet exemple, d'ailleurs, ne doit pas être regardé comme un modèle de conduite ; parce qu'ainsi que nous l'avons observé (*partie Ire, chap. III*), cette opiniâtreté à cultiver les sciences, lorsque les dispositions innées de notre esprit s'y opposent et nous y rendent impropres, peut à la longue devenir funeste au corps et à l'esprit. L'assiduité forcée qu'on mettrait à la culture de certaines parties auxquelles on n'est point naturellement appelé, exposerait infailliblement aux mêmes dangers et aux mêmes inconveniens.

D'après cela, une des choses les plus essentielles auxquelles on doive s'attacher lorsqu'on désire étudier les sciences avec succès sans s'exposer à ces efforts laborieux de l'esprit qui altèrent si profondément la santé, est donc de suivre l'impulsion naturelle qui conduit vers une partie quelconque; de laisser prendre un libre essor à son génie, et de ne jamais le contraindre par un genre d'étude qui rebute, inspire du dégoût dès la première jeunesse, et pour lequel on ne se sent nullement propre. De la stricte observance de ces différentes règles, dépend essentiellement les progrès que l'on peut faire dans les sciences ou dans les lettres. L'instinct naturel doit exclusivement guider l'homme dans le choix des travaux destinés à remplir le plus agréablement tous les momens de sa vie, et il doit préférer le langage de cette impulsion secrète, de ce penchant qui l'entraîne vers l'étude d'une partie, à des goûts équivoques et passagers qui s'effacent aussitôt qu'ils ont pris naissance, et à toute considération étrangère opposée aux appels particuliers de son aptitude naturelle.

La fatigue, l'ennui, l'espèce de malaise qu'on éprouve lorsqu'on s'occupe d'une science quelconque, est une marque certaine, une preuve irrécusable qu'elle ne convient point à l'esprit, et que celui-ci n'y est nullement propre; il faut alors l'abandonner : on persisterait vainement à s'y livrer, on n'y obtiendrait que peu ou point de succès, quelque assiduité qu'on y mît, et quelque grands que fussent les efforts qu'on ferait pour y parvenir ; car il n'est nullement au pouvoir de l'homme de maîtriser, ni de changer entièrement les dispositions naturelles de son esprit : aussi est-ce l'état particulier des facultés de l'intelligence qui, en donnant à notre goût une direction juste et appropriée à l'état de nos dispositions, décide du choix que nous faisons des objets de notre étude et de nos méditations.

L'homme ordinairement prévoit et discerne facilement dans sa première jeunesse, quoique souvent plus tard, le genre de travail auquel il est propre : quelquefois, il est vrai, il flotte dans l'incertitude long-temps avant de le reconnaître ; mais il y parvient enfin lorsqu'il n'a pas été assez attentif à saisir les premiers indices qui décèlent son génie et son aptitude particulière. C'est pourquoi on voit communément des hommes embrasser une ou même successivement plusieurs professions sans pouvoir y réussir, les quitter ensuite pour en reprendre une autre qu'ils exercent avec succès et distinction. Mais s'il en est qui restent long-temps sans pouvoir découvrir le genre de travaux auxquels la nature les destine, il en est d'autres qui, par des dispositions contraires, l'entrevoient de bonne heure, et en donnent des preuves évidentes et précoces. Clairaut fut de ce nombre, et à 17 ans, il publia ses recherches sur les courbes à doubles courbures. Il en est d'autres qui ne découvrent ce qu'ils doivent être que par des circonstances fortuites, comme La Fontaine, qui, à 20 ans, reconnut ses dispositions et ses talens pour la poésie, en entendant lire l'ode de Malherbe sur la mort d'Henri IV; et Mallebranche, qui, en lisant Descartes, composa son bel ouvrage de *la Recherche de la vérité*.

Souvent l'erreur qui porte à cultiver une partie à laquelle on n'est pas propre, ne dépend que des pères; et l'expérience a prouvé depuis long-temps, que la plupart d'entre eux se trompent presque toujours sur le genre d'instruction qui convient le mieux à l'esprit et au goût de leurs enfans. L'amour-propre, l'ambition, ou une prévention aveugle les égarent, et les empêchent ordinairement de découvrir le vrai caractère des dispositions innées de leurs enfans, et c'est en vain qu'ils tentent de les faire devenir ce que la nature ne permet pas qu'ils soient; celle-ci, plus puissante qu'ils ne l'imaginent, triomphe toujours de leur erreur ou de leur obstination ridicule, en ramenant tôt ou tard ces enfans vers l'objet de leur aptitude, et en les dirigeant constamment vers la première impulsion qu'ils ont reçue d'elle.

L'autorité paternelle loin de favoriser les goûts et les dispositions naturelles des jeunes gens, n'est donc capable souvent, que de leur être nuisible, en les contraignant pendant quelque temps, ou en étouffant dans leur principe le germe des plus beaux et des plus sublimes talens. L'histoire des hommes qui se sont le plus illustrés dans les lettres ou dans les sciences, nous fournit un grand nombre d'exemples propres à appuyer cette assertion; elle nous apprend en même temps que bien qu'on les ait destinés forcément à une partie qui ne leur convenait pas, ou que, par une impulsion trompeuse, ils aient essayé d'eux-mêmes à la cultiver, elle les fatiguait, et les rebutoit tellement, qu'ils éprouvaient bientôt le besoin impérieux de l'abandonner pour embrasser celle vers laquelle leur inclination naturelle les portait. Ainsi, Pétrarque n'était point né pour être jurisconsulte; il le sentit de bonne heure, et abandonna la jurisprudence qu'il avait commencé à étudier, pour cultiver les Muses. Le père de Racine voulait que son fils fût chanoine; mais l'auteur de *Phèdre* et d'*Athalie*, exclusivement guidé par son génie qui l'entraînait vers la poésie épique, pressentit bien qu'il n'était pas né pour l'étude des sciences théologiques, et que sa destination était pour un genre entièrement différent. Le père de Boileau disait que son fils était un bon garçon, qui ne dirait jamais de mal de personne; ce qui, en d'autres termes, signifiait qu'il n'aurait jamais ni esprit ni talent; il était loin de prévoir alors qu'il deviendrait un jour un des meilleurs poètes français, et qu'il épurerait notre littérature, en dirigeant l'arme terrible de la satire contre tous les mauvais écrivains de son temps ; entre autres, contre La Serre, Chapelin, Pradon, et l'abbé Cottin qui, dit-on, mourut de chagrin de se voir constamment l'objet de ses railleries les plus amères (1). Crébillon, destiné au barreau par son père, et placé chez un procureur qui sut connaître son goût et son aptitude pour la poésie, ne dut qu'à ce dernier la liberté qu'il eut de se livrer à son penchant naturel ; il avait déjà commencé l'étude de la jurisprudence pour laquelle il ne se sentait aucune disposition, et à laquelle il ne se livrait que par docilité. Boerhaave et Tournefort furent d'abord destinés à l'état ecclésiastique ; mais le goût prédominant du premier pour les sciences physiques et médicales, et la mort du père de ce dernier, laissèrent à ces deux hommes célèbres la liberté de suivre la carrière que chacun d'eux devait parcourir avec tant de gloire et de succès.

---

(1) Quoique dans tous ses écrits Boileau ait été extrêmement caustique, on n'en doit pas moins rendre justice aux excellentes qualités de son cœur : on sait entr'autres traits qui honorent sa vie avec quelle généreuse délicatesse il acheta la bibliothèque du célèbre avocat Patru, qui, dans les dernières années de sa vie, était presque dans l'indigence.

Dès l'âge de 16 ans, Gresset se fit jésuite; à 26 ans, son goût dominant pour la poésie avait prouvé qu'il était plus propre à ce genre d'exercice d'esprit qu'à celui auquel se livraient ces religieux. Le père de Voltaire soutenait que son fils serait un jour conseiller au parlement; mais les premiers succès du fils dans la carrière des lettres prouvèrent bientôt qu'il s'était trompé. Aussi, pour désarmer la colère paternelle excitée par son début dans le monde, et pour se soustraire aux rigueurs d'une étroite réclusion dont il était menacé, le prétendu conseiller jugea-t-il qu'il n'avait rien de mieux à faire que de se jeter momentanément dans l'étude d'un procureur; il le fit, en promettant de s'attacher avec ardeur à la jurisprudence; mais sentant bientôt tous les dégoûts qu'il aurait à surmonter, et le peu de progrès qu'il ferait dans une science qui lui semblait être un dédale, et pour laquelle il ne se croyait pas né, il l'abandonna pour suivre l'impulsion naturelle de son génie qui l'entraînait vers la culture des lettres (1).

Ces exemples prouvent d'une manière irrécusable que les déterminations aveugles des pères pour le genre d'instruction, ou pour l'état qui convient à leurs enfans, sont vaines et inutiles;

----

(1) *Vie littéraire de Voltaire*, par le marquis de Luchet, tome I{{er}}.

et combien on était éloigné de prévoir que ces
aigles de la littérature française illustreraient un
jour leur patrie lorsqu'on songeait à en faire des
moines ou des avocats. Boerhaave (*Prælect. ad
Institut. §.* 1056) dit avoir vu, pour ainsi dire,
revivre des personnes qu'on avait forcées à s'adonner à des études qui leur déplaisaient, aussitôt
qu'elles pouvaient les laisser pour en cultiver
d'autres qui étaient de leur goût. Zimmerman
(*ouvrage cité*) remarque très-judicieusement que
rien ne fatigue autant le cerveau qu'un travail
d'esprit fait avec dégoût : il dit l'avoir éprouvé
lui-même quand on voulut lui faire embrasser
le barreau, et qu'une sueur froide lui coulait
alors par tous les membres. Un homme qui
éprouve de l'ennui en écrivant ou en composant
malgré lui, ajoute-t-il, s'en acquitte assez bien
d'abord ; mais son esprit ne tarde pas à sentir de
la gêne ; la tête s'appesantit ensuite, il bâille, se
mouche, se frotte le front, ronge ses ongles, et
ne tire bientôt de son cerveau rien que de rebu-
tant. Il est facile de sentir en effet que, lorsqu'on
cultive une science qui déplaît à l'esprit, et pour
laquelle on n'a ni goût ni aptitude, il faut redoubler d'efforts et d'attention pour en bien saisir les principes et les détails, et se les graver
dans la mémoire ; qu'il faut enfin, pour que ces
travaux puissent devenir utiles et fructueux, les
prolonger beaucoup plus long-temps que si on

y était naturellement propre. Cette application, qui doit être nécessairement alors plus forte et plus durable, augmente excessivement la tension et la fatigue de l'organe cérébral, rend ces travaux pénibles, accablans, et beaucoup plus pernicieux à la santé que lorsqu'on se livre à des études ou à des méditations soutenues sur des objets qui conviennent et plaisent à l'esprit, et qui par cela même exigent de sa part des efforts moins longs et moins violens. Le vrai moyen de ne pas réussir dans une partie quelconque, et en même temps d'altérer sa santé, c'est de persister à s'y livrer lorsqu'elle inspire ce dégoût, cette répugnance invincible qui doit faire supposer que l'esprit n'y est nullement propre. Aussi les personnes chargées du soin précieux de l'éducation de la jeunesse, doivent-elles bien se pénétrer de ce principe, et ne diriger les jeunes gens que vers le genre d'étude pour lequel ils montrent le plus de goût et d'inclination ; puisque ce goût et cette inclination, qui portent l'homme vers l'étude d'une partie quelconque, sont les marques les plus certaines et les moins équivoques qu'il est né avec quelques dispositions à la cultiver avec plus de succès que les autres.

La même règle peut s'appliquer à ceux qui ont déjà réussi dans une partie à laquelle certain état de leur esprit les rendaient propres, et qui essaient de s'adonner à une autre entièrement.

opposée par rapport à l'espèce de facultés dont elle exige la perfection et l'exercice habituel, et pour laquelle ils n'ont que peu ou point d'aptitude : elle peut s'appliquer, par exemple, au mathématicien qui quitterait ses calculs, au métaphysicien qui abandonnerait ses méditations profondes et l'habitude de soumettre ses travaux aux lois de l'analyse et de la méthode, pour se livrer aux élans sublimes de la poésie ou de l'art oratoire ; ainsi qu'au poète et à l'orateur qui laisseraient les lettres et tout autre exercice de l'esprit soumis au pouvoir de l'imagination, pour cultiver les sciences de calcul et d'analyse, et toutes celles où il faut exercer plus particulièrement le jugement et le raisonnement. Les uns et les autres ne doivent jamais oublier cette vérité incontestable, que chaque homme naît avec certaines dispositions intellectuelles qui le rendent propre à telle ou telle partie, et plus ou moins impropre à toute autre ; et que cet état des facultés de l'entendement, qui dépend spécialement du tempérament, de la constitution, de l'influence du climat, et surtout de l'organisation des diverses parties du cerveau, ne peut pas plus être changé par l'effet d'un simple caprice, que par celui d'une détermination sage et raisonnée lorsqu'elle est incompatible avec l'état des dispositions morales innées. Si l'on voit des hommes qui étonnent autant par l'étendue et la fécondité de leur génie que par la profondeur, la variété immense des connaissances qu'ils parviennent à acquérir, et le grand nombre de leurs productions, ce sont des phénomènes extraordinaires qui ne se montrent que rarement, ou en quelque sorte des espèces d'efforts que la nature ne produit que de loin en loin et après une longue suite de siècles. On ne peut en effet comparer que très-peu d'hommes à Aristote, à Pline l'Ancien et à Voltaire, que je prendrai seuls ici pour exemples. Ils font une exception à la règle générale, et il est peu d'hommes qui puissent prétendre à des talens aussi diversifiés, à des connaissances aussi étendues et à une célébrité aussi justement acquise.

Il serait possible, je crois, d'entrevoir jusqu'à un certain point, et même de déterminer à peu près quel est le genre de capacité de chaque individu pour les sciences, en remontant à l'influence qu'exercent les tempéramens sur l'ensemble des dispositions morales, spécialement sur les facultés intellectuelles, et en observant attentivement certains rapports qui existent entre les uns et les autres. Ainsi, on pourrait assurer que l'homme d'un tempérament mou, lymphatique, dont les idées sont ordinairement lentes, méthodiques, peu nombreuses, et l'activité, l'imagination presque nulles, essaierait vainement de cultiver les sciences où il faut un esprit prompt et inventif, une mémoire active et fidèle, une imagination vive, brillante et féconde : les sciences de calcul, d'analyse, de nomenclature, où il faut de la persévérance dans les travaux, une mémoire et un jugement sain, comme l'étude des mathématiques, de la physique, de l'idéologie, de l'histoire naturelle, sont celles qui conviennent le mieux à l'état de son esprit et à son genre particulier d'aptitude : il doit renoncer à la poésie, à la musique, à l'éloquence, pour lesquelles il faut déployer plus de génie et d'imagination que de raisonnement et de méthode. Souvent il pourra parvenir à écrire avec pureté et même avec élégance ; mais ses écrits n'auront jamais ce coloris vif et brillant, ce feu, cette espèce d'effervescence d'idées et d'imagination, partage assuré des grands poètes, des grands orateurs, et qui resteront toujours inconnus aux hommes froids et aux esprits lents, tranquilles et méthodiques. De même, l'homme doué d'un tempérament sanguin ou nerveux, celui dont l'imagination est vive, riante, féconde ; dont les idées nombreuses et brillantes se succèdent rapidement, se dégoûtera promptement des sciences qui exigent des méditations habituelles, des réflexions profondes, soutenues, un esprit sans cesse en contention, où le raisonnement doit lier étroitement les faits, et qui exigent l'exercice continu du jugement : l'impétuosité de son génie, la véhémence de ses idées et des opérations de son imagination l'en arracheraient comme malgré lui, s'il était contraint de s'y livrer : il ne parviendrait qu'avec les plus grandes difficultés et avec un dégoût insurmontable à acquérir quelques connaissances solides et exactes dans ce genre d'étude auquel il n'est nullement propre. Il faudrait qu'il réunît les plus grands efforts pour surmonter la fougue de son imagination, tandis qu'un travail moins assidu lui permettrait de faire des progrès rapides dans les beaux-arts, qui sont spécialement du ressort de cette brillante faculté, et qui en exigent l'exercice habituel et la perfection.

On pense bien que pour entrevoir ces dispositions, il faut supposer la réunion parfaite des attributs physiques et moraux qui constituent essentiellement les tempéramens lymphatiques, sanguins, nerveux, et que ces tempéramens soient alors portés au plus haut degré de développement; et comme il existe entre ces trois états de l'homme vivant, pris ici pour terme de comparaison, un grand nombre de tempéramens mixtes qui offrent entre eux des différences imperceptibles, il doit en être de même aussi de l'aptitude et des dispositions particulières de l'intelligence de chaque individu. Mais en général l'homme, également apte aux sciences exactes et aux lettres, ne brillera jamais dans ces dernières; jamais il n'y obtiendra de succès marqués ; jamais il n'imprimera, aux ouvrages de ce genre qu'il fera paraître, le type du génie; rarement ils seront marqués du sceau de la célébrité.

De tout ce qui vient d'être dit, concluons, en disant que, par analogie, l'esprit, chez la plupart des hommes, éprouve autant de dégoût à recevoir les élémens de certaines connaissances, et à être astreint à certaines études, que l'estomac de répugnance à recevoir et à digérer certains alimens; que le premier n'est guère plus propre à la culture des unes que le second à la digestion des autres ; et qu'ils rejettent également loin d'eux ce qui ne convient pas à leur mode particulier d'organisation et à leurs dispositions primitives, malgré tous les efforts que l'on peut faire pour vaincre la répugnance qu'ils éprouvent l'un et l'autre. L'on peut naturellement en inférer encore que si l'étude, les méditations prolongées, et le travail de la composition nuisent presque toujours à l'intégrité de la santé, et souvent à celle des fonctions de l'entendement, quoique le genre de travaux d'esprit auquel on se livre convienne à l'état des dispositions mentales, le désordre doit être bien plus grand à la suite des efforts soutenus de l'esprit, lorsqu'on s'occupe de choses qui le dégoûtent, le fatiguent, et pour lesquelles il n'éprouve qu'une antipathie invincible. On voit donc, d'après cela, que

pour cultiver les sciences ou les lettres avec succès, et sans que cette espèce de travail porte préjudice à la santé, on doit soigneusement éviter
de contraindre son génie et ses dispositions naturelles à prendre une direction vicieuse, en
s'efforçant de les exercer sur des matières pour
lesquelles on ne sent qu'aversion et répugnance.

CHAPITRE IV.

*De la nécessité de suspendre les travaux d'esprit, et
du choix que l'on doit faire des momens pendant
lesquels on peut se livrer à ces travaux avec fruit
et sans inconvéniens.*

DE même que le perfectionnement de l'action
des membres et des organes des sens dépend du
soin que l'on prend de les soumettre fréquemm-
ment à certains exercices réguliers, de même le
développement et l'éducation des facultés intellectuelles dépendent aussi de leur exercice sagement et fréquemment répété. Cet exercice, dirigé
avec méthode, est, ainsi que nous l'avons déjà
dit, le seul moyen dont on puisse se servir pour
perfectionner l'entendement et acquérir les connaissances diverses qui sont pour l'homme un
objet de jouissances continuelles, et qui lui donnent tant de prééminence sur tout ce qui a vie
et sensibilité. Mais par la même raison que les
exercices corporels immodérés peuvent à la fin

entraîner la fatigue des parties qui leur sont soumises, l'épuisement des forces en général, et produire une altération plus ou moins grande de la santé (1); par cette même raison, dis-je, les travaux excessifs de l'esprit peuvent avoir un résultat semblable, avec des modifications nécessairement dépendantes de la nature particulière des organes affectés et des fonctions qu'ils remplissent : les divers exemples pris de l'histoire d'un grand nombre de savans (*Partie Ire, Chapitre Ier*) ne laissent aucun doute à cet égard ; et la seule règle qu'on puisse faire dériver de cette assertion, comme un des moyens particuliers de l'hygiène des gens de lettres, est la nécessité du repos, ou plutôt de la suspension totale des exercices de l'esprit pendant un certain temps, après des études forcées ou de longues et pénibles méditations. Car l'espèce d'état de rêverie, la fixité des regards et la rougeur des yeux, premiers effets des contentions d'esprit, sont des signes évidens d'une lassitude extrême du cerveau qui empêche les fonctions de cet organe de s'exercer facilement. Ceci est facile à croire, puisqu'un organe doué d'une aussi grande délicatesse ne peut long-temps soutenir les efforts d'une action trop vive sans éprouver bientôt le besoin de se

______

(1) Hippocrat. aph. 3 , sect. Ire.

K

reposer et même de suspendre entièrement ses exercices pendant un certain temps.

Le changement de travail est une sorte de délassement pour l'esprit ; la différence qui existe entre les premières et les secondes impressions qu'il reçoit, et dans la manière dont elles le frappent, suffit très-souvent pour modérer l'activité de ses opérations, soit en diminuant la force de l'attention, soit en changeant son mode d'exercice, soit enfin en cessant d'inciter les autres fonctions de l'entendement de la même façon, et avec le même degré de force. Aussi convient-il, pour éviter le danger qui peut résulter des contentions habituelles de l'esprit, de varier ses travaux de temps à autre, lorsqu'on ne peut se déterminer à les suspendre tout-à-fait ; un grand nombre d'hommes de lettres sont dans cette habitude. Crébillon lisait quelquefois des romans, surtout ceux de La Calprenède, dont il faisait ses lectures favorites. D'Aubenton aimait aussi ce genre de lecture, qu'il appelait la diète de l'esprit. Un pareil moyen cependant est bien moins favorable aux progrès qu'on désire faire dans la partie à laquelle on se livre, que la suspension entière et momentanée des travaux d'esprit ; et lorsqu'on éprouve cette tension incommode du cerveau qui produit l'embarras et la confusion des idées, il serait beaucoup plus avantageux de les quitter entièrement, pour ne les reprendre que quelques heures après, et d'employer ces momens à des récréations convenables; mais surtout à des exercices capables de rétablir entre le cerveau et l'ensemble du système musculaire, l'équilibre qui doit naturellement exister entre eux, et qui ordinairement est détruit par une application trop constante aux travaux de cabinet. Ce moyen est sans contredit le plus sûr pour faire cesser la fatigue qui est le résultat de ces travaux, et pour mettre à même de les reprendre avec toute l'aptitude convenable, et sans s'exposer à ces fortes tensions cérébrales que l'étude et les méditations soutenues avec opiniâtreté occasionnent constamment. On sait, d'ailleurs, que les facultés intellectuelles, après avoir été long-temps soumises à un exercice quelconque, éprouvent une sorte d'embarras et de langueur, qui les met hors d'état de prolonger plus long-temps cet exercice. La perception des idées, condition première de l'acquisition de toutes nos connaissances, cesse d'abord peu à peu, ou ne se fait que d'une manière imparfaite : les impressions que l'on reçoit alors, ne sont transmises que confusément au cerveau ; elles s'embrouillent, se bouleversent, s'anéantissent les unes par les autres ; l'attention se fatigue promptement, et se fixe mal sur les objets dont on s'occupe ; la mémoire ne reproduit qu'avec peine les idées déjà acquises ; ce rapport, cette liaison qui existent ordinairement entre elles, cesse d'avoir lieu ; l'imagination perd son activité et tombe souvent dans l'inertie la plus complète ; enfin, le jugement et le raisonnement ne s'exercent plus qu'avec embarras et difficulté. A cette sorte d'anéantissement moral, se joint un engourdissement général, et le cerveau se trouve quelquefois dans un tel état d'orgasme et de tension, que le sommeil devient impossible, et que l'on tombe dans une insensibilité qui peut durer plusieurs jours, comme cela arriva à l'illustre professeur de Leyde, après de longues méditations.

On peut, par analogie, comparer la fatigue qu'éprouve l'organe cérébral à la suite d'exercices de l'esprit long-temps continués, à celle du système actif de la locomotion après des travaux corporels poussés à l'excès.

Rappelons ici ce qui a été dit ailleurs, (*Partie I*re *Chap. I*er) qu'après des efforts longs et violens des membres abdominaux ou thoraciques, la circulation est plus active dans ces parties que pendant le repos ; que par cette raison, les muscles vivement excités acquièrent momentanément plus de volume ; qu'on éprouve ensuite le besoin de suspendre toute espèce de travaux jusqu'à ce que ces organes soient assez relâchés pour goûter parfaitement le repos qui leur est nécessaire, et que ce besoin se fait sentir encore long-temps après que les excitations vives et réitérées qui l'ont fait naître, ont cessé. Aussi, lorsqu'un manouvrier s'est exercé à un travail pénible pendant douze ou quinze heures et même plus, sans quitter prise, comme cela arrive souvent, croit-on qu'il lui soit facile de le continuer longtemps encore? Si le travail auquel il se livre est susceptible de quelque perfection, croit-on qu'il puisse, lorsqu'il est fatigué, lui faire atteindre celle qu'il exige, et y mettre dans ce temps autant d'application, d'aisance et d'agilité que dans le commencement? Non, sans doute; la fatigue des muscles les empêche alors de remplir leurs fonctions d'une manière convenable, et d'exécuter les mêmes mouvemens avec autant de facilité et d'assurance. Dans ce cas, il doit, sans hésiter, quitter le travail pour s'abandonner aux douceurs du repos, et ne point attendre qu'il y soit forcé par une lassitude extrême, afin de pouvoir le reprendre avec liberté quelque temps après; et c'est ce qu'il fait ordinairement. Eh bien! il en est de même de l'homme qui se livre avec trop d'ardeur à l'étude, aux méditations profondes, ou à tout autre travail d'esprit, et qui les prolonge outre mesure. Ces exercices occasionnent à la fin une tension du cerveau si vive, et par cela même si fatigante, que non-seulement elle nous rend incapables de pouvoir les continuer, et donne lieu à des insomnies opiniâtres, mais qu'elle produit quelquefois une

sorte de mélancolie stupide; d'autres fois, la catalepsie, et bien plus souvent la paralysie et l'apoplexie. Ne sait-on pas, d'ailleurs, que si cette
dernière maladie, qui termine fréquemment la
vie de ceux qui se livrent aux sciences avec trop
d'ardeur, paraît souvent les menacer, c'est parce
que l'action vive et continuelle du cerveau qui
attire habituellement et avec force le sang vers
cet organe, lui communique une disposition singulière à être fortement excité par les plus légers
efforts d'esprit? Aussi, ceux qui consacrent leur
vie aux travaux de cabinet, et qui en font leurs
plus chères délices, doivent-ils s'apprendre de
bonne heure à vaincre la pernicieuse habitude
de les prolonger au-delà des bornes prescrites
par la prudence, et indiquées par les règles de
l'hygiène. Qu'ils s'appliquent, pendant leurs
momens de loisir, aux différens genres de récréations capables de suspendre l'attention, de
rompre la chaîne des idées qui ont rapport au
sujet dont ils viennent de s'occuper; et surtout qu'ils préfèrent les moyens propres à augmenter l'activité du mouvement circulatoire
dans les membres inférieurs, afin de déterminer
l'affluence du sang vers ces parties, de changer,
de modifier son cours en le détournant des parties supérieures vers les inférieures, et de contrebalancer l'excitation vive du cerveau qui,
chez eux, se renouvelle si facilement chaque

fois qu'ils se livrent à l'étude, à la méditation, et surtout à la composition.

Comme il est important, ainsi que nous le verrons bientôt, de profiter des instans les plus favorables à l'un ou à l'autre de ces exercices pour s'y livrer avec fruit, de même il est nécessaire de faire choix des momens pendant lesquels ont doit les suspendre. Ces momens doivent être choisis spécialement parmi ceux qui suivent immédiatement les repas, parce que chez les individus dont le système nerveux est doué d'une grande susceptibilité, l'attention trop fortement soutenue, ou des contentions d'esprit prolongées, nuisent à l'acte important de la digestion, qui, comme on le sait, ne peut s'opérer avec facilité sans la concentration des forces vitales vers l'épigastre. Ne serait-ce pas manifestement en contrarier les lois, que d'inciter vivement l'action du cerveau, tandis que celle de l'estomac l'est fortement par la présence de la masse alimentaire? Le cerveau, d'ailleurs, se trouve-t-il alors dans une disposition propre à recevoir et à combiner une grande série d'idées? L'état des opérations de l'entendement nécessaire à l'étude et aux réflexions qu'elle fait naître, peut-il exister et permettre à chacune d'elles de s'exercer librement et sans efforts quand leur activité se trouve contrebalancée par les effets de l'action digestive? Pourquoi, contre l'ordre de la nature, contre les

lois invariables d'après lesquelles les fonctions de l'économie animale s'exercent chez l'homme en santé, vouloir s'opiniâtrer à satisfaire des goûts qui ne peuvent qu'être funestes et sans aucun avantage ? Ne serait-il pas préférable de se livrer à des récréations agréables, ou à ses affaires domestiques pendant les deux ou trois premières heures qui suivent le repas, puisque après ce temps on peut aisément reprendre ses travaux, les continuer même avec fruit et sans danger. C'est alors que les diverses opérations de l'entendement s'exécutent avec plus de netteté et d'aisance, surtout lorsque la quantité d'alimens prise n'est pas portée à l'excès ; enfin, c'est souvent dans les momens consacrés au délassement de l'esprit, que naissent les idées les plus brillantes et les plus heureuses ? Il paraît, d'ailleurs, d'après quelques observations faites par Cabanis, que ceux qui travaillent immédiatement après le repas, ne le font pas toujours impunément. « J'ai connu, dit-il (1),
» un jeune médecin plein de talens, et surtout
» d'érudition, qui ne pouvait travailler qu'après
» un repas copieux. J'ai plusieurs fois entendu
» dire à M. Turgot, l'une des plus fortes têtes
» qui aient jamais existé, que le moment de la
» digestion était celui où il se sentait le plus ca-

______

(1) *Observations sur les affections catarrhales en général*, etc., pag. 67 *et suiv.*

» pable d'une méditation profonde, et de tous
» les travaux d'esprit. Or, il mangeait ordinai-
» rement beaucoup. Mais cette distraction des
» forces, qu'elle ait lieu dans l'état de maladie ou
» de santé (car il faut regarder l'action qui
» s'exerce dans un organe malade, comme l'em-
» ploi le plus complet de toute son énergie vitale);
» cette distraction débilite d'autant plus la con-
» stitution, quelle est plus fréquente et plus
» prolongée, et rien surtout n'use plus vite et
» plus radicalement le système nerveux. Le jeune
» médecin dont je viens de parler est mort à
» peine âgé de 30 ans, le poumon farci de tuber-
» cules squirrheux ; et M. Turgot dans toute la
» vigueur de l'âge, le foie et le poumon remplis
» de calculs tophacés ».

Il en est de la composition comme de l'étude ; il
faut, quand on s'y livre, s'abstenir de le faire immédiatement après le repas, et dans les temps où
l'esprit est fatigué par des méditations ou par des
études long-temps continuées, parce qu'alors les
idées sont moins nombreuses et moins lucides ;
elles ont entre elles moins de suite et moins
de liaisons ; elles naissent avec moins de facilité, et leur succession est moins heureuse et
moins rapide que dans les momens où l'esprit
est libre et, pour ainsi dire, dégagé des entraves
de la contention. Sans vouloir déterminer avec
précision quel est l'état le plus convenable pour

se livrer avec succès à la composition, je pense que c'est celui où l'esprit est libre et non fatigué par des travaux antérieurs, où le corps n'est point excédé par des exercices trop violens, ou par l'état douloureux de quelque partie; à moins qu'on ne soit organisé comme Cardan, et doué comme lui d'une activité insolite et malheureuse, qui fasse éprouver le besoin de se tourmenter et de fixer, comme il le faisait, cette activité par des douleurs artificielles, afin de pouvoir jouir entièrement et avec liberté de toutes ses facultés morales. On doit choisir surtout les instans qui succèdent à d'agréables récréations, à un exercice doux et modéré, à des promenades faites dans des lieux où les beautés de la nature animent les sensations et augmentent l'activité des facultés de l'entendement; ceux qui suivent les momens consacrés aux plaisirs purs que l'on goûte au sein d'une société de son choix, et ceux où les enchantemens de la musique ont récréé l'esprit et excité agréablement l'imagination. On doit choisir de préférence toutes les circonstances, tous les instans ou le mouvement circulatoire est légèrement augmenté, et où cette espèce de fièvre factice et momentanée fait jaillir la pensée avec aisance et liberté; ceux enfin où l'on se sent pressé par une foule d'idées dont l'esprit surabonde quelquefois, et qui naissent et se succèdent rapidement ou sans efforts.

Ces derniers instans paraissent être les plus
avantageux pour se livrer à la composition ; car
lorsque les gens de lettres éprouvent cette sorte
d'agitation d'esprit, souvent ils prennent la plume
comme malgré eux, de crainte que dans tout
autre moment ils ne se trouvent pas dans d'aussi
heureuses dispositions. Ils songent peu alors si
la circonstance est favorable ou non, sous le
rapport de la santé, et si l'on peut se livrer à cet
exercice sans danger de l'altérer ; il n'éprouvent
qu'un besoin ; celui d'écrire, et ils l'éprouvent
d'une manière si vive et si impérieuse, qu'il
leur fait tout oublier. Remarquons toutefois que
le précepte de se livrer de préférence à la composition, dans les momens dont nous venons de
parler, est d'autant plus important, qu'il peut
contribuer aux succès qu'on ambitionne d'obtenir, et qu'en le suivant exactement, on n'éprouve
point ces efforts pénibles, cette espèce de tor-
ture d'esprit dans laquelle jettent ordinairement
la lenteur et la stérilité des idées, lorsqu'on choisit
mal ses momens pour se livrer à ce genre de
travail. En évitant ainsi les efforts laborieux de
l'esprit, on doit bien penser qu'on se soustrait
en même temps en partie à cette tension excessive du cerveau, dont la continuité influe si
défavorablement sur tout le système de la vie
organique.

Que l'activité de l'esprit et l'essor de la pensée

nécessaires à la composition soient déterminés par un mouvement impétueux de l'âme, par l'effet d'une passion vive, comme l'indignation, la colère, l'envie, la haine, l'amour, la jalousie; qu'ils le soient par l'effet d'une réaction particulière de l'un des organes de la vie intérieure sur l'encéphale, ou par toute autre cause capable de produire les mêmes effets, peu importe; on doit toujours en profiter, et ne jamais remettre à un autre moment qui pourrait ne pas être aussi favorable, le soin de tracer des idées qui ne se reproduiraient peut-être pas à l'esprit, ou ne s'y reproduiraient qu'imparfaitement. Les hommes qui se sont rendus célèbres dans les sciences ou dans les lettres, paraissent tellement avoir senti cette vérité, que plusieurs d'entre eux n'ont suspendu qu'avec peine ce travail dans des occurrences importantes, ou même lorsqu'ils étaient pressés par des dangers imminens : les vies d'Archimède, de Budé, de Corneille, de La Fontaine, de La Caille, nous en offrent des exemples remarquables.

Il est des temps où après le repas, les gens de lettres se sentent si vivement pressés du besoin d'écrire, qu'ils mettent en oubli et les dangers qu'ils courent en s'abandonnant à l'impétuosité de cette impulsion funeste, et les avantages qu'ils peuvent retirer des règles de l'hygiène les plus expressément recommandées. Il serait en effet souvent préjudiciable pour eux de le faire dans certaines circonstances, parce que les idées brillantes dont l'esprit se trouve alors comme assailli, peuvent, ainsi que je viens de le dire, échapper à la mémoire et ne plus s'y reproduire. Mais s'ils se permettent quelquefois cette légère infraction aux lois de l'hygiène, ils ne doivent pas la faire dégénérer en une habitude qui, comme nous l'avons vu, peut devenir funeste. Chez quelques individus, le travail de la composition produit en tout temps, mais surtout après le repas, une pesanteur de tête, un engourdissement général auxquels succèdent un embarras, une confusion momentanée des opérations de la pensée, des bâillemens, des pandiculations, enfin une propension invincible au sommeil, marque certaine de l'état de fatigue extrême du cerveau, qui ordinairement vient mettre un terme à ce torrent impétueux d'idées qui, peu de temps auparavant, coulaient librement et sans efforts.

Deux autres préceptes de l'hygiène philosophique qui méritent aussi de fixer l'attention, consistent à ne point s'appliquer à la méditation, à l'étude et à toute autre espèce de travaux d'esprit qui exige une attention soutenue, lorsque les opérations de l'imagination sont dans une sorte d'effervescence, et que le cerveau est vivement et fortement excité; et à s'abstenir de se livrer à la composition, lorsque les fonctions de

L

l'intelligence et surtout celles d'entre elles qui coopèrent le plus à la naissance et à la fécondité des idées, se trouvent dans une sorte d'inactivité ou d'état passif. Car ce sont les efforts répétés que l'on fait quand on s'opiniâtre à se livrer à un travail quelconque, malgré la mauvaise disposition d'esprit où l'on se trouve, qui causent une grande partie des maux qui accablent les savans.

On doit donc toujours s'attacher à bien saisir les momens les plus favorables aux divers genres des travaux d'esprit, et ne jamais se livrer à aucun d'eux lorsque la tête est lourde, pesante, qu'on est pris de céphalalgie, de vertiges, et qu'on ne sent pour les uns ou les autres que dégoût et inaptitude. Dès que l'esprit s'y refuse, ce qu'il est bien facile de sentir, il faut les abandonner, parce que la tension qu'ils lui feraient bientôt éprouver, nuirait à la liberté de ses opérations, et donnerait promptement lieu à cette fatigue excessive du cerveau si redoutable lorsqu'elle a lieu souvent, par rapport à l'action qu'elle exerce sympathiquement sur le système de la vie organique. Ce moment, où l'on doit suspendre toute espèce de travaux de cabinet, est un de ceux que l'on peut choisir pour s'occuper de ses affaires domestiques, ou pour se livrer à des récréations agréables, adaptées à son caractère et à ses goûts particuliers.

L'esprit, il faut en convenir, s'habitue à la fin aux exercices longs et forcés auxquels on l'assujettit, mais ce n'est jamais qu'aux dépens de la santé. Ce genre d'excès exerce son influence sur les propriétés vitales de l'organe central des sensations, et altère quelquefois l'intégrité des facultés intellectuelles ; d'autres fois, il porte peu à peu ses effets sur les différens systèmes de l'économie animale, sur les fonctions de la vie nutritive, et sur celles du système nerveux : alors le corps s'affaiblit insensiblement, s'émacie, et se décharne tellement qu'il ressemble à un squelette (comme cela arriva à Swammerdam), ou il acquiert cette susceptibilité organique qui dispose à contracter si facilement les maladies qui attaquent particulièrement ceux qui se livrent avec trop d'ardeur aux sciences ou aux lettres, en même temps qu'ils mènent une vie sédentaire et inactive.

On ne peut donc éviter le triste et déplorable résultat d'une conduite aussi dangereuse et aussi peu réfléchie, qu'en se soumettant avec exactitude aux règles générales de l'hygiène, et spécialement à celles qui viennent d'être indiquées dans ce chapitre.

CHAPITRE V.

De l'influence que la musique exerce sur l'esprit, et des avantages que les gens de lettres peuvent en retirer : analogie qui, sous ce rapport, existe entre l'exercice du sens de la vue et celui de l'ouïe.

LE premier, le principal soin qu'on doit avoir quand on consacre sa vie à la culture des sciences ou des lettres, est de procurer à l'esprit des récréations qui puissent faire disparaître promptement l'état de tension extrême qu'il éprouve par les effets d'une attention soutenue, et qui soient en même temps capables de rompre promptement la chaîne ou filiation des idées qui tiennent à l'objet sur lequel on a profondément médité, et dont l'esprit s'occupe encore dans les momens où l'on cherche à l'en distraire. On doit, pour cela, recourir à tous les moyens propres à favoriser efficacement cette double et importante indication ; et rien n'est plus convenable alors que les charmes de la musique, parce que rien ne porte sur l'organe central des sensations, une influence plus vive et plus directe ; elle agit sur l'esprit en modifiant le mode d'exercice de ses facultés, et en délassant celles d'entre elles qui ont été fatiguées par leur action long-temps prolongée ; elle excite l'activité des opérations de la mémoire et de l'imagination ; elle porte aussi son

influence sur les facultés affectives et sur les passions qu'elle excite ou apaise suivant que le genre
d'harmonie dont on se sert, est propre à les
émouvoir ou à les calmer.

Dans tous les âges du monde, dans toutes les
contrées de la terre, chez toutes les nations connues de l'univers, la puissance de la musique
sur le cœur et sur l'esprit de l'homme, s'est
manifestée de la manière la plus évidente ; quelquefois dans des circonstances remarquables elle
a produit des effets aussi prompts que surprenans. On peut, en faveur de cette assertion, rapporter un grand nombre d'exemples singuliers
pris également de l'antiquité et des temps modernes ; comme celui de Saül tombant dans des
accès de fureur maniaque, et ramené subitement
à la raison et à la gaîté par les doux accords de
la harpe de David ; celui de Timothée, qui, en
jouant certains airs sur sa lyre, transportait
Alexandre de fureur et le faisait courir aux
armes ; celui de Cyrus, roi de Perse, ranimant
le courage de ses troupes en faisant entonner
l'hymne de Castor et Pollux ; celui de l'empereur
Théodose, vivement touché par un air plaintif
et capable de peindre le repentir chanté à sa
table par des enfans, et qui le porta à pardonner
aux habitans d'une ville dont il avait juré la
perte ; celui d'Éric, surnommé le Bon, roi de
Danemarck, auquel un musicien habile fit éprou-

ver successivement les passions. les plus opposées, en jouant en sa présence divers morceaux
de musique capables d'exciter vivement les différentes affections de l'âme ; enfin, celui rap-
porté par Bayle, d'un gentilhomme qui, se trouvant à un concert où l'on exécuta un morceau
de musique de la composition de Claudin, en
fut tellement ému, qu'il mit aussitôt l'épée à la
main, désirant trouver quelqu'un qui voulût
se battre avec lui, et dont on ne put apaiser
l'ardeur belliqueuse qu'en changeant de mode
et en jouant un autre air. Si tous ces exemples
peuvent servir à prouver que la musique exerce
sur l'homme une influence marquée, rien n'at-
teste mieux aussi celle qu'elle a sur le système de ses facultés morales et intellectuelles.
On sait en effet qu'elle fait éprouver à l'homme
une sensation délicieuse, un plaisir vif, une
sorte d'allégresse qu'il est difficile de cacher, et
qui se manifeste aussitôt sur les traits et dans les
gestes : cette émotion, à la fois douce et vive
qu'elle produit sur l'âme et dont nous connais-
sons bien mieux les effets que nous ne saurions
en démêler la cause, la rend un des plus agréables délassemens, une des plus amusantes et des
plus salutaires récréations dont on puisse jouir
après des travaux longs et pénibles, et doit la
faire envisager en même temps comme l'un des
plus puissans excitans de certaines facultés in-

tellectuelles, spécialement de la mémoire et de l'imagination. C'est sous ce double point de vue que les effets de la musique doivent être considérés chez l'homme de lettres dont les sens sont plus délicats, et la sensibilité morale plus vive et plus développée que chez l'homme du monde. Elle est pour l'esprit une sorte de délassement dont il retire deux avantages précieux, soit qu'on la cultive, ou qu'on soit obligé d'en rechercher les plaisirs dans les lieux où l'on se réunit pour en jouir. Le premier de ces avantages gît dans la cessation prompte et même subite de l'espèce de tension qu'éprouve l'organe cérébral après des travaux excessifs de cabinet : le second dépend du degré d'activité qu'elle communique au système intellectuel dont elle excite vivement plusieurs facultés.

1°. La tension excessive du cerveau, après un travail d'esprit long-temps continué, peut se dissiper promptement et avec facilité par les effets que la musique produit sur l'homme sensible à ses doux accords. Les sensations délicieuses qu'elle fait éprouver à cet organe, au moyen des impressions agréables qu'il reçoit par l'appareil auditif, en changeant le mode d'exercice des opérations de l'intelligence, les rendent à leur état naturel et fait aussitôt cesser l'espèce de fatigue où se trouvent alors plusieurs d'entre elles : je dis plusieurs d'entre elles, parce que

L 4

ordinairement toutes n'ont pas en même temps le même degré d'activité. Si aucun des exercices de l'esprit ne l'accable autant que lorsque l'attention est long-temps fixée sur le même objet, rien aussi ne détourne et ne suspend d'une manière aussi prompte et aussi sûre l'exercice de cette faculté que toutes les impressions reçues par l'organe de l'ouïe, surtout lorsqu'elles sont produites par des sons harmonieux ou par les accords concertés de voix douces et mélodieuses. Ce qui le prouve, c'est qu'on essaierait vainement de s'appliquer à l'étude ou à la méditation sur un sujet quelconque lorsque d'agréables modulations viennent frapper l'oreille; et quoiqu'on puisse le faire pendant la récitation d'un discours, d'une ode, ou de tout autre morceau de littérature capable d'appeler l'attention et de la fixer, on ne le peut que très-difficilement pendant que l'on entend un morceau de musique bien exécuté et de nature à émouvoir fortement l'âme, à moins qu'on ne se soit long-temps exercé à vaincre les effets des impressions vives qu'imprime l'harmonie sur les systèmes auditif et intellectuel, à moins que par ce moyen on en ait contracté l'habitude, ou qu'on ait en quelque sorte le goût usé, dépravé, et qu'on ne soit plus susceptible d'être ému par des sons doux et harmonieux.

Si, dans les momens où l'on goûte les charmes de la musique, il est difficile de se livrer à quelques travaux d'esprit suivis, la raison en est simple et facile à déduire ; c'est que le plaisir vif qu'on éprouve alors, et la douce et agréable excitation que le cerveau reçoit en même temps, ne laissent, pour ainsi dire, à cet organe d'autre faculté que celle d'entendre. La réflexion, la méditation, l'attention sont suspendues ou ne peuvent que faiblement s'exercer, la filiation des idées et celle des raisonnemens qu'on cherche alors à établir est facilement interrompue dans ces momens où le génie s'anime, où l'imagination s'émeut, prend le plus brillant essor, et où l'âme semble être en quelque sorte entièrement attirée vers l'oreille par le charme indicible que lui fait éprouver le langage sublime de l'harmonie, qu'elle seule peut entendre et sentir. C'est ainsi qu'elle dissipe promptement la tension du cerveau et qu'elle prévient les maux qui peuvent résulter de l'action sympathique exercée sur tout le système de la vie organique.

Il est donc important que l'homme de lettres se fasse une espèce d'habitude des plaisirs de la musique, puisqu'il peut en retirer de si grands avantages : l'expérience peut convaincre de la vérité de cette assertion.

La musique ne dissipe pas seulement la tension d'esprit ; elle joint à ce bienfait celui de réjouir, de porter à la gaîté le savant qui a souvent une si grande propension à devenir sombre.

triste, morose, et qui trouve une sorte de jouissance à s'abandonner à ses idées noires et mélancoliques. Rien ne fait disparaître comme elle, et d'une manière aussi prompte, l'aspect soucieux et grippé de la face ; rien n'excite autant aux plaisirs, à la gaîté que certains airs dont les modulations sont vives et le mouvement précipité, comme des symphonies, des rondeaux, des ariettes, etc. C'est particulièrement ce genre que les gens de lettres doivent préférer, et celui en effet qui leur convient le mieux, en ce que, par la nature de leurs occupations et le genre de vie qu'ils mènent, ils sont tous plus ou moins enclins à la tristesse et à la mélancolie.

La musique offre un mode d'harmonie d'un genre plus élevé, d'un style, d'une composition plus grave, d'un mouvement entièrement opposé au premier, qui porte son action sur les facultés affectives, en même temps qu'elle excite fortement l'action des fonctions de l'entendement, quoiqu'en produisant sur elles des effets différens de ceux dont nous venons de parler. Ce genre, que l'on pourrait avec raison appeler le sublime de l'art, fait naître l'enthousiasme, éveille le génie, émeut fortement l'imagination, donne naissance à une foule d'idées brillantes ; il élève l'âme, épure le cœur, et développe chez l'homme sensible aux charmes ineffables de l'harmonie, des sentimens divers capables de faire naître ou d'exciter les plus vives comme les plus douces émotions. Moyens non moins capables que les autres attributs de la musique de contribuer au délassement du cerveau, de dissiper l'excitation de cet organe produite par des travaux excessifs de cabinet, et de le remettre en peu de temps dans les dispositions qui peuvent lui permettre de les reprendre sans fatigue et sans contrainte ; ce qui dépend autant de la propriété qu'a la musique de suspendre l'activité et les efforts pénibles de l'attention, que du changement dans l'ordre, et la direction des autres opérations de la pensée. Aussi, combien l'histoire des hommes célèbres ne nous offre-t-elle pas d'exemples des avantages qu'ils ont retirés de cet art, pour procurer un repos salutaire à l'esprit, et le dégager des fatigues auxquelles donnent lieu l'étude et les méditations prolongées. Le bon et tendre Henri IV, ce modèle des souverains, aimait la musique et la poésie, et se délassait souvent du fardeau de la couronne par la culture de l'une et de l'autre. Le grand Frédéric, qui aimait passionnément la flûte, en jouait souvent pour se soustraire d'une manière agréable aux charges, aux dégoûts de la souveraineté, ainsi qu'aux fatigues d'esprit produites par des travaux littéraires auxquels on sait que ce prince se livrait habituellement. Jean-Jacques Rousseau aimait aussi passionnément la musique, et la cultivait avec goût ; peut-être même lui doit-il une partie de la célébrité qu'il s'est si justement acquise dans les lettres. L'illustre et savant Boerhaave consacrait ordinairement les matinées et les soirées à l'étude et aux méditations ; et après avoir donné le reste de la journée aux autres occupations de son état et à la société de quelques amis, il cherchait à se délasser l'esprit par les plaisirs de la musique, dont il était amateur passionné. « Quand il ne pouvait sortir » de chez lui, dit Fontenelle, il jouait de la » guitare ; divertissement plus propre que tout » autre à succéder aux occupations sérieuses et » tristes, mais qui demande une certaine douceur » d'âme, que les gens livrés à ces sortes » d'occupations n'ont pas, ou ne conservent pas » toujours » (1). Milton, enfin, était excellent musicien ; il ne travaillait que jusqu'à son dîner, et passait ensuite le reste de la journée à jouer de quelque instrument.

Que d'exemples encore ne pourrait-on pas ajouter à ceux-ci, pour démontrer combien les savans et les hommes de lettres ont retiré d'avantages de la musique !

Lorsqu'on s'est appliqué pendant un jour entier

______

(1) *Eloge de Boerhaave*, par Fontenelle, 6ᵉ volume de ses Œuvres complètes. Paris, 1765.

à méditer attentivement sur un sujet quelconque pour le considérer sous tous ses rapports , et qu'à la suite de ce travail, l'esprit se trouve affaissé sous le poids de ses propres efforts , rien ne peut effectivement le soulager d'une manière plus prompte et plus efficace que les plaisirs de la musique : aussi le savant et l'homme d'état qui sauront calculer tous les avantages de la vie, et apprécier surtout ceux d'une constitution saine et robuste, ou au moins exempte d'infirmités, s'empresseront-ils toujours de recourir à ce moyen pour se soustraire aux dangers des trop longues contensions.

2°. L'expérience nous apprend que la musique exerce sur les facultés morales de l'homme, particulièrement sur les opérations de l'esprit, une influence des plus vives et des plus marquées, ainsi que nous venons de le voir ; mais expliquer comment des sons harmonieux parvenus à la portion molle du nerf auditif, peuvent, au moyen de l'ébranlement qu'ils lui communiquent et qu'elle transmet au cerveau, produire un changement total dans l'ordre, la nature et la succession des idées, c'est ce qui n'est pas possible, c'est ce qui dépassera toujours la conception humaine, et probablement ce qu'on ne pourra jamais pénétrer. Toutefois, il est reconnu, sans avoir besoin de recourir à de vaines et frivoles explications, que les principaux effets de la musique sur l'intelligence, sont d'exciter fortement plusieurs de ses facultés, et d'agir diversement sur celles qui peuvent être spécialement soumises à son action. Son pouvoir s'exerce-t-il sur l'imagination; elle l'émeut, l'enflamme, la transporte : c'est ainsi qu'elle doit, pour ainsi dire, créer et développer le génie. Se porte-t-il sur la mémoire; elle en favorise les opérations et en remue les ressorts. Dans les momens où elle exerce son action, et pendant ceux qui leur succèdent, elle rend l'acte de la perception plus net, plus facile; elle agit de même sur la faculté de concevoir, qu'elle rend dans le même temps plus active et plus rapide; elle change entièrement la nature et le caractère des idées; elle les fait éclore rapidement et avec facilité; elle les féconde, les vivifie, les rend brillantes, et les fait couler librement et sans efforts : par elle, enfin, l'homme moral peut acquérir un degré de perfection, auquel il ne parviendrait peut-être pas aussi facilement sans son influence.

Peu d'hommes sont capables de résister au pouvoir magique de l'harmonie; elle parle aux cœurs glacés, aux esprits froids et stupides; elle les émeut diversement les uns et les autres, en dépit de l'imperfection de leur organisation et de leur existence morale; elle réveille chez l'homme le plus insensible et le plus indifférent, des sentimens qu'il est tout étonné de ressentir, et

change tellement les lois de son intelligence et
ses facultés affectives, qu'elle peut alors leur permettre d'acquérir un degré de développement
dont elles paraissaient peu susceptibles. « Rien
» n'égale le génie du musicien, dit J.-J. Rous-
» seau (*Dictionnaire de musique*) ; il soumet
» l'univers entier à son art ; il peint tous les
» tableaux par des sons ; il fait parler le silence
» même ; il rend les idées par des sentimens,
» les sentimens par des accens, et les passions
» qu'il exprime, il les excite au fond des cœurs.
» La volupté par lui prend de nouveaux char-
» mes ; la douleur qu'il fait gémir arrache des
» cris ; il brûle sans cesse et ne se consume ja-
» mais ; il exprime avec chaleur les frimas et
» les glaces ; même en peignant les horreurs de
» la mort, il porte dans l'âme ce sentiment de
» vie qui ne l'abandonne point, et qu'il com-
» munique aux cœurs faits pour le sentir ».
L'homme qui ne cultive point la musique, mais
dont l'âme est tendrement émue ou vivement
touchée par de mélodieux accords, nage dans
une mer de délices ; son esprit s'anime ; son imagination enchantée lui retrace les tableaux les
plus rians et les plus animés, et lui peint les
objets sous les couleurs les plus séduisantes et
les plus variées ; les idées qui auparavant semblaient être effacées de la mémoire, s'y reprodui-
sent avec complaisance, et se combinent diver-

sement (1). Et s'il est important pour tous ceux qui se livrent aux sciences de se procurer d'agréables récréations, et de délasser leur esprit par les plaisirs de la musique, et de l'émouvoir agréablement par les effets des sensations à la fois douces et vives qu'elle communique à l'âme; il l'est bien plus encore pour ceux qui se livrent aux élans sublimes de la poésie ou de l'art oratoire; car l'harmonie est un des plus puissans excitans de l'imagination, et celui qui agit sur elle de la manière la plus favorable et la plus naturelle. Elle est elle-même une sorte de poésie enchanteresse et sublime, et ses doux accords renferment l'éloquence la plus mâle et la plus persuasive. Ils doivent les uns et les autres puiser dans les jouissances qu'elle offre, dans la douce volupté qu'elle inspire, qu'elle communique à l'ensemble du système moral, cette chaleur vive, ce jeu brillant de l'imagination si nécessaires pour l'invention dans la plupart des ouvrages d'esprit, et qui contribuent si puissamment à leur beauté et à leur perfection.

---

(1) « Tout l'empire de la nature est l'empire de l'harmonie. Tout ce qui respire, tout ce qui est né sensible subit sa loi. S'il est quelqu'un qui l'ose contester, il est sans entrailles; il est né sans doute dans l'absence des grâces et sous un astre sinistre, au sein des rochers impitoyables et parmi les animaux farouches. » (**Gresset**, *Discours sur l'Harmonie.*)

Voilà les avantages qu'ils retireront de l'influence de la musique par rapport à la culture des lettres et des sciences : ceux qu'elle leur procurera sous le rapport de la santé, seront de leur éviter toute espèce d'efforts laborieux de la pensée, et de les soustraire aux longs et dangereux effets de la tension excessive du cerveau, qui en sont les résultats nécessaires. Enfin, un autre avantage non moins précieux qu'ils peuvent en espérer, sera de se compenser par les sensations douces ou vives qu'elle fait éprouver, des tourmens, des chagrins cuisans, des douleurs sans nombre, et même des douleurs physiques qui ne sont que trop souvent le triste et déplorable apanage d'une profession aussi utile et aussi honorable; genre d'adoucissement qui n'est pas à dédaigner, puisqu'il peut suppléer à une infinité d'autres.

Les productions des beaux-arts qui ravissent d'admiration, comme tant de chefs-d'œuvre enfantés par le génie de la peinture et de l'architecture, produisent souvent sur l'imagination et sur les idées des effets analogues à ceux de la musique; quoiqu'ils se fassent sentir plus lentement et avec moins de vigueur, parce que les impressions que l'organe de l'ouïe reçoit déterminent sur le cerveau une excitation plus prompte, plus vive; qu'elles font naître un plus grand nombre d'idées, et cesser l'activité de l'attention

M

et la fatigue de l'esprit bien plus promptement et plus sûrement que toutes celles transmises par les autres organes des sens. Il serait, d'après cela, raisonnable d'appeler l'ouïe, plutôt que l'odorat, comme le voulait J.-J. Rousseau, le sens de l'imagination. L'exercice du sens de la vue peut aussi émouvoir l'imagination, diminuer la force de l'attention, et même lui procurer une sorte de repos lorsqu'on admire quelques chefs-d'œuvre de l'art, ou que l'on contemple les beautés sublimes et imposantes de la nature. Ainsi quand il exerce particulièrement son action avec tant de force et d'activité sur la plus brillante faculté de l'esprit lorsqu'on lit quelques morceaux choisis de littérature, c'est qu'alors ce sens remplace celui de l'ouïe, et qu'il transmet au cerveau les impressions qu'il reçoit, pour ainsi dire, à la manière de l'organe auditif ; et que ces impressions produisent sur l'esprit le même genre d'excitation que celle causée par des sons agréables et harmonieux. Je ne crois donc point cependant qu'on puisse se refuser à admettre que l'organe de la vision, par le moyen des jouissances qu'il procure à l'esprit, puisse également suspendre ou modifier l'exercice de l'attention et déterminer ces mouvemens vifs et impétueux de l'âme qui amènent une sorte d'exaltation de l'imagination ; on a des exemples trop fréquens du contraire, et ce serait certainement à

tort qu'on lui contesterait de procurer ces avantages ; mais je pense que les impressions qu'il
transmet ne pourront, dans aucune circonstance,
inciter aussi vivement le cerveau , et déterminer
l'activité des opérations de l'imagination et de la
mémoire autant que l'organe de l'audition.

CHAPITRE VI.

*Des avantages que les gens de lettres peuvent retirer
des réunions ou sociétés intimes qu'ils forment entre
eux.*

Puisque l'esprit a besoin de repos après être
resté long-temps en exercice , et qu'il est utile de
le recréer après qu'il a été soumis à un travail
pénible et assidu, on doit s'attacher à connaître
les différens moyens qui peuvent conduire à ce
but important, afin de les varier de temps à
autre, et de ne point s'astreindre à un seul, qui
n'ayant peut-être pas l'avantage de flatter tous
les goûts, de s'accommoder à toutes les habitudes, deviendrait infailliblement insipide, mo-
notone, et finirait bientôt par ennuyer. La musique elle-même, qui offre tant de ressources à
l'esprit, pourrait bien pendant long-temps conserver l'avantage d'être pour le savant l'objet
des plus agréables récréations; mais comme elle
pourrait aussi ne pas toujours lui suffire et le
repaître de ses enchantemens, il ne doit les ré-

chercher qu'avec une sage réserve, et de manière qu'elle puisse conserver long-temps la propriété d'agir vivement sur ses facultés intellectuelles. Elle n'est pas d'ailleurs l'unique moyen auquel on puisse recourir pour obtenir cette parfaite inactivité de la plupart de ces facultés, ce repos des fonctions cérébrales si utile à la santé des gens de lettres, et qui, après avoir été goûté pendant quelque temps, les met à même de reprendre facilement leurs travaux, et de les continuer avec fruit. Il en est plusieurs autres encore qui, en modifiant comme elle l'action de ces facultés, ont l'avantage de communiquer d'une manière indirecte, à leur ensemble, une espèce particulière d'excitation qui, loin de les fatiguer et de les laisser en quelque sorte succomber sous le poids d'une tension accablante, peuvent au contraire faire disparaître celle où elles se trouvent, après être restées long-temps en exercice.

Au nombre de ces moyens importans, on doit placer les récréations que les gens de lettres se procurent dans les réunions ou sociétés particulières qu'ils forment entre eux. Ces réunions, qui, à certains égards, peuvent remplacer les délassemens que la musique procure à l'esprit et au centre commun des sensations, ont en outre, surtout dans la jeunesse, l'avantage de concourir à l'augmentation, à la perfection des connaissances, et à l'acquisition d'idées nouvelles,

par la discussion, ou par de simples entretiens
sur différens objets des sciences avec des hommes
doués à la fois d'une expérience sûre, d'une sagacité profonde, d'un goût pur, d'un jugement
sain, et surtout d'un esprit brillant et éclairé.

Rien n'excite l'amour de la gloire et le désir
d'une instruction solide comme ces entretiens et
ces discussions où chacun déploie toutes les
ressources de son imagination; où l'envie de se
surpasser mutuellement anime tous les esprits,
enflamme toutes les pensées. C'est dans de pa-
reilles réunions que les savans s'éclairent entre
eux, qu'ils apprennent à combattre les erreurs
et les préjugés qui prennent si fréquemment la
place de la vérité, et que les lettres se perfectionnent et s'affranchissent du joug qui en re-
tarde les progrès : là nécessairement le goût
s'épure, l'esprit se développe et se forme ; le
génie prend son essor naturel : et l'amour-propre,
ce premier mobile des êtres pensans, cet aiguillon
moral qui agit sur les facultés intellectuelles de
l'homme avec tant de force et d'activité, éveille,
excite l'émulation, inspire et nourrit le désir de
surpasser des rivaux. Aussi que de pensées sublimes, profondes, que de conceptions grandes
et ingénieuses ont été puisées à cette source ! que
d'écrits importans ou agréables ont dû leur naissance aux avantages de ces entretiens et à l'amour
de la célébrité ! Tous les hommes, il est vrai, ne

M 3

sont point faits pour connaître les charmes de l'étude, pour sentir le genre de félicité qu'elle procure; tous ne savent point apprécier les douceurs et les avantages attachés à la perfectibilité morale et intellectuelle qu'on ne peut acquérir que par elle. Il en est qu'un faux instinct dirige vers la culture des sciences ou des lettres, quoiqu'ils n'y soient pas propres : car le prisme séduisant à travers lequel l'homme de génie entrevoit le temple de l'immortalité, communique souvent un espoir trompeur à ceux qui ne semblent nés que pour concourir par leur chute au triomphe éclatant des autres, et mourir ensuite obscurément après n'avoir obtenu que des succès éphémères. Mais aussi combien ce temple sacré, envié avec tant d'ardeur, célébré par tant d'éloges, n'a-t-il pas vu graver sur ses lambris impérissables de noms fameux, devenus chers aux lettres et à la philosophie ! Ce n'est guère qu'à ces derniers que peuvent s'appliquer les règles de l'hygiène qui font spécialement l'objet de ce Chapitre. Toutefois, les hommes qui cultivent les sciences ou les lettres par goût, et sans autre but que celui d'occuper agréablement une partie de leurs loisirs, ne doivent pas négliger de prendre le repos nécessaire à l'esprit après l'avoir longtemps tenu en exercice, quoiqu'ils ne le fassent ni avec la même ardeur, ni avec la même persévérance que ceux qui consacrent leur vie aux pro-

grès des unes et des autres. Ils doivent recourir
aux mêmes distractions qu'eux, parce qu'en s'y
livrant avec une certaine assiduité ils sont exposés aux mêmes accidens.

Les récréations prises au sein d'une société
composée de savans et de gens de lettres sont
donc pour eux-mêmes des moyens puissans d'hygiène auxquels ils peuvent recourir, et qu'ils
doivent même préférer quelquefois à tout autre,
puisqu'en les prenant on peut, sans fatiguer l'esprit, augmenter ses connaissances par de lumi-
neuses et profondes discussions, et développer en
même temps ses talens naturels par les effets de
l'espèce d'excitant moral que l'amour-propre met
en jeu; avantage qu'on ne peut obtenir lorsqu'on
aime l'état d'isolement et que l'on mène une vie
trop retirée. Ce qui donne même à ces réunions
une double utilité, c'est que les opérations de l'esprit s'exécutent mal lorsque celui-ci est excédé
par un travail poussé à l'excès, et que chacune
d'elles se délassant par la suspension de l'attention
et le changement qui s'opère alors dans le mode et
la nature de leurs exercices, il en résulte qu'il
continue, dans ces momens, de remplir librement
ses fonctions, d'acquérir de nouvelles idées, de
reproduire et de féconder les anciennes sans
éprouver ni tension ni fatigue.

On sait à quel degré de finesse, d'enjouement,
et souvent même à quel degré de profondeur

sont portés les entretiens et les discussions des
savans dans les momens qui succèdent aux repas
qu'ils font entre eux ; momens précieux appelés
le dessert des gens de lettres à cause des délices
qu'ils y trouvent eux-mêmes : tout ce que les
sciences ont de plus obscur et de plus difficile,
et les lettres de plus délié, de plus délicat, est
alors agité, examiné, discuté dans tous ses points,
sous ses différens rapports et reproduit sous toutes les formes possibles ; il semble que dans ces
instans rien ne puisse résister à la pénétration
et à l'activité de leur esprit, à la force, à la
solidité de leur raisonnement, et au jeu brillant
de leur imagination. Mais comme ce n'est point
exclusivement dans les momens où le plaisir les
réunit qu'ils peuvent trouver tous ces avantages,
ils doivent fréquemment chercher à en jouir
dans des réunions formées entre eux, et dont
ils doivent bannir toute gêne et toute étiquette.

L'histoire nous fournit un grand nombre
d'exemples de savans qui ont orné et poli leur
esprit, développé leurs talens, et acquis une
grande partie de leurs connaissances, dans le commerce habituel d'hommes qui, comme eux, cultivaient les sciences ou les lettres, et dont les
noms peut-être seraient restés dans un oubli
éternel, sans les rapports qu'ils ont eus avec leurs
émules. Ainsi Platon, après avoir fait ses premières études et ses exercices à la manière des

Grecs, et appris la musique sous Dracon d'Athènes, et sous Métellus d'Agrigente (1), et devint le
disciple et l'ami de Socrate, dont il nous a transmis la doctrine ; quelque temps après l'amour
de l'étude le porta à suivre la philosophie d'Héraclite sous Cratylus, celle de Parménide sous
Hermogène : il suivit aussi Théodore et Euclide
de Mégare, célèbres mathématiciens, et plusieurs
autres encore dans les leçons et dans les entretiens desquels il perfectionna son éloquence naturelle, et cette philosophie profonde et sublime
à laquelle il doit sa célébrité. Cicéron rechercha
aussi avec empressement la société des gens de
lettres de son temps ; il se forma le goût particulièrement dans celle du poète Archias, qu'il
défendit par la suite avec tant de chaleur et
d'éloquence ; dans celle de Plotius le rhéteur,
des deux Scévola, de Melon, du philosophe
Possidonius, dont il nous a fait connaître la
doctrine, de Diodore le stoïcien, de Phèdre
l'épicurien, et de plusieurs autres hommes qui
cultivaient les lettres avec goût et distinction.
Salluste, après s'être retiré du tumulte des af-

---

(1) On sait que les anciens et que Platon lui-même com-
prenaient sous le nom générique de musique l'harmonie
proprement dite et la poésie. *Voyez* Platon, *de la République, ou Dialogue sur la justice*, traduction française.
Paris, 1762.

faires, passa les dernières années de sa vie à jouir de la société de plusieurs hommes recommandables par leur mérite et leurs talens : de ce nombre étaient Horace, Cornélius Népos, Messala Corvinus, Nigidius Figulus qui, eux-mêmes, jouissaient dans la société de cet historien célèbre, des avantages et des plaisirs qu'il retirait de la leur. Dans les siècles derniers, Racine, La Fontaine, Molière, Boileau, Fontenelle, Diderot, d'Alembert, recherchaient également la société des personnes qui, comme eux, cultivaient les lettres. Et sans recourir à d'autres exemples pris de la docte antiquité ou des temps modernes, à travers le grand nombre d'hommes de lettres qui se sont particulièrement fait remarquer en France, on peut citer Voltaire, cet homme vraiment étonnant par la force et l'activité de son esprit, par l'étendue et l'immense variété de ses connaissances, et qu'on peut à ce double titre placer au rang de ceux qui ont le plus illustré le siècle dernier ; Voltaire se forma l'esprit, perfectionna ce goût naturel et délicat, ce ton de fine plaisanterie, d'ironie, développa le germe de toutes les qualités brillantes qui lui sont propres, dans la société de Chaulieu, de La Fare, et de plusieurs autres personnages marquans de la cour de France. Le reste de sa vie fut consacré à des entretiens familiers, ou à des correspondances suivies avec tous les hommes de l'Europe qui avaient obtenu une distinction marquée dans les lettres. C'est sans doute dans des réunions de ce genre que son esprit se développa d'une manière si parfaite, et que, s'il en eût eu besoin, il eût trouvé l'encouragement qui contribua le plus à la gloire qu'il s'est acquise dans les belles-lettres, je dirais même dans la philosophie, s'il avait toujours montré cette modération qui seule peut rendre l'homme vraiment heureux.

Desmahis disait ordinairement, que si l'union et l'harmonie régnaient parmi les gens de lettres, ils seraient, quoique peu nombreux, les maîtres du monde. J'ignore si ce poète disait vrai; mais je crois qu'alors on pourrait assurer qu'ils connaîtraient mieux le vrai bonheur, et réussiraient beaucoup mieux qu'ils ne le font souvent, à jouir de celui auquel la condition humaine peut atteindre. Que de chagrins, de tourmens, de dégoûts ils s'épargneraient en effet! quels plaisirs, quelles douceurs, au contraire, ils goûteraient si, au lieu de se fuir et de s'entredéchirer comme quelques-uns d'entre eux ont fait souvent dans leurs écrits, ils se liaient par le plus solide et le plus inviolable attachement, et s'ils cherchaient mutuellement à se garantir des peines et des travers qu'ils éprouvent! Si l'esprit de modération et une noble modestie les guidaient toujours, leur amour-propre ne serait pas aussi souvent et aussi cruellement blessé par les diatribes virulentes qu'ils se lancent réciproquement ; et, je le dis avec peine, par les calomnies dont quelques-uns s'accablent entre eux. Voltaire, avec son ironie et sa causticité accoutumées, n'aurait pas, comme il l'a fait, vomi le poison de sa prévention et de sa haine contre J.-J. Rousseau qui l'admirait sincèrement, contre La Beaumelle qu'il avait protégé, et contre le marquis de Pompignan qui n'avait à son égard d'autres torts que d'avoir moins de talens que lui (1) ; ils ne se seraient pas haïs, évités et accablés d'injures comme ils l'ont fait réciproquement à une certaine époque ; ils se seraient épargnés les uns les autres des chagrins bien cuisans ; ils n'auraient pas connu les tortures de l'envie, cette ennemie du repos et du bonheur de l'homme, qui contribue si puissamment au dérangement, à l'aberration des fonctions vitales, et au développement d'un grand

----

(1) « Nous avons vu les philosophes persécutés par des » fanatiques. Mais est-il possible que les gens de lettres » s'en mêlent aussi, et qu'eux-mêmes ils aiguisent souvent » contre leurs frères les armes dont on les perce tous l'un » après l'autre ? Malheureux gens de lettres, est-ce à vous » d'être délateurs ? Voyez si jamais chez les Romains il y » eut des *Garasses*, des *Chaumeix*, des *Hayer* qui accu- » sassent les *Varron*, les *Lucrèce*, les *Pline* ? » On a peine à croire que ce soit Voltaire lui-même (*Diction. philosoph. art. Philosoph.*) qui soit l'auteur de ces réflexions. Il n'accusait pas, mais il déchirait ses rivaux.

nombre de maladies nerveuses ou organiques.
Car il ne faut pas croire que l'étude et les
méditations produisent seules tous les maux
qui accablent les gens de lettres, les dévorent
et les moissonnent souvent à la fleur de l'âge :
ce ne sont pas exclusivement les exercices de
l'esprit qui occasionnent tous ceux dont nous
avons parlé. S'y livre-t-on toujours sans être
en proie à des chagrins, à des peines secrètes,
à des tracasseries sans nombre, suscités par la
jalousie, les jugemens iniques, les injures per-
sonnelles, les injustes persécutions qu'attirent le
mérite et la célébrité; ou même quelquefois, par
le désespoir qu'inspire la chute d'un ouvrage,
ou le triomphe d'un concurrent? Compterait-on
pour rien les passions fortes et profondes qui se
fomentent, se cachent au fond du cœur, et qui
exercent sur l'économie animale les ravages les
plus désastreux, tourmentent souvent ceux qui
cultivent les sciences, et agissent simultanément
avec les exercices de l'esprit sur le système général
de la vie nutritive? Des organes malades et déjà
affaiblis par les effets sympathiques d'une longue
suite de travaux et de contensions d'esprit; des
nerfs trop irritables et trop sensibles; une imagination exaltée et mobile; un cœur susceptible
d'être facilement ému par les différens genres
d'affections morales que l'homme peut ressentir,
résisteront-ils toujours aux chocs violens des

passions et à leurs pernicieux effets? Le degré
de force morale est-il toujours, chez les gens de
lettres, proportionné à celui de leur élévation
intellectuelle; leur permet-il toujours de triompher de la violence des tourmens, et des chagrins qui les agitent et les désolent? Sont-ils toujours de vrais philosophes ceux qui enseignent
l'art d'être heureux? ont-ils constamment assez
d'énergie, de courage, d'empire sur eux-mêmes
pour mettre fidèlement en pratique les sages
maximes dont leurs ouvrages abondent? Non,
sans doute; et rien ne prouve mieux combien il
est plus facile de donner des préceptes que de les
suivre soi-même, que la faiblesse et la pusillanimité avec laquelle certains d'entre eux agissent dans des occasions importantes. Racine au-
rait-il été aussitôt enlevé aux lettres, s'il n'eût
pas autant pris à cœur le chagrin qu'il éprouva
d'avoir encouru la disgrâce d'un monarque absolu; s'il avait eu assez de force pour se mettre
au-dessus de cet événement peu fait pour altérer
la félicité d'un philosophe; et s'il avait eu le bon
esprit de s'en consoler au sein de sa famille,
dans la réunion de ses amis, ou dans celle des
hommes de lettres ses contemporains? Considérez
le farouche et malheureux auteur d'Émile, il fuit
Hume son ami et son bienfaiteur, sur un soupçon
aussi injuste de la part de celui qui le conçoit,
qu'injurieux au cœur et à la pureté des inten-

tions de celui sur lequel il plane; à une autre époque, il repousse dédaigneusement Gresset, par un jeu de mots indigne d'un philosophe, lorsque ce poète aimable vient lui offrir un hommage dû à ses talens et à son mérite. Sa vie, qui n'a été qu'un tissu de craintes chimériques, de défiances ombrageuses et mal fondées, n'aurait-elle pas outrepassé le terme qu'elle a atteint; et cet écrivain célèbre n'eût-il pas vécu plus tranquille et plus heureux, s'il avait fait sur lui-même quelque effort pour triompher de son humeur noire et bizarre, et diminuer la trop grande sensibilité de son caractère, en se rapprochant, comme il le devait peut-être, d'hommes dont les talens et le cœur lui étaient connus; en sachant apprécier leur mérite, leurs intentions, et en cultivant leur société, au lieu de les fuir obstinément comme il l'a toujours fait? Que ne pourrait-on pas ajouter encore pour prouver combien il serait avantageux pour les savans et les gens de lettres, de se rechercher mutuellement, et d'établir entre eux des réunions particulières, afin d'étouffer dans leur germe les haines secrètes qu'engendrent fréquemment l'esprit de rivalité, et les froissemens d'amour-propre? L'habitude de se voir chaque jour augmente la confiance et la rend réciproque; elle fait naître cet attachement intime, cette bienveillance, ce besoin de se retrouver qui, les unissant à la fin et d'une

manière indissoluble, préviendrait tous les sentimens pénibles, toutes les passions haineuses,
tous les sujets de rivalité qui mettent ordinairement entre eux la plus funeste dissension.
Horace leur a laissé un beau modèle à suivre,
par la tendre amitié qu'il portait à Virgile, et
qu'il peint avec tant de charmes et de vérité
dans son ode sur le voyage que ce poète fit à
Athènes (1) ; et par celle non moins vive et non
moins sincère qu'il portait à Tibulle (2). Charles
Bonnet, rival et ami de Spallanzani, loin de le
tourmenter par des critiques injustes et amères,
comme ne le font malheureusement que trop
quelques savans, se plaisait à encourager ses efforts, et à les seconder de toutes les forces de son
génie : « Il s'était établi entre ces deux inter-
» prètes de la nature, dit M. Alibert, une cor-

---

(1)   *Sic te diva potens Cypri,*
   Sic fratres Helenæ, lucida sidera,
      Ventorumque regat pater,
   Obstrictis aliis, præter Iapyga,
      Navis, quæ tibi creditum
   Debes Virgilium : finibus Atticis
      Reddas incolumen, precor,
   Et serves animæ dimidium meæ.

Q. Horat. Flacc. od. III, lib. I.

(2) *Q. Horat. Flacc. epistol. IV, lib. I, ad Albium
Tibullum.*

» respondance assidue de lumières, une commu-
» nication réciproque ou plutôt un commerce
» continuel de recherches, de découvertes et
» de gloire. On aime à voir sans doute les hommes
» destinés à reculer les bornes de la pensée, s'ad-
» mirer sans se haïr, s'entr'aider même par des
» conseils généreux, et cultiver, comme de con-
» cert, le vaste champ de la science humaine ; la
» passion de l'envie agite rarement les grandes
» âmes ; elle ne tourmente que la médiocrité (1) ».

Non-seulement le malheureux mélancolique
trouvera dans les sortes de réunions dont je
viens de parler, les distractions les plus douces
et les plus utiles, pour le soustraire à l'ennui et
aux idées tristes et lugubres qui l'accablent, et
de sûrs moyens d'adoucissement à ses maux ; mais
l'homme avide d'instruction et de gloire, celui
qui aime à développer son intelligence et à perfectionner ses talens, y goûtera dans toute leur
plénitude des délices qu'il chercherait vainement
dans le tourbillon du monde, en même temps
qu'il y jouira de tous les avantages que l'esprit
peut retirer d'une douce et agréable solitude. La
plupart des hommes qui cultivent leur esprit
suivant la diversité de leur goût, de leurs inclinations et même de leurs études, se portent
entièrement ou vers la retraite, ou vers le monde :

---

(1) *Éloge historique* de Lazare Spallanzani.

N

ces deux partis extrêmes ont leurs avantages et leurs inconvéniens. « Il me semble, dit M. La Harpe (*Éloge de Collardeau*), que le commerce des gens de lettres participe aux uns et remédie aux autres. » Cette conduite, en effet, qui peut leur devenir d'une grande utilité, ne serait remplacée dans le monde, que par des distractions frivoles, indignes des hommes de cette classe, et souvent par des scènes capables d'exciter des passions violentes qui peuvent devenir funestes à la santé ou même à la vie, chez des individus dont le système nerveux est aussi sensible qu'irritable ; tandis que les récréations prises dans une réunion d'hommes de lettres où préside l'amitié la plus pure, loin de donner matière au développement de ces affections terribles de l'âme, feront, au contraire, goûter des jouissances pures, licites, durables, et procureront des avantages d'une espèce inconnue à tout autre qu'à ceux qui cultivent les sciences et la philosophie.

Tout, d'après cela, doit déterminer les savans à se rechercher, et à former entre eux des réunions particulières pour se soustraire d'une manière sûre aux sentimens haineux qui les divisent, et les animent quelquefois les uns contre les autres ; ils le doivent d'autant plus qu'ils suivent la même carrière, et que tous leurs efforts doivent tendre vers un but commun, l'avancement de la perfection morale de l'homme.

Ils le doivent encore afin de s'éclairer mutuellement , de s'entr'aider à triompher des chagrins, des dégoûts, et des persécutions sans nombre que leur suscite l'envie ou la médiocrité, afin
surtout de faire cesser cet état de torpeur , de
morosité, et cette fatigue extrême du cerveau ;
résultat nécessaire d'études, de méditations longues et forcées, de lectures sèches , arides, et
de tous les autres genres de travaux qui exigent
un exercice soutenu et une grande application
d'esprit. Ceci n'a besoin ni de développement,
ni de commentaire ; il sera facile de sentir quels
avantages l'on retirera de l'observance de ce précepte, pour éviter l'influence de la cause principale des maladies qui tirent ordinairement leur
source de la culture des sciences et des lettres.

CHAPITRE VII.

Des avantages que les gens de lettres peuvent retirer de la société des femmes.

Si les règles particulières de l'hygiène des gens de lettres doivent avoir le double but de les soustraire aux effets pernicieux des contentions d'esprit long-temps prolongées, et d'entretenir sans efforts le jeu des diverses opérations de l'entendement, on doit, pour y parvenir, employer les moyens les plus capables de contrebalancer le penchant irrésistible qui les entraîne vers l'étude, et d'exercer en même temps sur le cerveau, une excitation douce et peu fatigante; et mettre en usage non-seulement ceux qui peuvent détendre et récréer notre esprit, mais encore ceux qui sont les plus propres à nous captiver, et à nous arracher par une douce violence à des travaux dont l'habitude et les excès peu mesurés peuvent nuire à la santé. De tous ceux qui, déjà, ont été proposés, aucun ne peut mieux remplir cette indication que le commerce habituel des femmes, surtout de celles qui cultivent les lettres, et qui joignent aux plus aimables qualités de l'esprit, un caractère noble, élevé, une âme tendre, sensible, et une douceur de sentiment qui seule saurait suppléer à la plupart des autres prérogatives dont la nature peut les

doter ; ce qu'on ne manque jamais de démêler,
lorsque les inclinations du cœur sont conduites
et éclairées par la raison.

Les sociétés ou réunions que les gens de lettres
forment entre eux, seraient suffisantes sans doute
pour leur faire connaître le bonheur parfait, s'il
ne consistait que dans les jouissances de l'esprit,
et s'il ne fallait pas à l'humanité quelque chose
de plus ; elles peuvent leur procurer des plaisirs
vrais, solides ; un calme imperturbable, une
force et une égalité d'âme bien précieuses et bien
utiles à l'homme de lettres si souvent en butte
aux plus choquantes et aux plus bizarres vicissitudes de la vie. Mais la société des femmes offre
des avantages et un genre particulier de douceur
que la science ne saurait procurer ; elle offre
aux savans ce qu'ils ne trouveraient pas aussi
parfaitement autre part, un asile sûr contre les
peines du cœur, et surtout contre les fatigues
produites par de longues contentions d'esprit ;
parce qu'en effet, rien n'est plus propre à le
détendre et à le reposer, que les plaisirs purs,
goûtés au sein d'une réunion aimable et choisie,
où l'on sent impérieusement le besoin de se retrouver, et dont la fréquentation habituelle paraît nécessaire à notre félicité, je dirais presqu'à
notre existence. « Les talens de l'homme, dit
» Roussel, sont plus propres à lui donner une
» haute opinion de son espèce : ceux de la femme

» contribuent plus au bonheur qu'ils ne flattent
» la vanité. Si on aime quelquefois à errer avec
» le premier dans les régions désertes et inacces-
» sibles du génie, la difficulté de soutenir long-
» temps un état peu fait pour notre faiblesse,
» nous fait retomber avec plus de plaisir dans
» la sphère ordinaire où la nature nous a placés,
» et que la femme embellit par des qualités qui
» sont toujours de mise, et qui font toujours le
» charme de tous les momens » (1). Le savant
peut donc goûter dans toute leur plénitude les
plaisirs vrais, attachés à d'agréables entretiens,
et se délasser des momens consacrés à la vie retirée et méditative dans le commerce intime de
la femme, de cet être que l'Auteur de la nature
semble avoir accordé à l'homme pour adoucir
ses peines dans les momens douloureux de la vie,
et former dans d'autres le dernier complément
de sa félicité la plus parfaite. En passant successivement des exercices du cabinet au milieu d'une
semblable réunion, il sentira mieux toutes les
douceurs qu'offre la culture des lettres et de la
philosophie ; il échappera d'une manière sûre
aux effets des fatigues produites par les travaux
d'esprit, et pourra surtout échapper, au moins
en partie, aux peines et aux dégoûts de toute

____

(1) *Système physique et moral de la femme*, Ire Partie,
Chap. IV.

espèce, qui sont si fréquemment le triste partage du mérite et de la célébrité.

L'attrait puissant qui semble entraîner un sexe vers l'autre, n'est exclusif pour aucun être pensant; et s'il est une classe d'êtres qui puisse l'éprouver plus vivement et plus impérieusement que d'autres, ce doit être sans contredit celle qui se compose d'individus chez lesquels le système nerveux est excessivement mobile et irritable, et de ceux qui en se livrant à l'étude, aux méditations, et en exerçant sans cesse les fonctions de l'intelligence, développent de plus en plus en eux la sensibilité physique et morale, et le germe de tous les sentimens tendres et affectueux qui embellissent l'existence. Mais le savant, et l'homme de lettres qui ne nourrissent leur esprit que d'idées grandes et sublimes, qui se distinguent par les conceptions les plus hardies et les plus vastes; le philosophe dont l'âme s'élève au-dessus des préjugés et des opinions vulgaires, s'abandonneront-ils aux mêmes goûts que la plupart des hommes, se laisseront-ils entraîner par les mêmes penchans, adopteront-ils les mêmes plaisirs, le même genre de récréations; consacreront-ils enfin de précieux momens à des jouissances vaines et futiles, comme celles qui occupent les loisirs de tant de gens qui végètent dans le tourbillon du monde? De telles récréations ne seraient point faites pour eux; elles ne con-

viendraient ni à leur cœur, ni à leur esprit ; ils
doivent en rechercher qui puissent leur offrir
plus de douceurs et plus de charmes : telles
sont celles que l'on goûte au sein d'une société où le cœur et l'esprit peuvent s'entendre,
et dans laquelle l'activité de l'un et les douces
émotions de l'autre peuvent se soutenir mutuellement, et se trouver toujours en harmonie.
Cet accord parfait des facultés affectives et des
opérations de l'intelligence, contribue plus que
tout autre moyen, à développer d'une manière
particulière chez ceux qui se livrent aux travaux
d'esprit, ce sentiment ou plutôt cette volupté
douce et pure qui se fait sentir si vivement, qui
soumet tout le genre humain à sa puissance; qui
entraîne l'ignorant comme l'homme de lettres,
le philosophe comme l'homme du monde, et qui
peut devenir d'autant plus utile à celui qui se
consacre aux sciences et aux lettres, qu'il l'excite
à se procurer, après de longs et laborieux efforts
de la pensée, d'agréables délassemens auprès de
l'être dont la société est devenue une espèce de
besoin pour lui. Il est ainsi porté à rechercher de
préférence cette sorte de repos d'esprit qui lui
est si nécessaire dans le commerce des femmes,
qui joignent aux grâces et à l'enjouement naturel
de leur sexe, les charmes et les agrémens d'un
esprit brillant et cultivé. Un autre avantage qui
découle de la même source, c'est-à-dire du sen-

timent le plus pur et le plus tendre, c'est que le système nerveux en reçoit par intervalle une sorte d'excitation qui se communique à l'ensemble des fonctions de l'entendement, et que cette faculté affective, la première, la plus puissante de toutes, en mettant particulièrement en jeu les ressorts de l'imagination et de l'amour-propre, éveille le génie, excite l'émulation et entretient cette ardeur vive et impétueuse qui porte l'homme au travail le plus assidu, et qui, dans tous les temps, a le plus contribué à former les grands écrivains.

La société de toutes les femmes indistinctement, ne serait certainement point faite pour satisfaire l'homme de génie ; la culture des sciences et des lettres donne ordinairement à celui qui s'y livre une élévation d'esprit, une sévérité de principes ; elle imprime aux facultés affectives et intellectuelles un caractère et même une sorte d'activité qui établissent entre lui et le commun des hommes des différences qui l'empêchent de voir dans toutes les femmes l'être qui peut s'associer à ses penchans, à ses goûts, à ses habitudes ; et s'il s'en est trouvé parmi eux qui aient dérogé à cette sorte de distinction qui doit être considérée comme l'apanage des talens unis à la plus pure sensibilité, ils doivent faire exception au grand nombre. Il est des attributs fixes et distinctifs, des signes certains et osten-

sibles qui, dans tous les âges du monde, peuvent servir à signaler celles d'entre les femmes dont les gens de lettres doivent particulièrement rechercher la société intime, et qui par-dessus toutes les autres, méritent leurs hommages, leur affection, et leur préférence : « Et s'il doit y
» avoir dans chaque siècle un caractère distinctif
» pour le mérite des femmes, il consiste à tirer
» le plus grand parti des qualités dominantes
» dans chaque époque, et à en éviter les défauts.
» D'après cela, ne pourrait-on pas dire que la
» femme estimable du siècle serait celle qui, en
» prenant dans le monde tous les charmes de la
» société, c'est-à-dire le goût, la grâce, l'esprit,
» aurait su en même temps sauver sa raison et
» son cœur de cette vanité froide, de cette fausse
» sensibilité, de ces fureurs d'amour-propre, et
» de tant d'affectations qui naissent de l'esprit de
» société poussé trop loin : celle qui, asservie
» malgré elle aux conventions et aux usages (puis-
» qu'ils font partie de notre sagesse), ne per-
» drait point de vue la nature, et se tournerait
» encore quelquefois vers elle pour l'honorer du
» moins par ses regrets; celle qui, entraînée par
» le mouvement général, sentirait encore le be-
» soin de se reposer de temps en temps auprès
» de l'amitié; celle qui, par son état forcée à
» la dépense et au luxe, choisirait du moins des
» dépenses utiles, et associerait l'indigence in-

» dustrieuse et honnête à sa richesse ; celle qui,
» en cultivant la philosophie et les lettres, les
» aimerait pour elles-mêmes, non pour une ré-
» putation vaine et frivole, qui, dans l'étude des
» bons livres, chercherait à éclairer son esprit
» par la vérité, à fortifier son âme par des prin-
» cipes, et laisserait le jargon, l'étalage et les
» mots ; celle enfin qui, parmi tant de légèreté,
» aurait un caractère ; qui, dans la foule, aurait
» conservé une âme ; qui, dans le monde, oserait
» avouer son ami, après l'avoir entendu calom-
» nier ; qui oserait le défendre, quand il devrait
» n'en rien savoir ; qui ne ménagerait point un
» homme vil, quand, par hasard, il aurait du
» crédit et une voix ; mais qui, au risque de
» déplaire, saurait dans sa maison et hors de
» chez elle, garder son estime à la vertu, son mé-
» pris au vice, sa sensibilité à l'amitié ; et malgré
» l'envie d'avoir une société étendue, au milieu
» même de cette société, aurait le courage de
» publier une façon de penser si extraordinaire,
» et le courage plus grand de la soutenir » (1).
Voilà ce que doit être la femme dont l'homme
de lettres devra particulièrement rechercher la
société, et pour laquelle il doit savoir allier le
respect, la confiance, et l'attachement le plus

---

(1) Thomas, *Essai sur le caractère, les mœurs et l'es-prit des femmes*, etc.

sincère : car la sensibilité , l'attendrissement, la douce bienveillance, l'amitié, sentimens propres à ce sexe, sont ceux auxquels il doit attacher le plus de prix, puisqu'ils peuvent le plus contribuer à sa félicité , lorsque surtout les qualités de l'esprit viennent les orner et en relever l'éclat.

L'amour des lettres et de la célébrité, le désir de captiver l'admiration , et d'obtenir des suffrages auxquels est presque toujours attaché le bonheur des gens de lettres, peuvent, en s'unissant, devenir les premiers moteurs des succès que l'on obtient, et des douceurs indicibles qui en sont la récompense. Les jouissances de l'esprit ne seraient rien ou presque rien, pour la plupart des hommes , si elles ne s'unissaient à celles du cœur et du sentiment ; le degré de perfectibilité des opérations de l'un , et le développement des attributs constitutifs de l'autre, établissent entre ces deux espèces de facultés morales une relation, un rapport intime que les habitudes sociales rendent nécessaires, et dont rien maintenant ne pourrait nous distraire ; et si la plupart des hommes ne savent pas en apercevoir toute l'utilité, la classe intéressante des gens de lettres n'en sait pas moins apprécier tout le mérite et les avantages : c'est donc avec raison que l'aimable auteur des Lettres sur la Sympathie a dit; « les » plaisirs de l'esprit, des arts, de la vertu, goûtés

» au sein des plaisirs du cœur, les rendent plus
» profonds et plus vifs ; ils sont même nécessaires
» à leur durée dans l'état de civilisation auquel
» nous sommes arrivés ; ils y ajoutent mille char-
» mes divers ; ils les épurent, les fécondent, ils
» les étendent sur tous les âges de la vie (1) ».

Dès la plus haute antiquité et à toutes les époques connues du monde, où les sciences et les
lettres ont été cultivées, elles semblent avoir été
encouragées en quelque sorte par l'effet de ce
sentiment qui rapproche les deux sexes, et leur
donne tant d'empire l'un sur l'autre. On croit
assez communément que Sapho a dû en partie
à l'amour qu'elle ressentit pour Phaon, la célébrité qu'elle s'est acquise par le sublime talent de
la poésie. La beauté d'Aspasie de Milet, les charmes de son élocution, lui acquirent l'admiration
de ses contemporains : tout ce que la Grèce ren-
fermait de savans, d'hommes de lettres ou de
distingué dans les arts, se fit honneur d'entendre
les leçons qu'elle donnait publiquement à Athènes,
sur l'éloquence, la philosophie et la politique.
Socrate, Alcibiade, Périclès, furent ses disciples
les plus illustres : Socrate avouait lui-même

----

(1) *Lettres sur la sympathie*, par S. Grouchy, veuve
Condorcet, Lettre III. Elles font suite au second volume
de la Théorie des Sentimens moraux d'Adam Smith, trad.
par la même.

tenir d'elle ce qu'il possédait d'éloquence : ceci est facile à croire; on profite aisément des leçons qu'on reçoit, *lorsqu'elles prennent le chemin du cœur pour arriver à l'esprit ;* et ce sage, malgré l'austérité de ses principes, l'excellence et la pureté de la morale qu'il enseignait, n'était-il pas susceptible, comme tout autre, de se laisser entraîner par un sentiment qui agite si vivement le cœur de l'homme, et qui fait si souvent à la fois le tourment et le charme de sa vie? Cicéron, ce modèle des grands orateurs, assure qu'il s'était perfectionné dans le commerce des dames romaines qui avaient le plus de réputation de politesse, d'élégance et de pureté dans le langage; il dit lui-même qu'après avoir écouté les leçons de l'un des Scœvola, sur les lois et la jurisprudence, il se procurait l'entretien de Lœlia, épouse de ce légiste; de Mucia, sa fille, et des deux Licinia, dont l'une était épouse du jeune Marius, et l'autre, celle de L. Scipion (1). Pline le jeune goûtait, en se livrant avec ardeur à la culture des lettres, tous les charmes de l'amour, tous

----

(1) « Pour les recherches laborieuses, pour la solidité du
» raisonnement, pour la force, pour la profondeur, il ne
» faut que des hommes. Pour une élégance naïve, pour
» une simplicité fine et piquante, pour le sentiment délicat
» des convenances, pour une certaine fleur d'esprit, il faut
» des hommes polis par le commerce des femmes. Il y en a
» plus en France que partout ailleurs, grâces à la forme de

les plaisirs de la tendre amitié dans la société de Calpurnie, sa seconde femme, qui, malgré sa jeunesse, se passionna tellement pour Pline, qu'on n'aurait pu assurer, dit-on, si elle aimait Pline pour les belles-lettres, ou les belles-lettres pour Pline. La célèbre et malheureuse Hypatie, douée du génie le plus élevé et le plus heureux, après s'être donnée à la géométrie et à l'astronomie, puisa dans les leçons et dans la conversation des plus célèbres philosophes qui, de son temps, fleurissaient à Alexandrie, les principes des autres sciences, professa publiquement dans cette ville la philosophie éclectique, et se livra à l'étude d'Aristote et de Platon. On vit alors un grand nombre d'étrangers arriver de toutes les parties de la Grèce et de l'Asie, pour la voir et l'entendre. Elle recevait chez elle les hommes les plus distingués par leurs talens et leurs dignités : tous aimaient à goûter les délices de sa société. Ceci est d'autant moins étonnant, qu'elle joignait à des connaissances très-étendues et à l'éloquence la plus enchanteresse, la vertu la plus pure, la modestie la plus rare, et la beauté la plus éclatante. Si nous passons à des époques

---

» notre société ; et de là nous viennent des avantages dont » les autres nations tâcheront inutilement ou de rabaisser » ou de dissimuler le prix. » (Fontenelle, *Réponse à Mirabaud lors de sa réception à l'Académie Française.*)

plus rapprochées de nous, la vie de ceux qui ont cultivé les sciences ou les lettres nous offrira de semblables exemples ; nous verrons Louise Labbé, surnommée la belle Cordière, attirer par son esprit et l'étendue de ses connaissances, tout ce qu'il y avait de son temps à Lyon de personnes de distinction, de savans, de gens d'esprit ; sa maison était une sorte d'académie où chacun trouvait à se distraire et à s'instruire. On sait que Descartes, accueilli par Élisabeth de Bohême, princesse palatine qu'il eut pour disciple et pour amie, goûta dans le commerce de cette princesse une satisfaction bien douce et bien précieuse pour le cœur sensible d'un philosophe. Il continua toute sa vie une relation épistolaire avec elle ; elle était malheureuse, Descartes la consolait, et l'aidait à soutenir son infortune ; *malheureux et tourmenté lui-même, il trouvait dans son propre cœur cette éloquence douce qui va chercher l'âme des autres et le sentiment de leurs peines.* Il ne trouva pas moins de charmes dans les entretiens de Christine de Suède, fille de Gustave Adolphe, cette reine philosophe, dont l'âme et les vertus étaient bien au-dessus de la pourpre royale. Pour s'entretenir librement avec Descartes, elle était convenue avec lui de le recevoir tous les jours à cinq heures du matin, malgré la rigueur de la saison (pendant l'hiver),

dans un pays où l'air est extrêmement froid (1).
Christine était elle-même si fortement passionnée
pour les sciences, qu'elle s'était fait une habitude de commencer la journée par l'étude, afin
de donner le reste de ses momens au gouvernement de ses états. Elle n'avait, dit-on, de repos
et de délassemens, que les instans qu'elle consacrait à la conversation dans la société de personnes avec lesquelles elles pouvait s'instruire :
bel exemple sans doute pour les princes, et que
les gens studieux ne doivent pas dédaigner de
suivre. Plusieurs lettres de Frédéric II, à la com-
tesse de Camas, prouvent assez combien ce prince
littérateur et philosophe aimait à reposer son
esprit fatigué du poids des affaires et d'une trop
forte application de l'esprit, dans la société de
quelques femmes aimables qu'il affectionnait.
Zimmerman, ce savant médecin, se délassait
chaque jour de ses travaux littéraires, et de ses
occupations médicales, dans la société de son
épouse, et dans celle de plusieurs femmes qui
joignaient aux plus excellentes qualités du cœur,
celles d'un esprit noble et cultivé. Il y trouvait
momentanément un asile heureux contre ses

---

(1) *Éloge de Descartes*, par Thomas, avec des notes historiques.

O

chagrins, et les accès d'une noire mélancolie qui troubla long-temps la paix de ses jours. Spallanzani recherchait aussi, avec le plus vif intérêt, la société de plusieurs femmes douées en même temps de connaissances solides en histoire naturelle et en littérature, du goût le plus pur, et de l'esprit le mieux orné. C'est ainsi que cet infatigable naturaliste reposait son esprit excédé de fatigue par l'étude, les méditations, et cette attention extrême qu'il portait dans les recherches expérimentales, au moyen desquelles il éclairait son siècle. Il en fut de même du célèbre Galvani; il trouva, dans la réunion de quelques amis, et de plusieurs dames dignes de composer la société d'un savant, de douces et paisibles récréations, ou plutôt des distractions nécessaires à la suspension de ses chagrins et de ses nombreux travaux. Roussel aimait aussi à cultiver la société des femmes, dans les momens qu'il dérobait aux travaux du cabinet; et c'est sans doute dans leur commerce intime qu'il a pu faire une étude approfondie de leurs goûts, de leurs penchans; connaître l'influence particulière qu'exerce leur mode d'organisation sur leurs facultés intellectuelles, leurs différentes déterminations, et le principe de leurs affections morales; et enfin qu'il a conçu l'idée du bel ouvrage qui a tant contribué à sa gloire, et aux progrès de nos connaissances physiologiques, sur cette belle et intéressante portion du genre humain (1).

Combien ne pourrait-on pas encore ajouter de noms célèbres à ceux dont je viens de parler! Combien d'hommes distingués dans les lettres ou dans les différentes branches qui composent l'ensemble des connaissances humaines, doivent une partie de leur illustration aux douces émotions que la beauté fait ressentir, aux tendres affections qu'elle fait naître et qu'elle perpétue, et aux divers sentimens qu'elle inspire! Quels charmes, quels plaisirs purs, quels adoucissemens à leurs peines, ne doivent pas trouver dans le commerce de femmes douces, sensibles et compatissantes, ces hommes dont l'âme est si souvent froissée et abattue par les chagrins et les dégoûts que leur suscite l'envie ou la médiocrité, par la tristesse profonde, le caractère sombre et mélancolique, enfin par les douleurs et les affections nerveuses qui tirent leur source commune du genre même de travaux auxquels ils se livrent! Deux autres avantages qu'ils peuvent encore en espérer, sont le développement des idées, et l'essor que donnent en quelque sorte au génie la vivacité et le brillant de leurs entretiens.

---

(1) *Voyez* la Vie de Zimmerman, par Tissot, et les Éloges historiques de Spallanzani, Galvani et Roussel, par M. le docteur Alibert.

La finesse et la pénétration de quelques femmes; la fécondité et la rapidité extrême avec laquelle naissent leurs idées ; l'activité et la richesse de leur imagination ; enfin, l'étendue, la variété et quelquefois la solidité de leur savoir, les ont élevées elles-mêmes aux plus hautes conceptions, et les ont rendues capables de tracer à des hommes distingués dans les sciences, le plan d'ouvrages aussi profonds qu'abstraits et difficiles, et même d'en développer avec détails les principes et la matière. Il en est qui se sont spécialement occupées de sciences qui exigent la plus grande application de l'esprit, comme Hypathie, Caroline Herschel, la marquise du Châtelet, qui se livraient avec goût à l'étude des mathématiques et de l'astronomie. D'autres, s'adonnant aux lettres, ont excellé dans différens genres, comme Marguerite de Navarre, première femme d'Henri IV, mademoiselle de Gournay, mesdames Deshoulières, Graffigny, de Puisieux, La Fayette, de Staël, etc. Doit-on s'étonner de cette promptitude de conception, de cette activité de l'imagination, et même de cette justesse et de cette précision de raisonnement que l'on remarque chez certaines femmes, quand on sait qu'elles sont douées d'une mobilité et d'une sensibilité extraordinaires, et que l'excessive délicatesse de leurs organes leur donne non-seulement la faculté de saisir d'un coup d'œil, et avec la rapidité de l'éclair, les rapports infinis qu'ont entre eux tous les objets, et le véritable sens des idées les plus complexes; mais encore la faculté non moins importante de distinguer promptement, dans tout ce qui se présente à leurs méditations, le vrai, le beau, le sublime, de tout ce qui est bas et défectueux ? Il en est qui, dans de simples entretiens, sont en quelque sorte devenues les créatrices d'ouvrages qui, sans doute, n'auraient rien perdu de l'intérêt qu'ils offrent, si elles en avaient elles-mêmes entièrement développé la matière. Condillac assure que l'idée de son traité des Sensations, ouvrage qui a tant contribué à la connaissance des lois de la pensée, ne lui est venue que par des considérations neuves, très-étendues, et pleine de vérité que lui avait transmises mademoiselle Ferrand, sur la manière dont nos idées s'acquièrent, se composent et se combinent (1). Zimmerman avouait que son épouse était le meilleur censeur de ses ouvrages, pour

----

(1) « Les vues les plus fines et les plus exactes qu'il (le
» *Traité des Sensations*) renferme, dit-il, sont dues à la
» justesse de son esprit et à la vivacité de son imagination,
» qualités qu'elle réunissait dans un point où elles parais-
» sent incompatibles. Elle sentit la nécessité de considérer
» séparément nos sens, de distinguer avec précision les
» idées que nous devons à chacun d'eux, et d'observer
» avec quels progrès ils s'instruisent, et comment ils se
» prêtent des secours mutuels. » (*Traité des Sensations.*)

le style et le goût; qu'elle savait l'anglais aussi bien que lui, et l'italien beaucoup mieux. Et n'avons-nous pas vu, dans ces derniers temps, madame de Staël se livrer, avec le plus grand succès, à la composition sur les matières les plus abstraites et les plus difficiles, et madame Condorcet, par des considérations et des vues neuves sur le principe et les lois de la sympathie, compléter en quelque sorte le bel ouvrage de Smith, où ce philosophe analyse avec autant de sagacité que de profondeur les causes et les phénomènes de nos sentimens moraux?

Le commerce des femmes douées d'une instruction solide et cultivée aura donc pour le savant cet avantage précieux, qu'en lui procurant la douceur d'une société aimable et récréative, il pourra le mettre à même d'acquérir un grand nombre d'idées nouvelles, de développer les siennes propres, et même de leur imprimer une sorte de perfection que souvent elles n'acquéreraient pas sans cela. La femme, par la vivacité de son imagination, par l'activité et la pénétration de son esprit, peut féconder des idées que l'homme approfondit par des méditations soutenues, qu'il rectifie en les soumettant, pour ainsi dire, à la coupelle du raisonnement, et qui deviennent ensuite autant de matériaux précieux capables de servir à la composition d'ouvrages importans. La science, d'ailleurs, n'exclut aucun des sentimens tendres et affectueux qui forment le plus bel apanage de la femme et nous portent à la rechercher et à la chérir : les qualités de l'esprit, au contraire, relèvent l'éclat de celles du cœur, elles les rendent plus vives, plus brillantes, elles nous en font mieux goûter tous les charmes. L'homme, dont l'âme est souvent en proie à des chagrins cuisans, à des douleurs réelles, ou à des peines qui, quoique idéales, n'en sont souvent pas moins déchirantes, peut facilement les oublier, ou au moins trouver un adoucissement bien précieux dans la société des femmes, de celles surtout, ainsi que je l'ai dit déjà, qui joignent, aux plus douces et aux plus aimables qualités du cœur, l'agrément et l'avantage d'un esprit cultivé. Par l'attrait et la douceur de leur conversation, elles sont, en effet, plus capables que celles qui en sont dénuées, d'attaquer profondément et jusque dans leur source, tous les sentimens pénibles qui affligent l'âme et la remplissent d'amertume. Lorsque l'esprit est orné, il donne au langage de la douce bienveillance, à celui de la pure et tendre amitié, un ton, un accent qui le rend plus éloquent, plus persuasif, et qui se fait rarement entendre sans cicatriser les plaies profondes faites au cœur ou à l'amour-propre.

Ce n'est point de ces femmes qui font un étalage pompeux de leur savoir, et apprennent le jour ce qu'elles doivent répéter le soir dans leurs cercles, que je veux parler ici ; mais de celles qui aiment les sciences ou les lettres pour elles-mêmes, dans la seule vue de les rendre utiles à tout ce qui les entoure, ou dans celle d'en substituer la culture aux occupations oiseuses et stériles qui gâtent le cœur et l'esprit du plus grand nombre d'entre elles. La société de ces dernières, il est vrai, n'est pas la seule qui convienne aux savans ; mais elle est sans contredit celle qu'ils doivent préférer à toute autre ; parce qu'elle n'offre presque jamais, ni cette afféterie de langage que nos usages tolèrent, ni cette étiquette fatigante qui retient la pensée, et la comprime au point d'empêcher son essor ; car la femme qui cultive son esprit sans affectation, qui aime les lettres sans vanité, est toujours celle qui reste le plus rapprochée de la nature, et qui non-seulement ne veut pas s'astreindre aux formes et aux usages des cercles brillans, mais se trouverait en quelque sorte offensée qu'on en vînt faire parade autour d'elle. C'est en cela que son commerce doit plaire à l'homme de lettres qui, ordinairement, éprouve une aversion réelle et bien fondée pour tout ce qui sent la roideur et la contrainte.

Il nous semble inutile d'ajouter à ce qui vient d'être dit, pour faire sentir tous les avantages et toutes les douceurs que peut procurer à l'homme de lettres la société des femmes, de celles surtout qui font de ce genre d'occupation leur plus douce félicité. Est-il, pour le savant, des moyens plus capables que celui-ci de l'arracher à sa retraite et à ses travaux dans les momens où l'esprit a le plus besoin de repos et de distractions? En est-il qui puissent exercer autant d'empire sur ses habitudes, les rompre plus facilement, les changer, les diriger de manière à le porter, sans aucune contrainte, à éviter les effets de la fatigue, de la tension prolongée du cerveau, et à se procurer, après de longs et laborieux exercices du cabinet, des loisirs agréables, et qui sont utiles également à l'état de l'intelligence et à l'organisation humaine? Enfin, reconnaissant, comme Legouvé, tous les avantages que les gens de lettres peuvent retirer du commerce des femmes et surtout des suffrages qu'ils obtiennent d'elles, et persuadé qu'il me serait impossible de m'exprimer avec autant de charmes et de talens, je dirai avec lui :

« Notre gloire est souvent l'ouvrage d'un sourire.
» Quel homme pour charmer la beauté qui l'inspire,
» Se livrant aux travaux qu'un regard doit payer,
» S'il possède un talent, ne souhaite un laurier !
» Ce désir est surtout l'aiguillon du poète.
» Sitôt que l'amour parle à son âme inquiète,
» Dévorant nuit et jour les écrivains fameux,
» Il ne respire plus qu'il ne soit grand comme eux.

» Dans ce cirque imposant où règne Melpomène,
» Il soumet un ouvrage aux juges qu'elle amène :
» Quelle chaleur, quel choc de sentimens divers !
» Le feu qui le consume a passé dans ses vers.
» Dans les scènes surtout où l'action pressante
» Peint les feux d'un amant, les douleurs d'une amante,
» Chaque vers est empreint de ce style enflammé
» Que cherchent vainement ceux qui n'ont point aimé.
» Du trouble le plus doux il fait goûter les charmes,
» On applaudit du cœur, de la voix et des larmes.
» Il triomphe, il jouit, il s'écrie éperdu,
» O femmes ! c'est à vous que mon talent est dû. »

(LE MÉRITE DES FEMMES.)

TROISIÈME PARTIE.

Des Moyens généraux de l'Hygiène considérés exclusivement par rapport à la santé des gens de lettres.

CHAPITRE PREMIER.

De l'Air.

L'INFLUENCE des choses physiques, particulièrement de l'air atmosphérique, sur les différentes fonctions de l'économie humaine, ne permet pas de douter que ce fluide peut agir diversement sur les facultés intellectuelles. Les phénomènes de la vie sont sous la dépendance absolue et immédiate des effets que produit sur nos organes l'action des corps qui nous entourent. L'air étant celui avec lequel nous avons les rapports les plus constans et même les plus indispensables, puisqu'il contient ce gaz précieux qui, dès la plus haute antiquité (1); a été regardé comme l'excitant et l'aliment de la vie, il est

---

(1) Hippocrate (*de Flatibus*) avait soupçonné ce que les chimistes modernes ont démontré, que l'air contient un principe qui excite les phénomènes de la vie, et sans l'action duquel ils cesseraient aussitôt.

facile de comprendre qu'il doit produire sur le système de notre entendement, des effets extrêmement variés et dépendans de sa plus ou moins grande pureté, de la nature des gaz ou vapeurs' qui l'altèrent, de sa raréfaction ou de sa condensation, enfin de ses différens degrés de température. Il est donc utile de considérer ici ce fluide également sous le rapport de son influence sur la vie et la santé, et sous celui de l'action qu'il exerce sur le système cérébral, afin de pouvoir apprécier exactement les qualités à l'aide desquelles il peut, avec les autres moyens d'hygiène, contribuer à maintenir constamment les lois de la pensée dans le même degré de force et d'activité, et à prévenir les affections diverses, qui, chez les gens de lettres, sont produites par la nature, la persévérance de leurs travaux et par leur genre de vie habituelle.

L'air est pour le médecin le premier objet à considérer dans l'étude des choses nécessaires à l'exercice de la vie et à la conservation de la santé; c'est ce fluide élastique, invisible par sa transparence, dans lequel nous vivons et dont la pureté est indispensable à l'acte de la respiration, et par conséquent à la vie des animaux. Les expériences des chimistes modernes nous ont appris qu'il est composé de vingt-sept parties de gaz oxigène ou air vital, de soixante-treize parties d'azote ou air méphytique, et suivant Four-

croy (*Système des Connaissances chimiques,*
tom. Ier), d'une très - petite quantité d'acide
carbonique, c'est-à-dire dans la proportion d'une
ou de deux parties. C'est lui qui compose en
grande partie l'atmosphère qui entoure notre
globe : il est diaphane, insipide, inodore, pesant, susceptible de raréfaction, de condensation ;
il se laisse facilement pénétrer par la lumière,
le calorique et le fluide électrique, dont il est
plus ou moins bon conducteur suivant qu'il est
sec ou humide. Il peut en outre recevoir et
même se mêler avec une infinité de gaz ou vapeurs, et contenir de l'eau sous la même forme,
en plus ou moins grande quantité.

L'air atmosphérique nous presse de tous côtés ;
il pénètre dans nos poumons pendant la respiration, et s'introduit dans l'estomac et dans le
tube intestinal par les organes qui servent à la
déglutition, pour se mêler au fluide élastique
qui se dégage de nos alimens pendant la digestion. Il est susceptible de s'altérer par la com-
bustion des corps, par les diverses espèces de
fermentation qu'ils peuvent subir, par les émanations qui s'échappent de leur substance, et par
la respiration des animaux. L'altération de ce
fluide est d'autant plus pernicieuse à l'homme,
qu'il contient un principe qui, après avoir été
absorbé par le poumon, est porté dans toute
l'étendue de l'économie pour y déterminer la

chaleur et la vie dont il est l'aliment ou plutôt l'excitant naturel. Aussi lorsqu'il est pur, dégagé de tout ce qui peut l'altérer, et que ce principe vivifiant s'y trouve dans une juste proportion, il stimule les différens organes de l'économie, de manière que leurs fonctions s'exercent librement et avec la plus parfaite régularité ; lorsque, au contraire, il est altéré par la présence de gaz étrangers à sa nature, par des vapeurs méphytiques, ou par la diminution de la quantité d'oxigène qui entre dans sa composition, il est nuisible aux plus importantes opérations de la vie, comme la respiration, la circulation, l'action du cerveau, les sécrétions ; il entraîne leur langueur, leur faiblesse ; quelquefois même il les suspend ou les fait cesser entièrement : c'est ainsi qu'il peut devenir une cause puissante et très-active d'une infinité de maladies, et souvent le véhicule d'une sorte de poison subtil capable de détruire la santé ou même d'éteindre la vie.

Mais comme il ne doit être ici question particulièrement que de son altération par l'acte respiratoire, il serait inutile et même superflu de parler de celles qui peuvent être produites par toute autre cause.

L'air, qui déjà a servi à la respiration, et dont l'oxigène n'est pas entièrement épuisé, est encore respirable ; mais il a commencé à subir un certain degré d'altération et ne contient plus qu'un reste d'air vital, de l'azote et de l'acide carbonique, qui, auparavant, n'y étaient pas dans une aussi grande proportion. Priestley, et Jurine, médecin de Genève, ont démontré que l'air atmosphérique, après avoir servi à la respiration, contenait beaucoup plus d'azote qu'auparavant, et qu'il en était d'autant plus chargé qu'il avait été plus souvent respiré. Jurine, particulièrement, a prouvé que l'acide carbonique qui se trouvait alors dans l'air y était aussi en plus grande quantité après que ce fluide avait été respiré plusieurs fois, que lorsqu'il ne l'avait point été. Il assure que l'acide carbonique dont l'air se charge dans une seule expiration, va souvent à $\frac{11}{100}$ ou même à un dixième de la quantité d'air expiré : on voit, d'après cela, que l'air qui a subi long-temps l'action de la respiration, se trouve altéré de manière qu'il contient environ un dixième ou un douzième de son volume d'acide carbonique; que l'azote y existe aussi dans une proportion plus considérable, et qu'alors l'oxigène doit nécessairement s'y trouver en moindre quantité; mais lorsque l'air a servi très-long-temps à la respiration, il n'est plus, pour ainsi dire, qu'un mélange impur d'azote et d'acide carbonique; ce qui le rend entièrement impropre à cette fonction.

Plus l'air atmosphérique est pur et dégagé de tout gaz étranger, plus il augmente la chaleur

naturelle du corps; plus il donne par conséquent
d'activité aux fonctions en général, spécialement
à celles du cerveau qui sont sous l'empire immédiat de l'action circulatoire ; moins il est pur,
plus l'homme qui le respire éprouve un sentiment de froid ; plus ses fonctions vitales, organiques et animales sont faibles et languissantes,
moins par cela même, les opérations de l'esprit
ont de force et de vivacité. Le plaisir et le sentiment agréable de fraîcheur que fait éprouver
dans les voies aériennes le contact de ce fluide,
lorsqu'il est frais et dans son plus parfait état de
pureté, porteraient d'abord à croireque la chaleur
naturelle ne dépend pas de cette pureté; mais
comme le remarque judicieusement M. Hallé
(*Encyclopédie méthodique*, *partie de la médecine*, art. Air). La chaleur, qui, peu de temps
après, succède à l'absorption de l'oxigène, ainsi
que le bien-être qu'on éprouve en même temps,
ne peuvent point laisser douter que l'action du
gaz vital absorbé par le poumon, et porté par
le sang artériel dans toute l'étendue de l'économie, n'en soit la principale cause. Ce n'est
absolument que le seul contact de l'air pur sur
les vésicules pulmonaires, qui produit le sentiment de fraîcheur qu'on éprouve, et qu'on
recherche avidement lorsqu'on a respiré long-
temps le même air : celui-ci acquiert ordinairement, par les expirations répétées d'un grand

nombre d'individus, un degré d'impureté et de chaleur insupportable qui le rend impropre à la respiration.

L'air frais produit sur l'homme un plus grand degré de chaleur que celui qui jouit d'une température élevée, parce qu'étant plus condensé, il contient sous un moindre volume une plus grande masse d'oxigène : voilà aussi pourquoi il est plus propre à stimuler nos organes, à rendre nos mouvemens plus libres et plus vifs, et l'exercice de nos facultés intellectuelles plus facile et plus net. Il était indispensable, je crois, de partir de l'étude de ces différens phénomènes, pour établir l'importante nécessité du renouvellement de l'air dans les appartemens que les gens de lettres habitent ordinairement, et où ils se livrent à leurs travaux habituels.

Ainsi donc, si l'air ne contient qu'une certaine proportion d'oxigène, et que, durant chaque inspiration, le sang se charge de ce principe par l'entremise du poumon, il est évident que celui d'un appartement, quelque grand qu'il soit, lorsqu'il reste long-temps fermé et qu'il n'est exposé à aucun courant d'air, ne pourra, pendant un certain temps, fournir à la respiration qu'un faible volume de ce principe vital, puisqu'à chaque inspiration sa quantité diminue, qu'il se trouve alors remplacé par l'exhalation pulmonaire composée de gaz non respirables :

la masse de cet air perdant de plus en plus les qualités qui, auparavant, le rendaient propre à cette fonction importante. Le sang, d'ailleurs, ne recevant plus, dans les proportions nécessaires à la vie, l'excitant naturel de ses phénomènes, toutes les fonctions, ainsi que nous l'avons déjà dit, doivent nécessairement languir et ne s'exécuter qu'avec peine et difficulté. Aussi, lorsqu'on a séjourné long-temps dans un appartement où l'air n'a point été renouvelé, on perd sa vigueur et son agilité accoutumées; peu à peu on éprouve un malaise général, un engourdissement, une pesanteur incommode, et une difficulté extrême de se mouvoir. Mais tous ces accidens se dissipent dès qu'on quitte cet endroit, ou qu'on y permet le renouvellement de l'air. L'observation exacte de ces effets suffirait pour laisser entrevoir qu'ils dépendent uniquement de l'altération de l'air, quand même les expériences de la chimie moderne ne l'auraient pas appris et confirmé; et je crois que la plupart des gens de lettres ne remontent pas toujours à la vraie cause des accidens qui sont le résultat de leur genre de vie, lorsqu'ils les attribuent à la seule tension excessive du cerveau, parce qu'ils ne dépendent pas toujours exclusivement de cette cause, et que souvent ils sont occasionnés par l'impureté de l'air au milieu duquel ils séjournent trop long-temps.

La température trop élevée, ou la raréfaction du fluide atmosphérique, et l'altération particulière que lui fait subir à la longue, pendant la respiration, l'absorption répétée de l'oxigène qu'il contient, produisent encore sur l'homme d'autres effets qui ne sont pas moins contraires à l'exercice des facultés de l'esprit, que ceux dont je viens de parler. Ces effets sont un penchant irrésistible au sommeil, une torpeur, une sorte d'affaissement du cerveau qui entraîne la lenteur et l'embarras des idées, ralentissent, et chez certains individus annihilent presque entièrement les opérations de l'imagination, de la mémoire, et portent la même influence jusque sur les autres facultés de l'âme. L'état pénible et fâcheux où ces facultés se trouvent alors, tire uniquement sa source de la langueur momentanée des deux principales fonctions de la vie organique, la respiration et la circulation, et de la faiblesse de l'excitement que produit sur le cerveau le sang artériel, qui ne contient point dans les proportions ordinaires l'oxigène ou air vital, au moyen duquel ce liquide devient l'excitant naturel des organes de la vie animale et de la vie nutritive. Ces effets se font sentir de la même manière, et souvent avec la même intensité, lorsque la température atmosphérique est très-élevée, que les vents soufflent du sud ou du sud-ouest, et pendant les instans qui précèdent les orages. Dans ces différentes circonstances, l'air aussi se trouve tellement raréfié, que le poumon ne pouvant point absorber la quantité d'oxigène nécessaire à l'exercice et au maintien des actes de la vie, les facultés de la pensée qui, comme nous l'avons dit, sont sous la dépendance absolue des fonctions vitales, doivent alors indubitablement perdre une partie de leur énergie et de leur activité naturelle. Dans ces momens, les personnes qui ignorent la cause première de ces phénomènes, les attribuent ordinairement à la pesanteur, à la densité extrême de l'air, et disent que le temps est lourd et difficile à supporter.

L'air vif et pur produit des effets bien différens; il met le corps dans un état d'aise parfait, et dans des dispositions telles, que les fonctions de la vie nutritive et celles de la vie animale, reprennent leur marche habituelle, et sortent de cet état de langueur et d'accablement dans lequel elles sont plongées, lorsqu'on a respiré pendant long-temps l'air altéré d'un appartement sans qu'il ait été aucunement renouvelé. Quand il est dans son plus parfait état de pureté, son influence bienfaisante se fait d'abord sentir sur les principales fonctions de la vie; la vigueur, la force, l'agilité renaissent, et remplacent le malaise et l'engourdissement qui avaient lieu auparavant;

les sensations se raniment et deviennent plus libres, les idées sont plus nettes, plus nombreuses,
et se succèdent plus rapidement; les opérations
de l'imagination et de la mémoire sont plus
vives, et s'exercent avec plus d'activité; il en
est de même des autres facultés, elles ont dans
leur exercice plus d'aisance et de liberté; enfin,
dans cet état, l'air communique au sang les qualités nécessaires pour produire cette excitation
qui entretient le jeu et l'action des divers organes
de l'économie, et pour développer dans chaque
partie le principe de la chaleur et de la vie.
D'après cela, je crois qu'il serait difficile de nier
que l'extrême pureté de l'air est nécessaire et
même indispensable, non-seulement pour maintenir l'intégrité de la santé, mais encore pour
conserver aux opérations de l'intelligence toute
leur énergie et toute leur activité; et si elle est
nécessaire à l'homme en général pour qu'il puisse
jouir sans danger, et même sans incommodités
des bienfaits de la vie, elle doit l'être plus particulièrement à celui qui se consacre à la culture
des sciences, et aux progrès des connaissances
humaines, puisqu'elle contribue si puissamment
au libre exercice des fonctions de l'entendement.
Tout, d'après cela, doit donc engager l'homme
de lettres à prendre les précautions peu embar-
rassantes qui peuvent lui procurer cet avantage.

P 3

Ces précautions consistent à habiter ordinairement des lieux élevés, et plutôt exposés au nord-est et à l'est, qu'à l'ouest, ou au sud, surtout pendant l'été ; à ne faire ses promenades que dans des endroits sains, sur le bord des eaux qui ont un cours plus ou moins rapide, à fuir ceux qui sont bas, humides et entourés de marécages, enfin à entretenir un léger courant d'air dans l'appartement où l'on travaille habituellement, et même à y renouveler entièrement ce fluide de temps à autre, afin qu'il ne puisse jamais s'altérer, ou perdre les importantes qualités qui conservent la vie.

Le meilleur moyen pour opérer ce renouvellement, consiste à pratiquer au haut d'une ou de plusieurs croisées de l'appartement qu'on a choisi pour travailler, une ouverture qui puisse y permettre l'entrée de l'air, et sa libre circulation, sans cependant que ce courant agisse de manière à incommoder et à donner lieu à la suppression ou à la diminution de la transpiration : il faut pour cela que ces ouvertures soient pratiquées de façon qu'elles conduisent et dirigent la colonne d'air dans les parties supérieures de l'appartement, et de façon encore qu'elles puissent s'ouvrir et se fermer à volonté, afin d'être garanti de l'action de l'air froid, lorsque la saison est rigoureuse, ou que par tout autre motif on veut intercepter ce courant. Pour renouveler complétement l'air, il faut chaque fois que l'on sort de son appartement en ouvrir les croisées, excepté dans les temps froids et humides, et lorsque l'atmosphère est chargée de brumes plus ou moins épaisses. Dans ce temps-là, on doit se borner à laisser un courant libre à l'air par les ouvertures pratiquées au haut des croisées, et entretenir du feu dans l'appartement, afin que la chaleur puisse dissiper l'eau que l'air tient en vapeurs ou en dissolution.

Ces préceptes sont importans ; les avantages que l'on obtiendra de leur pratique sont trop précieux pour qu'on les néglige : unis avec les autres moyens d'hygiène, ils ne peuvent que contribuer à remplir le but que l'homme de lettres doit se proposer particulièrement, et vers lequel tous ses soins, tous ses efforts doivent sans cesse tendre et se diriger ; celui d'éviter tout ce qui peut fatiguer excessivement le cerveau, diminuer l'activité de ses fonctions, entraîner l'embarras, la langueur, ou la faiblesse des facultés de l'intelligence, et altérer la santé de quelque manière que ce soit.

Je terminerai ces réflexions sur la nécessité du renouvellement de l'air dans les appartemens des gens de lettres, par le récit d'une observation qui, je pense, viendra à l'appui de mes assertions ; elle m'a été communiquée par celui même qui en fait l'objet. M. .** se livre habituellement à l'étude, et travaille ordinairement dans un très-petit cabinet; souvent il lui arrive d'y rester cinq, six, et même sept heures consécutives. Il y a quelque temps, il en fermait la porte et la croisée, afin de n'être interrompu par aucun bruit. Pendant les deux ou trois premières heures, il n'éprouvait aucune incommodité marquée; mais ensuite il sentait peu à peu de la pesanteur, de l'engourdissement, et un penchant irrésistible au sommeil; quelquefois il s'y laissait aller, et ressentait en s'éveillant une sorte de suffocation, une douleur sourde et pulsative, une pesanteur excessive de la tête; la face était rouge, gonflée, les traits grippés, les yeux éteints quoique injectés; il était alors abattu, triste, incapable de lire, de méditer et même de penser. Il éprouvait les mêmes accidens, quoiqu'il ne se fût pas livré au sommeil, lorsqu'il avait fait tous ses efforts pour le vaincre. Cet état continuait jusqu'au moment où il renouvelait l'air de son cabinet, ou qu'il le quittait pour passer dans un appartement voisin, et se dissipait en peu de temps, dès qu'il avait respiré un air pur et frais. Aussitôt il éprouvait un bien-être général, un sentiment agréable, et même une sorte de contentement inaccoutumé; il lui semblait avoir échappé à la mort; il recouvrait sa vigueur et son agilité ordinaire; ses yeux se ranimaient, sa face reprenait sa couleur habituelle, son front s'épanouissait et n'était plus grippé ; il respirait librement et avec aisance ; la vie lui paraissait délicieuse alors, quoique peu de temps auparavant elle lui semblât pénible et douloureuse ; enfin, il ressemblait assez bien, dit-il, à ces oiseaux que l'on place sous la cloche d'une machine pneumatique pour les priver d'air, et auxquels on rend l'usage de ce fluide lorsqu'ils sont prêts à périr de suffocation. Il éprouvait les mêmes accidens plus promptement et avec plus d'intensité pendant l'été, surtout pendant les chaleurs brûlantes de la canicule, et lorsque le vent soufflait du sud, du sud-ouest et du sud-est. Ayant soupçonné que l'état de pesanteur, d'engourdissement général, et l'espèce d'anéantissement des facultés intellectuelles qu'il éprouvait après avoir travaillé, dépendait de l'altération de l'air produite par un trop long séjour dans son cabinet, il fit, pour s'en assurer, plusieurs fois l'expérience de s'y tenir long-temps enfermé sans y renouveler ce fluide ; à chaque fois il éprouva les mêmes accidens. Il a répété cette sorte d'expérience plus particulièrement dans des temps où la chaleur n'était pas très-intense, et où le vent soufflait du nord ou de l'est ; ces accidens se sont également fait sentir, mais moins promptement. On pense bien qu'étant parvenu à connaître la cause d'un état aussi pénible et aussi accablant, il n'a pas manqué d'y remédier. Pour cela, il a pris l'habitude de renouveler chaque jour, plusieurs fois, l'air de l'appartement où il travaille, et il y laisse librement circuler ce fluide, lorsque la température et la beauté de la saison le permettent. Depuis qu'il prend ces précautions, il n'éprouve plus au physique et au moral, ni fatigue, ni engourdissement, quel que soit le laps de temps qu'il y reste, et le genre de travail d'esprit auquel il se livre.

CHAPITRE II.

Des vêtemens ; de l'usage des bains, et de quelques précautions que les gens de lettres doivent prendre à cet égard.

§. I. DES VÊTEMENS.

TOUT ce qui peut contribuer à la conservation de la santé et de la vie, loin d'être négligé, mérite au contraire la plus scrupuleuse attention. L'habillement, une des choses les plus utiles, et dont l'usage est le plus général pour l'homme civilisé, exige donc, par conséquent, quelques considérations particulières de la part du médecin, puisqu'il présente des différences sous le rapport des matières qui servent à sa confection, et qu'il doit subir des modifications suivant les saisons ; la nature sèche ou humide du sol, et la température du climat qu'on habite, la diversité des

changemens atmosphériques, et le genre de travaux auxquels on a l'habitude de se livrer. Mais,
comme il ne doit être question ici des vêtemens
que par rapport à l'homme de lettres, il serait
superflu d'entrer dans des détails minutieux sur
les précautions que doivent prendre les autres
hommes, et sur la nature et la composition des
tissus qui doivent servir à les former, parce
que la plupart des règles hygiéniques qui dé-
couleraient naturellement de ces considérations,
sont en partie étrangères à la classe des gens
de lettres; qu'elles ne peuvent guère s'appliquer
qu'à celle des individus qui, par devoir ou par
état, sont souvent exposés aux intempéries et
aux vicissitudes de l'atmosphère, et qu'on les
trouve d'ailleurs exposées avec détail dans tous
les traités généraux d'hygiène.

Les vêtemens qui doivent servir à l'habillement des gens de lettres et les matières qu'on
y emploie, méritent donc un examen. Ceux
qui s'appliquent immédiatement à la peau et
dont on se sert en tout temps, doivent être
tissus de fils de lin, de chanvre, ou de coton,
comme les chemises et les caleçons, excepté pour
les individus extrêmement sensibles aux impressions du froid, susceptibles d'être promptement
et fortement incommodés par les effets de cette
température, et pour ceux qui éprouvent habi-

tuellement des douleurs rhumatismales, de la toux, et qui ont la poitrine faible et délicate : ceux-ci, pendant l'hiver et dans les temps froids et humides qui se manifestent durant le cours des autres saisons, doivent porter de préférence des gilets à manches, des caleçons et même des chaussettes d'une étoffe légère de laine comme celle connue sous le nom de flanelle d'Angleterre. Ces sortes de vêtemens, en contact immédiat avec la peau, ont besoin d'être renouvelés et nettoyés fréquemment, parce qu'en absorbant sans cesse la sueur et la transpiration cutanée, en peu de temps ils s'imprègnent d'humidité, et deviennent malpropres. En hiver les autres vêtemens doivent être faits de draps de laine, quelle que soit leur couleur; car, quoi qu'on en dise, la coloration ou non-coloration des matières qui composent les étoffes dont on fait ceux qui sont ordinairement les plus extérieurs et qu'on revêt les derniers, est beaucoup moins importante qu'on ne le croit communément pour augmenter, diminuer et conserver la chaleur naturelle, résultat de l'exercice des fonctions vitales et organiques.

Pendant l'hiver les gens de lettres peuvent aussi se servir de fourrures faites avec les peaux préparées de plusieurs animaux, et dont se couvrent ordinairement, pendant cette saison, les peuples qui habitent les contrées les plus reculées vers le nord, ainsi que de certains vêtemens de soie très-larges et rembourés de coton cardé, appelé ouatte : ces vêtemens auxquels on a donné le nom de douillettes, sont en France d'un usage familier dans les classes opulentes. Ces espèces d'habillemens sont les plus convenables pour les temps et les pays où le froid est rigoureux; mais on ne doit s'en servir qu'en sortant d'un appartement chaud et exactement fermé, afin de se garantir de l'impression trop vive de l'air extérieur. Les matières qui servent à leur confection sont préférables à toute autre pour l'hiver, parce que non-seulement elles peuvent contribuer au développement de la chaleur naturelle; mais n'étant pas bons conducteurs du calorique, elles le retiennent et l'empêchent d'être absorbé par l'air, ou par les corps environnans, susceptibles de l'attirer.

L'espèce de vêtement dont nous venons de parler jouit encore de propriétés particulières, qui, aux yeux de plusieurs médecins, ont paru mériter quelque attention; et je pense que, sous ce rapport, on ne doit pas les passer sous silence, quel que soit d'ailleurs le degré d'importance qu'on puisse y attacher. Tourtelle, professeur de la faculté de Strasbourg, en parle en ces

termes (1) : « Les habits de soie, de peau, de
» poils, etc., sont idio-électriques; ceux de laine
» excitent l'électricité par les frottemens auxquels
» ils donnent lieu ; les premiers retiennent et
» concentrent, en quelque sorte, l'électricité
» animale dans le corps, et interceptent la com-
» munication du fluide électrique de l'atmo-
» sphère. Il paraît, d'après cela, que les habits
» de soie, de poils, en un mot, ceux faits de
» matières qui jouissent de la propriété *isola-*
» *trice,* sont spécialement utiles dans les consti-
» tutions humides, parce qu'ils retiennent le gaz
» électrique qu'excitent les forces de la vie, et
» duquel les vapeurs aqueuses et ana-électriques
» de l'atmosphère tendent fortement à s'emparer;
» au lieu que ceux de laine, de coton, de toile,
» enfin, ceux ana-électriques, conviennent dans
» les constitutions sèches, parce qu'ils empêchent
» le fluide électrique animal de s'accumuler en
» trop grande quantité dans le corps.

» Les habits de laine, quoique très-avantageux,
» et d'un usage très-étendu, ne sont pas néan-
» moins sans inconvéniens. Outre que les mias-
» mes contagieux s'attachent plus aisément à la
» laine et y restent plus fortement adhérens

----

(1) *Élémens d'hygiène,* tom. I, sect. II, chap. VII,
deuxième édition.

» qu'aux autres matières, ces sortes d'habits
» s'imbibent de la sueur, qui, se corrompant
» promptement, exhale, lorsque le corps est
» échauffé, des miasmes; et ceux-ci quand ils
» sont arrêtés, portent le plus souvent leur im-
» pression sur la peau, et y décident des gales,
» des dartres, etc. »

Pendant l'été on substitue aux fourrures et aux habits de laine, des vêtemens légers qui empêchent le trop grand développement de la chaleur animale, s'opposent aux sueurs trop abondantes qui sont si ordinaires pendant les grandes chaleurs : ils suffisent pour garantir la peau des impressions extérieures qui pourraient en altérer le tissu. Les gens de lettres peuvent, de même que les hommes des autres classes, ne se couvrir que légèrement pendant cette saison, pourvu que chez eux la sensibilité ne soit pas portée à un très-haut degré, et ne leur rende pas ces vêtemens trop légers ou insuffisans pour les garantir des impressions de l'air.

Les matières qui servent à faire les habits d'été sont le coton, les fils de lin, de chauvre et même la soie lorsque le tissu des étoffes de cette ma-tière est simple, et n'a que peu ou point d'épais-seur comme celui des bas et des draps légers de soie, dont on se sert le plus ordinairement pour faire certaine partie de l'habillement. Ces différens vêtemens étant légers, laissent facilement passer l'excédant de la chaleur naturelle, ou plutôt, en modérant celle-ci, ils conviennent pour prévenir les sueurs habituelles et la trop grande diffusion des forces et de l'énergie vitale que produisent ordinairement les chaleurs excessives, surtout celles qui se font sentir pendant les jours caniculaires. Il est des individus qui ont contracté l'habitude d'être toujours extrêmement couverts et qui sont doués d'un tel degré de sensibilité, que la plus légère impression du froid les incommode et leur cause des maladies plus ou moins graves : ceux-ci doivent avoir grand soin de prendre contre le froid des précautions particulières ; ils ne doivent jamais cesser d'être bien couverts ; par cette raison ils se trouvent dans l'indispensable nécessité de renoncer pour toujours aux vêtemens légers, et de ne jamais quitter ceux de laine.

Les saisons offrent chacune, dans leur température particulière, des vicissitudes nombreuses, lorsque des causes qui nous sont inconnues, mais qui pour cela n'en existent pas moins, dérangent leur marche naturelle : elles présentent aussi les mêmes vicissitudes et d'une manière plus ou moins marquée par l'effet de leur succession, lors même qu'elle s'opère naturellement et d'après les rapports divers qui existent annuellement entre le soleil et les différentes zones terrestres. Ces différences dans la température atmosphérique ne se font sentir que d'une manière lente et insensible dans certaines contrées de l'Europe, comme en Italie, en France, en Autriche, en Allemagne; tandis qu'elles ont pour ainsi dire lieu subitement dans les contrées les plus voisines du nord, comme la Norwège, la Suède, la Russie, le Danemarck, une partie de la Pologne.

Les précautions à prendre pour l'habillement, doivent donc être différentes suivant que la température change lentement ou tout à coup, et qu'on passe rapidement du chaud au froid, ou du froid au chaud; il serait dangereux de quitter subitement les vêtemens d'hiver pour prendre ceux d'été; il le serait moins de quitter ces derniers pour se revêtir de ceux d'hiver avant l'arrivée de cette dernière saison. Lorsqu'on veut faire ces changemens, il faut toujours avoir soin de consulter le degré de température de l'atmosphère, afin de ne point occasionner de trouble dans les fonctions de l'organe cutané par une précipitation mal entendue à quitter ces vêtemens. Cette règle, qui peut s'appliquer à tous les hommes, doit être plus scrupuleusement observée par les gens de lettres, qui, presque toujours, sont doués d'une grande sensibilité, d'une

Q

constitution frêle et débile, dont le tissu de la peau est en général lâche, souple; chez qui la transpiration peut éprouver des vicissitudes infinies, être promptement et facilement augmentée, diminuée ou même entièrement supprimée : ce qui peut donner lieu à une infinité d'accidens graves.

En hiver, on doit être plus couvert que dans toute autre saison ; et ainsi dans les premiers jours du printemps et dans les derniers jours d'automne, lorsqu'à ces deux dernières époques le froid se fait vivement sentir. On doit d'ailleurs, dans toutes les saisons, se couvrir d'autant plus, que l'atmosphère est plus froide et plus humide; car l'impression de cette double qualité de l'air peut occasionner, comme on le sait, plusieurs maladies aiguës ou chroniques. Elle produit particulièrement chez l'homme dont la susceptibilité nerveuse est très-développée, un sentiment désagréable de constriction à la peau, qui est quelquefois si vif, qu'outre les affections graves qu'il concourt à produire en supprimant ou en diminuant l'exhalation cutanée, il peut être contraire aux travaux d'esprit par l'espèce de malaise qu'il fait éprouver.

Les gens de lettres doivent avoir l'attention de ne porter que des chaussures capables de tenir constamment les pieds chauds et secs, surtout

dans les temps froids et humides ; car, non-
seulement l'impression du froid et de l'humidité
peut, ainsi que je viens de le dire, donner lieu
à diverses maladies comme des coliques, la
diarrhée, le catarrhe pulmonaire, l'angine, les
phlegmasies de la poitrine, l'insomnie, etc. ;
mais elle peut aussi opérer le refoulement du
sang vers le bas - ventre, la poitrine, et surtout
vers la tête où on sait qu'il a déjà trop de tendance à se porter chez l'homme, dont les fonctions de l'entendement sont continuellement en
exercice. Cette sorte de refoulement du sang
vers la tête, peut, lorsqu'elle est habituelle,
occasionner plusieurs maladies dépendantes de
l'abondance de ce liquide, de l'état languissant
de son mouvement circulatoire, et souvent produire à un certain âge une sorte de disposition à
l'apoplexie.

Par une raison opposée à celle énoncée plus
haut, on doit en été, surtout pendant les plus
grandes chaleurs, ne se couvrir que légèrement,
à moins, ainsi que cela a déjà été remarqué,
qu'on ait contracté l'habitude d'être extrêmement
couvert, quelle que soit la violence de la chaleur.
En se couvrant trop ordinairement, lorsqu'on est
fort et bien constitué, on relâche le tissu de la
peau, on s'expose à des sueurs continuelles et
abondantes qui énervent les forces physiques,

produisent une laxité générale de la fibre : de là résulte une susceptibilité nerveuse si grande, que la plus légère impression du froid donne lieu au sentiment désagréable de constriction à la peau, comme nous l'avons dit ci-dessus, et même souvent à quelques-unes des affections qui sont le résultat de la suppression ou de la diminution subite de l'exhalation cutanée. Un autre inconvénient dépendant de la funeste habitude de trop se couvrir en tout temps, lorsqu'on habite une contrée où la température est douce et où l'on n'éprouve jamais de froid trop rigoureux, c'est que l'abondance et la continuité des sueurs, en donnant lieu ordinairement à la diffusion des forces vitales et à la diminution de l'énergie du cerveau, nuisent ainsi à la force et à la régularité des opérations de l'entendement, particulièrement à l'activité de l'imagination, à la solidité et à la profondeur des méditations : ce qu'on doit éviter autant que possible. Car tout, chez l'homme, et surtout chez l'homme de lettres, doit concourir à l'exercice libre et aisé des fonctions naturelles et animales.

Il est inutile, je dirai plus même, il serait injurieux de recommander aux gens de lettres, de se tenir dans la plus grande propreté, et de prendre l'utile et l'agréable habitude de changer fréquemment des vêtemens qui touchent immédiatement la peau, comme les bas, les chaussettes, les caleçons, les gilets appelés de santé, et les chemises. C'est sans doute un soin qu'aucun d'eux ne néglige de prendre ; parce que l'intérêt de leur santé leur en fait une loi impérieuse ; que rien n'est plus favorable à sa conservation ; que rien, au contraire, n'est plus désavantageux aux fonctions de la peau que la malpropreté habituelle, et qu'il est peu de causes qui concourent aussi puissamment à la production des maladies de cet organe.

Il est plusieurs autres préceptes concernant l'habillement des gens de lettres, qui sont assez importans pour trouver place ici. Il en est un applicable à tous les vêtemens en général, soit d'hiver, soit d'été ; c'est qu'aucun d'eux ne doit être trop étroit. Tous doivent être aisés, et faits de manière à ne point comprimer les parties sur lesquelles ils portent, afin que la circulation veineuse puisse s'y opérer librement, et qu'ils ne puissent en aucune manière nuire aux différens mouvemens des membres, ni s'opposer au retour du sang. Ceci doit spécialement s'entendre des cravattes et des chemises, dont le col, comprimant les veines jugulaires internes et externes, s'oppose au retour du sang des diverses parties de la tête, surtout du cerveau ; de là résultent quelquefois une sorte d'extravasion et des congestions sanguines qui se forment dans l'intérieur du crâne, à travers le tissu même de l'organe qu'il renferme, ou dans ces sortes de réservoirs ou sinus que l'on trouve dans les duplicatures de la dure-mère. Ces accidens peuvent d'autant mieux se développer par les effets de la cause que je viens d'indiquer, que la nature des travaux habituels des gens de lettres contribue singulièrement à les développer.

Enfin, une autre précaution qu'ils doivent prendre pour se livrer à leurs travaux ordinaires, sans éprouver l'engourdissement qui est presque toujours le résultat de la compression des parties postérieures des cuisses, lorsqu'on reste long-temps assis sur un corps dur, consiste à ne point se servir habituellement, pour s'asseoir, de chaises paillées, ou de tout autre siége pareil; et d'adopter l'usage de fauteuils matelassés qui, n'offrant que très-peu de résistance, fatiguent beaucoup moins. Par ce moyen, on évitera la compression des vaisseaux et des nerfs qui se trouvent à la face posté-rieure de la cuisse, et se distribuent aux membres inférieurs, et on préviendra l'engourdisse-ment et le fourmillement désagréables qui en sont la suite ordinaire : accidens qui étant sou-vent répétés, nuisent à la nutrition de ces par-ties, et peuvent, surtout par la pression non interrompue du nerf sciatique, concourir au dé-veloppement de la névralgie dont ce nerf est souvent le siége, et à laquelle M. le professeur Chaussier (*Tableau synoptique de la Névralgie*) a donné le nom de fémoro-poplitée, ou sciatique nerveuse postérieure.

§. II. Des Bains.

Depuis long-temps les bains ont été mis au nombre des moyens conservateurs de la santé : les Égyptiens, les Grecs, les Romains, faisaient fréquemment usage de ceux qu'on appelle bains domestiques, ou de ceux pris à l'eau courante, moins pour satisfaire à la mode que pour entretenir la propreté de la peau, et se préserver de maladie. Ce n'est pas que par la suite des temps, les Romains ne les aient employés plutôt comme objet de luxe que par tout autre motif. Sénèque, (*Épistol. LXXXVI*) critique sévèrement le faste insensé que ces derniers mettaient de son temps à la décoration des lieux destinés à prendre les bains, en les comparant avec l'architecture grossière, et l'obscurité de ceux à la police desquels présidaient autrefois, comme édiles, Caton, Fabius-Maximus, ou l'un des Cornélius, et avec celui extrêmement simple où le grand Scipion, après avoir soumis la terre, venait comme le faisaient les anciens Romains, baigner son corps fatigué par les travaux de l'agriculture, ou par d'autres exercices pénibles, et nettoyer sa peau

plutôt couverte de sueur qu'enduite de par-
fums.

Aujourd'hui les bains sont plutôt considérés
comme objet de luxe et d'habitude, que comme
moyen propre à conserver la santé : un grand
nombre de personnes, il est vrai, les prennent
aussi dans l'intention d'entretenir la propreté de
la peau, et n'en adoptent l'usage que dans ce dessein. Sous ce rapport, ils ne peuvent qu'être
extrêmement avantageux, parce que la souplesse
et la propreté de cet organe important qui se
trouve à la périphérie du corps, sont une des
choses les plus essentielles à la santé ; mais aussi
leur abus si commun parmi les habitans des
grandes villes, peut avoir des suites fâcheuses,
parce que, porté trop loin, il relâche la peau, le
tissu sous-cutané et les muscles, surtout lorsqu'on
les prend habituellement trop chauds. C'est cépen-
dant ce qui arrive le plus souvent à cause du sentiment agréable qu'on éprouve lorsque leur température est plus élevée que la chaleur naturelle
du corps. Aussi lorsqu'on a l'habitude d'y recourir souvent, comme le font certaines personnes dans l'intention exclusive d'enlever la
crasse que la sueur et la transpiration laissent à
la peau, il faut, pour éviter ce relâchement des
tissus organiques extérieurs, rompre cette habitude funeste, et y suppléer par des ablutions
chaudes, tièdes ou froides, faites de temps à

autre sur les membres et sur le corps : ces ablutions remplacent les bains dont elles ont, seulement sous le rapport de la propreté, tous les
agrémens et les avantages, sans avoir les inconvéniens et les dangers que leur abus entraîne.
Au rapport de Sénèque, Scipion ne se baignait
pas tous les jours, et « s'il faut, dit-il, s'en rap-
» porter à ceux qui nous ont transmis les anciens
» usages de Rome, on ne se lavait chaque jour
» les bras et les jambes, que lorsque les travaux
» auxquels on se livrait avaient occasionné leur
» malpropreté, et l'ablution entière du corps
» n'avait lieu que certains jours (*Loc. citat.*) ».
Pourquoi n'imiterait-on pas la sage réserve
des anciens sur l'usage des bains, sans détériorer
chaque jour de plus en plus sa constitution, par
un moyen qui serait salutaire si on n'en n'usait
qu'avec prudence et modération, et qui, au contraire, peut devenir funeste lorsqu'on en pousse
trop loin l'emploi? Car, il faut en convenir, on
paraît moins songer aujourd'hui à conserver sa
santé et ses forces physiques, qu'à se conformer
aux usages reçus, en prenant presque tous les
jours un bain extrêmement chaud, et dans lequel on ne reste guère moins d'une heure ou
d'une heure et demie. On croit ensuite réparer suffisamment les pertes que l'on a faites
par l'effet de la chaleur excessive du bain, en
prenant dès qu'on en est sorti un aliment légè-

rement restaurant, comme une tasse de chocolat, ou un bouillon gras appelé consommé.
Il ne faut cependant qu'y réfléchir un instant,
pour voir qu'il est impossible que cela soit ainsi,
puisqu'on peut remarquer aisément que, malgré
cette précaution contre la chute des forces, chaque jour on s'aperçoit, quand on en sort, qu'elles
diminuent de plus en plus, surtout lorsqu'on
le prend à une température plus élevée que la
chaleur naturelle du corps; ce qui arrive presque
toujours, même chez l'homme le plus robuste.
Ce qui vient d'être dit suffira, je pense, pour
faire sentir que les bains extrêmement chauds,
dont on fait un usage fréquent comme moyen
de propreté, ne conviennent point en général.
Or, s'ils peuvent affaiblir la constitution et produire le relâchement des solides chez l'homme
fort et bien constitué, ils doivent à plus forte
raison avoir des conséquences bien plus funestes
chez celui qui, comme l'homme de lettres, est
faible, d'une complexion frêle, délicate, qui ne
se livre à aucun exercice capable de la fortifier,
ou de l'entretenir dans le même état de vigueur;
et qui, au contraire, ne fait chaque jour que
la détériorer de plus en plus par le genre de travail auquel il se livre habituellement. L'usage
fréquent des bains chauds doit donc être rayé
du nombre des moyens hygiéniques, spécialement applicables à la classe des savans et des gens

de lettres. L'homme d'une santé fragile, d'une constitution débile, d'une susceptibilité nerveuse extrêmement développée, doit bien plus que tout autre se surveiller lui-même dans tout ce qui a quelques rapports à sa conservation, puisqu'il est plus apte à contracter des maladies graves et fâcheuses : et c'est encore d'après cet autre principe, que les gens de lettres doivent, sur l'usage des bains chauds, être beaucoup plus circonspects que les individus de toute autre profession. Il faut, pour les prendre avec sécurité, qu'ils aient soin de chercher à connaître exactement quel est le degré de température qu'on doit leur donner pour qu'ils puissent parfaitement convenir à leur constitution, et au développement de leur sensibilité ; ils ne doivent, pour ainsi dire, en faire usage que le thermomètre à la main, afin d'éviter les accidens qui pourraient survenir par l'effet du défaut de rapport qui existerait entre le degré de température de l'eau du bain, et celui de la force et de la chaleur animales. C'est du moins l'unique rapprochement qui doit leur servir de guide dans l'emploi de ce moyen.

Tous les médecins qui ont observé les effets des bains, pensent que ceux que l'on prend tièdes, c'est-à-dire, qui ne sont échauffés que jusqu'au degré de la température ordinaire du corps, sont ordinairement les plus salutaires pour les hommes de toutes les classes, de toutes les conditions, de tous les climats ; cette remarque importante n'avait pas échappé à Hippocrate ; il pensait que le bain chaud ne fortifiait que lorsque la chaleur naturelle du corps est plus élevée que celle du bain, et qu'il affaiblissait chaque fois que sa température était au-dessus de celle du corps. Toutes les observations des modernes, quelle que soit la contrée où elles aient été faites, confirment cette assertion du père de la médecine ; d'où l'on doit inférer naturellement, que tous les individus en général, et particulièrement les gens de lettres, ne s'écarteraient pas impunément d'une règle aussi importante.

D'après les observations des physiologistes modernes, la chaleur naturelle du corps, évaluée de trente-deux à trente-quatre degrés du thermomètre de Réaumur, est la même dans les climats glacés des zones froides, dans ceux plus doux des zones tempérées, et dans les régions brûlantes qui se trouvent sous l'équateur : elle est également la même dans les diverses saisons, quel que soit le degré de la température dominante de chacune d'elles, et l'opposition qui règne entre celles qui, comme l'hiver et l'été, offrent spécialement sous ce rapport les plus grands contrastes. Ceci, comme on le pense bien, ne doit s'entendre que de l'homme sain, chez lequel aucune cause capable d'accélérer ou de ralentir la circulation, n'augmente ni ne diminue la force de la chaleur naturelle. Ce degré de chaleur doit régler en partie celui que l'on peut donner à l'eau des bains, si on ne veut point transgresser le précepte important qui découle de la judicieuse remarque d'Hippocrate déjà citée : je dis en partie, parce qu'on sait qu'il faut en même temps proportionner ce degré de température à la force de la constitution de l'individu, au degré de sensibilité dont il est doué, et à l'habitude qu'il a contractée antérieurement de vivre dans un milieu d'une température plus ou moins basse, ou plus ou moins élevée. Ces précautions sont nécessaires, soit pour prévenir le trop grand relâchement de la peau et des parties sous-jacentes que produit ordinairement un bain trop chaud ; soit pour éviter le sentiment désagréable d'une sorte de constriction des mêmes parties et le développement des affections diverses, produites par l'impression trop long-temps prolongée du froid sur l'organe cutané, lorsque l'eau du bain se trouve à une trop basse température.

M. Marcard (1) pense que, lorsqu'un bain modérément chaud paraît affaiblir, ce qui, suivant lui, est très-rare et peu-conforme aux effets qu'il

______

(1) *De la Nature et de l'Usage des Bains*, par Henri-Mathias Marcard, ouvrage traduit de l'allemand par Michel Parent, docteur en médecine, Chap. III.

produit ordinairement, la faiblesse qu'il occasionne est probablement due à toute autre cause qu'à son action relâchante : on doit peu s'étonner en effet que les bains qui ne sont échauffés que jusqu'au degré de la chaleur naturelle de l'homme n'affaiblissent pas, ainsi que l'ont observé Bruce, Marcard et plusieurs autres, parce qu'ils n'occasionnent pas un relâchement général de toutes les parties, comme lorsque sa température outrepasse celle du corps de plusieurs degrés. Bruce, dans l'Histoire de son voyage en Afrique, dit avoir remarqué que, lorsqu'il était brûlant et épuisé de sueur jusqu'au point de tomber en défaillance ou qu'il était extrêmement échauffé par des exercices violens, il prenait un bain chaud ; qu'après en être sorti il sentait ses forces revenir beaucoup mieux que par les effets d'un bain froid, et qu'il se trouvait alors aussi vigoureux que le matin à son lever. On pourrait, ajoute-t-il, m'objecter que la chaleur du bain doit accabler et affaiblir ; mais je puis positivement assurer le contraire. M. Marcard rapporte entre autres observations celle d'une dame de 3o ans, malade, fort affaiblie, d'une maigreur extrême, qui avait souffert d'une manière incroyable des angoisses, des spasmes, de l'insomnie ; qui ne mangeait pas, et qui recouvra insensiblement les forces et la santé par l'usage des bains tièdes. Le même médecin assure

que « si quelqu'un se plaignait d'éprouver un
» sentiment de faiblesse après le bain, c'était
» toujours les hommes les plus vigoureux chez
» lesquels on ne peut supposer un relâchement
» aussi prompt de la fibre ». M. Alibert (*Nouveaux Élémens de Thérap.*) dit avoir vu une
jeune fille âgée de 17 ans, atteinte en même
temps de taches scorbutiques et d'une éruption cutanée, qui ne recouvra ses forces totalement épuisées que par l'usage des bains modérément chauds. Cabanis (*de l'Influence du régime sur les dispositions et sur les habitudes morales*)
pense que, tandis qu'on prend les bains, il s'opère
à la surface du corps une sorte de décomposition de l'eau par laquelle ce fluide cède une
partie considérable de son oxigène et presque
tout son hydrogène en nature, et que par cette
raison les bains deviennent souvent des toniques
directs. Enfin Zimmerman (1) a remarqué que
les bains de Habsbourg ou de Schinznach ne
sont nuisibles à toutes les personnes faibles
et délicates que lorsqu'elles les prennent trop
chauds. Les bains tièdes ont donc des avantages
réels; ils délassent le corps, détergent et nettoyent
la peau dont ils entretiennent la souplesse; ils
rafraîchissent, favorisent la transpiration, procurent un sentiment d'aise général, rendent au

____

(1) *De l'Expérience en général*, etc., Liv. V, Chap. XIII.

corps, après des exercices fatigans, sa vivacité et son agilité ordinaires, et soulagent l'esprit excédé par des travaux excessifs de cabinet; mais pour cela il faut, je le répète, que leur température soit douce et modérée. Galien (*de Sanitate tuendá*) parle d'un certain Primigène de Mytilène, qui, à cause de la vie studieuse qu'il menait, et de la chaleur brûlante qu'il éprouvait à la peau, était obligé de prendre chaque jour un bain chaud, et qui, s'il y manquait, était ordinairement pris de fièvre.

Si nous passons maintenant à l'examen des effets que produisent les bains froids, nous verrons que leur usage exige quelques précautions particulières, qui sont inutiles lorsqu'on les prend chauds. Les bains froids ne doivent avoir que de 1 à 12 ou même à 15 degrés au-dessus de zéro. Comme ces différens degrés de température sont encore loin de celui de la chaleur naturelle du corps, les effets qui en résultent ordinairement sont la concentration de l'action vitale, l'acquisition d'un certain degré de fermeté et de rénitence de toutes les parties, l'augmentation des forces physiques et morales, par conséquent un plus grand degré d'activité et d'énergie des facultés de l'entendement : de même que l'usage des bains trop chauds, ainsi que les chaleurs excessives que l'on ressent pendant la canicule et dans les contrées brûlantes de la zone

torride, entraînent leur faiblesse et leur langueur, surtout chez les individus d'une faible
complexion. L'exemple des peuples, et même
particulièrement des hommes qui font un usage
habituel des bains froids, prouve en effet jusqu'à l'évidence qu'ils n'affaiblissent ni le corps
ni l'esprit, et qu'ils donnent au contraire au premier un degré de force et de vigueur qui ne
tarde pas à se communiquer au second : ce qui
semble le prouver, ce sont les palpitations de
cœur, la force et l'accélération subite du mouvement circulatoire qui ont lieu dès qu'on entre
dans le bain, le resserrement et la constriction de toutes les parties, notamment de la peau
et du tissu sous-cutané, qui se manifestent lorsqu'on y est resté quelque temps. Ces phénomènes
annóncent qu'il s'opère alors une réaction qui
ne peut être que favorable aux forces et à la
constitution de l'individu. Je crois, d'après cela,
que l'on peut regarder l'usage habituel et rai-
sonné des bains froids, joint à un exercice doux
et varié, comme les deux moyens les plus effi-
caces pour conserver la santé des gens de lettres
et maintenir la vigueur et l'activité de leur intelligence. On sait qu'Octave Auguste eut, à l'âge
de 5o ans, une maladie de nerfs dont il faillit
périr, et qu'Antonius Musa le guérit en peu de

R

temps par l'usage des bains froids (1) ; ce qui lui mérita, dit-on, le droit de porter l'anneau d'or, distinction particulière de ces temps-là.

Les bains froids ne conviennent pas à tous les individus : les signes qui annoncent qu'ils sont favorables et que l'on peut se déterminer à en faire usage, sont une augmentation de la force, de l'agilité et de la vivacité naturelle dans tous les mouvemens, et un sentiment de chaleur qu'on doit éprouver en sortant de l'eau, suite constante de la force de réaction du système circulatoire. Ces bains, au contraire, peuvent être pernicieux lorsque après en être sorti on ne peut que difficilement se réchauffer et qu'on éprouve un sentiment de faiblesse, de pesanteur, de torpeur générale, de gêne dans les mouvemens et dans la respiration, et une sorte d'engourdissement douloureux de la tête.

Les propriétés essentielles des bains froids sont de fortifier l'ensemble de l'économie animale, de diminuer la sensibilité et la susceptibilité nerveuse, de maintenir et d'augmenter les forces physiques, de développer l'énergie des organes de la digestion, de rendre le ventre libre, de favoriser le jeu et l'activité des opérations de l'âme. L'usage de ces bains peut être contraire

____

(1) Suétone, *in Vit. Octav. August.*

aux personnes d'un âge avancé qui n'en ont pas contracté l'habitude dès leur enfance ou pendant leur jeunesse; à ceux qui sont sujets à des hémorrhagies périodiques, qui ont la poitrine faible, délicate, qui éprouvent fréquemment des catarrhes pulmonaires, une toux habituelle, des crachemens de sang : ils sont également pernicieux dans les affections hypocondriaques dépendantes de quelques embarras des viscères abdominaux ou du ralentissement de la circulation dans le système de la veine-porte, dans les accès de vertiges et de céphalalgie occasionnés par l'abondance du sang et par sa direction et sa trop grande propension vers la tête.

On ne doit jamais rester très-long-temps dans le bain froid; une, deux et jusqu'à cinq minutes suffisent, et c'est tout ce qu'on doit se permettre : il convient, suivant l'usage des Anglais, de s'y jeter deux ou trois fois dans une minute, et après en être sorti de se faire essuyer et sécher le corps. A un certain âge, il est difficile de supporter cette espèce de bain, si dès la première jeunesse on n'a pas eu la précaution de s'y habituer graduellement en prenant successivement de simples ablutions froides, des bains à une température peu élevée, et en diminuant insensiblement et de temps à autre le degré de chaleur de l'eau destinée à cet usage, jusqu'à ce qu'on soit parvenu à la supporter à une température qui ne s'élève pas au-dessus du 10ᵉ degré du thermomètre de Réaumur, et qui n'aille pas au-dessous de zéro. Avant de prendre cette sorte de bains, on doit chaque fois avoir la précaution de se rafraîchir la tête avec des linges imbibés d'eau froide, et de s'y plonger ensuite tout à coup la tête la première, afin d'éviter le sentiment désagréable de froid qui se renouvelle à chaque partie lorsqu'on s'y met lentement, et d'empêcher surtout que le sang ne se porte subitement et avec trop de force de l'extérieur à l'intérieur, et ne se dirige particulièrement vers la tête : ce qu'il faut éviter surtout chez les personnes qui sont sujettes aux céphalalgies. Tissot (*ouvrage cité*, §. 83) recommande spécialement les bains froids aux gens de lettres comme moyen propre à donner de la force à l'estomac, aux muscles, aux nerfs, et même à l'âme qu'ils rendent capable de supporter de nouvelles fatigues; il dit avoir vu plusieurs jeunes gens qui, après s'être jetés dans le bain, excédés et accablés par l'étude, se trouvaient, après en être sortis, une force d'âme singulière et une nouvelle disposition à recommencer leurs études. Mais il observe avec raison qu'il ne faut point, pour en faire usage, attendre que le corps soit dans un état de faiblesse extrême, parce que la première

impression du froid étant de repousser les humeurs à l'intérieur, cet effet pourrait avoir des
suites fâcheuses, si les organes n'avaient ni assez
d'énergie ni assez de vitalité pour réagir avec
force et contrebalancer le refoulement du sang
vers le bas-ventre, la poitrine, et surtout vers
la tête, où il peut facilement produire des accidens graves par son accumulation subite, ou
même par son irruption dans la masse cérébrale,
qui exposeraient à l'apoplexie ou à la paralysie.

On ne doit pas faire un usage aussi fréquent
des bains froids que certaines personnes en font
des bains chauds; un ou deux par mois suffisent
en hiver; quelques personnes peuvent même se
borner quelquefois à des ablutions froides, afin
de ne pas trop durcir le tissu de la peau et de ne
pas nuire à l'exhalation cutanée. Les bains à
l'eau courante sont préférables aux bains domestiques, surtout en été, parce que dans cette saison l'eau n'est pas trop froide, étant échauffée
par les rayons du soleil, et qu'on peut, en les
prenant, se livrer à quelque exercice, comme
celui de la natation; ce qui contribue encore aux
bons effets des bains froids. Chaque fois qu'on
en sort, il faut s'essuyer la peau de manière que
l'impression de l'humidité sur cette partie ne se
prolonge pas trop long-temps : l'espèce de fric-
tion légère que l'on pratique alors ne peut être

R 3

que très-salutaire, en ce qu'elle rappelle, pour ainsi dire, le sang dans l'organe cutané, et y ranime la circulation par l'effet d'une douce irritation. Outre les effets dont nous avons parlé, les bains froids, lorsqu'on ne les prend que rarement et avec prudence, qu'on s'y plonge subitement et qu'on n'y reste que peu de temps, en produisent encore plusieurs autres qui, sous le rapport de la santé, offrent de grands avantages : ces effets sont d'habituer le corps à soutenir sans incommodité, et même sans danger, les impressions du froid lorsqu'il est extrêmement rigoureux, d'augmenter le degré d'énergie vitale qui détermine alors le mouvement de réaction du centre à la circonférence; de réprimer l'abondance des sueurs énervantes qui sont l'effet naturel des grandes chaleurs ; enfin de prévenir les suppressions subites de la transpiration qui peuvent devenir causes d'un si grand nombre de maladies graves.

Le bain, quelle que soit sa température, doit être pris à jeun, ou au moins trois heures après le repas, et lorsqu'on sent que la digestion stomacale est parfaitement achevée. Il faut surtout avoir l'attention de ne point se jeter dans le bain froid lorsque le corps est échauffé et couvert de sueurs.... Les gens de lettres qui ne sauraient supporter ni les effets de ce dernier, ni s'habituer à son usage, ne devant pas néanmoins négliger les moyens de propreté, pourront recourir aux bains tièdes, qui, quoique n'ayant pas pour eux les mêmes avantages que les bains froids, peuvent au moins les remplacer sous plusieurs rapports : je crois même qu'à un certain âge il est difficile de contracter l'habitude des bains froids, et qu'à toutes les époques de la vie on n'en ferait pas usage impunément, si on négligeait de prendre les précautions qu'ils exigent.

Il est des individus que les bains incommodent, quelle que soit leur température, et auxquels ils inspirent une répugnance invincible : ceux qui se trouvent dans ce cas ne doivent point s'obstiner à y recourir, mais y suppléer par des lotions chaudes ou froides faites de temps à autre sur les diverses parties du corps. A ce sujet, je dirai avec Montaigne (*Essais*, *Liv. II*, *Chapitre XXXVII*) : « En general j'estime le bai-
» gner salubre, et croy que nous encourons non
» legeres incommoditez, en nostre santé, pour
» avoir perdu ceste coustume, qui estait gene-
» rallement observee au temps passé, quasi en
» toutes les nations, et est encores en plusieurs
» de se laver le corps tous les jours : et ne puis
» pas imaginer que nous ne vallions beaucoup
» moins de tenir aussi nos membres encroustez,
» et nos pores estoupez de crasse. »

Les frictions méritent aussi d'être placées au nombre des moyens utiles à la santé des gens de lettres. Leurs effets sont d'exciter la transpiration cutanée, d'accélérer la circulation capillaire dans le tissu même de la peau, dans le tissu cellulaire sous-cutané, et même dans les muscles ; elles fortifient ces parties et rappellent à l'extérieur les forces vitales qui ont toujours de la disposition à se concentrer chez ceux qui, comme les savans, mènent une vie sédentaire et inactive, et qui exercent bien plus souvent les facultés de l'esprit que les organes locomoteurs. Galien (*de Sanitat. tuendá, Lib. V, Cap. VI*) rapporte que le médecin Antiochus, qui parvint à un âge très-avancé, avait un cabinet qu'il faisait chauffer en hiver, rafraîchir en été ; et dans lequel, chaque matin, il se faisait brosser et frotter les différentes parties du corps. Celse (*Lib. III, Cap. XVIII*) recommande surtout les frictions aux personnes atteintes d'hypocondrie ; et certes personne n'ignore qu'aucune classe d'hommes n'y est plus sujette que les gens de lettres.

On doit pratiquer les frictions sur toutes les parties du corps, excepté la tête ; mais on doit les faire plus particulièrement sur les membres inférieurs, dans l'intention de détourner le sang de la tête, où il a tant de tendance à se porter chez les savans. On doit les pratiquer le matin de préférence à toute autre heure et avant de s'habiller : il ne faut pas les continuer plus de cinq ou dix minutes sur chaque partie ; on peut cependant les prolonger un peu plus sur les membres abdominaux, les faire légèrement, et ne jamais excorier la peau : pour cela, on se servira d'une brosse douce ou d'un morceau d'étoffe de laine, comme un morceau de drap fin ou de flanelle dite d'Angleterre : on doit enfin les pratiquer habituellement.

CHAPITRE III.

Des Alimens et des Boissons que les gens de lettres doivent préférer, et du régime qu'ils doivent suivre.

Les pertes que le corps fait sans cesse d'une portion de lui-même, qui n'est plus propre à la nutrition ni à la composition des organes ; le besoin qu'il éprouve de réparer ces pertes, et les moyens qui servent à satisfaire un besoin aussi impérieux, constituent trois espèces de fonctions importantes sans lesquelles l'homme ne pourrait exister long-temps. Ces fonctions servent à maintenir le corps dans un état d'équilibre nécessaire à la santé ; elles ne cessent entièrement qu'avec la vie, quoiqu'elles éprouvent néanmoins pendant sa durée de nombreuses modifications suivant l'âge, le tempérament, la saison, le climat qu'on habite, les exercices auxquels on se livre, et une infinité d'autres circonstances.

Les besoins que le corps éprouve de remplacer les pertes qu'il fait à chaque instant, ne sauraient être satisfaits que par la préhension des alimens, dont la quantité et les qualités doivent toujours être proportionnées à l'âge, à la force de l'individu, à ses exercices habituels, et surtout aux dispositions particulières qui tiennent à son *idiosyncrasie* et à l'état de sa constitution. Mais tous ces détails ne pouvant appartenir à mon objet, je ne m'occuperai ici que des règles qui concernent spécialement le régime des gens de lettres.

Si, chez tous les individus, les fonctions digestives avaient le même degré d'activité, et qu'elles ne fussent pas susceptibles d'une infinité de variations dépendantes de la force organique et de la sensibilité de l'estomac, ainsi que de la densité plus ou moins grande des substances soumises à l'action de cet organe, toutes celles qui contiendraient assez de matières nutritives pour entretenir les forces, et réparer les pertes journalières du corps, lorsqu'elles seraient prises dans une certaine proportion, conviendraient à tous les estomacs indistinctement; les règles de la diététique se trouveraient alors beaucoup plus simplifiées qu'elles ne le sont, et la plupart d'entre elles deviendraient entièrement inutiles ; mais la chose est bien différente ; le degré de force et de sensibilité de l'estomac, et l'espèce particulière de travaux auxquels on se livre, apportent dans la manière dont s'opère l'élaboration digestive, des différences aussi nombreuses que variées, qui, spécialement dans le régime des gens de lettres, exigent de la part du médecin la plus scrupuleuse attention. D'après cela, on doit donc, dans l'exposition des principes de la diététique, soit en général, soit en particulier, prendre toujours pour base de ceux qu'on veut établir, ces différences dans le travail de la digestion, dans le degré de sensibilité de l'estomac des individus dont on s'occupe, et ne jamais adopter une autre marche qui, à coup sûr, deviendrait stérile.

Les hommes de lettres, faisant peu ou point d'exercice, chez eux la sensibilité physique et morale est très-développée, et l'organe principal de la digestion ne remplit pas toujours convenablement ses fonctions. Suivant la judicieuse remarque d'Amatus Lusitanus (*Curat. Médic.*, pag. 153), un mauvais estomac suit toujours les gens de lettres comme l'ombre suit le corps. Aussi la première règle du régime qui leur convient spécialement, consiste - t - elle à ne choisir pour

leur usage que des alimens d'une digestion facile, et dans lesquels la matière nutritive se
trouve en grande quantité sous un petit volume.

On comprend sous le nom générique d'aliment toute substance capable de recevoir l'élaboration digestive, et de fournir ensuite une
matière qui, étant portée dans le torrent de la
circulation, pénètre dans toutes les parties du
corps pour les nourrir; c'est-à-dire, pour servir
au développement, à l'accroissement et au renouvellement des parties qui le composent, en
réparant les pertes qu'elles font chaque jour, et
en ajoutant à leur substance une matière qui,
au moyen des diverses modifications qu'elle subit
par les effets de la mastication et de la digestion,
prend leur forme et devient en tout semblable à
elles. Ainsi l'aliment n'est donc, comme l'a dit
Hippocrate (*de Aliment.*), qu'une matière propre
à fortifier, à faire croître, à former des parties
parfaitement semblables à celles qui composent
nos organes, suivant le changement que chacun
d'eux fait subir à cette matière proprement appelée alimentaire qu'il reçoit, et qui s'identifie
avec leur propre substance, suivant des lois qu'il
est plus facile d'observer que de connaître parfaitement.

Les alimens contiennent tous plus ou moins

de substance nutritive, et ils nourrissent aussi plus ou moins, suivant qu'ils conviennent ou qu'ils ne conviennent pas au mode particulier d'organisation des individus : ce qui dépend ordinairement des parties extractives et autres matières unies à la substance purement alimentaire. Sont-ils convenables, l'estomac les digère aisément, et celui qui les prend en ressent des effets avantageux à sa santé et à ses forces ; dans le cas contraire, ils aigrissent, fatiguent l'estomac, produisent des rapports acides ou nidoreux, et sont souvent rejetés par le vomissement. Le vin, le lait, le chocolat sont des alimens très-nourrissans que l'on digère presque toujours facilement ; alors ils engraissent, fortifient, réparent les pertes faites par les différens émonctoires, doublent souvent les forces, et remplissent, en un mot, parfaitement l'objet auquel on les destine ; mais quelquefois l'estomac, ne pouvant les digérer, se contracte vivement et les rejette. Il serait dangereux, lorsqu'on sait qu'ils ne peuvent convenir à l'organisation d'un individu, de lui en conseiller l'usage, parce qu'alors, au lieu d'être utiles, ils ne manqueraient pas de devenir funestes à sa santé. Ce qui vient d'être dit de ces trois substances est applicable à la masse entière des alimens.

Quelle que soit la nature des matières unies in-

timément à celle qui fournit l'aliment, cette dernière, après avoir été soumise à l'action digestive,
change de forme, passe à l'état liquide, et fournit
ce fluide qu'on nomme chyle, dont les qualités
principales sont d'être blanc, d'avoir une saveur
douce et une consistance à peu près semblable à
celle du lait. Il paraît que la partie purement
nutritive, qui se trouve en plus ou moins grande
quantité dans les diverses substances qui nous
servent d'alimens, est une sorte de mucilage, de
gelée ou de gélatine qui s'y trouve tantôt sous
une forme visqueuse, tantôt sous une forme
plus épaisse et plus solide, et qui se gonfle dans
l'eau, suivant la force de densité de ces substances
et la quantité de mucilage qu'elles contiennent
sous un petit volume. La gélatine se trouve, en
général, en grande quantité dans les fécules qui,
comme on le sait, peuvent être facilement ré-
duites en gelée. On la trouve isolée dans plusieurs
plantes comme la pomme de terre; dans plusieurs
graines céréales et légumineuses, elle est unie à
une matière glutineuse; dans d'autres graines,
on la trouve unie à des substances sucrées, aromatiques, extractives et même vénéneuses. La
gelée qu'on tire de certains fruits, comme des
groseilles, des pommes, des poires, des coings,
des abricots, des cerises, des prunes, des raisins,
ainsi que les chairs des jeunes volailles de basse-

cour, des oiseaux, du jeune lapin, du levreau, du mouton, du veau, du bœuf, etc., la contiennent en abondance et sans viscosité.

§. I. Des Alimens.

Les gens de lettres, ainsi que tous ceux dont l'estomac est faible et doué d'une grande sensibilité, doivent choisir de préférence leurs alimens parmi les substances tirées du règne végétal et du règne animal qui contiennent la gélatine en abondance, unie à une très-petite quantité de matière extractive, parce qu'ils fatiguent beaucoup moins l'estomac, et n'altèrent point les forces digestives. Cette règle est celle qui doit invariablement servir de base au choix des alimens dont leur régime doit être composé.

Des alimens tirés du règne végétal. Le pain de froment bien levé et bien cuit contient une grande quantité de substance nutritive sous un petit volume ; il nourrit beaucoup et n'incommode point les organes digestifs ; c'est le meilleur aliment que nous ayons, et le plus généralement adopté en Europe. Le pain de seigle n'est pas aussi sain, souvent il relâche ; cependant lorsque le grain dont on le compose est de bonne qualité, qu'il n'est point attaqué de la maladie connue sous le nom *d'ergot*, il nourrit beaucoup et peut être salutaire, surtout pour ceux qui ont

l'habitude d'en faire usage, et chez lesquels il ne
tourne pas à l'acescence, ou ne produit pas de
vents. Le pain de la plus fine farine de seigle
est approprié aux gens de lettres lorsqu'ils
éprouvent des constipations opiniâtres : on peut
mêler la farine de maïs avec celle de froment
ou de seigle ; on compose, par ce mélange, une
sorte de pain qui, à la vérité, durcit promptement, mais n'en est pas moins un aliment de
bonne qualité et qui se digère aisément. Le pain
d'orge, d'avoine, de sarrazin est lourd, pesant,
peu·digestible ; il ne convient point à ces individus, qu'il incommoderait extrêmement ; ils
doivent s'en abstenir.

Plusieurs autres substances contiennent, ainsi
que les graines céréales dont il vient d'être parlé,
une grande quantité de matière nutritive : lorsqu'elles ont subi les préparations convenables,
on les emploie dans la composition d'alimens
très-sains pour les estomacs faibles et délabrés ;
de ce nombre sont le riz, le salep, le sagou,
moelle tirée de la tige d'une espèce de *cycas
revoluta*, les racines d'ignames, de manioc,
d'orchis morio, *d'orchis bifolia*, la patate et la
pomme de terre. On range sur la même ligne
certaines préparations extrêmement nourrissantes et d'une digestion facile, comme le vermicelle, le macaroni, la semoule, etc.

Le haricot rouge, ainsi que la lentille, contiennent une fécule nutritive unie à une matière extractive colorante, qui leur donne une saveur différente de celle de la fécule pure. Cette partie colorante possède une vertu tonique qui aide l'action digestive, et qui rend ces deux espèces de légumes farineux plus faciles à digérer, moins venteux, et les empêche d'occasionner ce sentiment de gonflement et de plénitude de l'estomac que produisent les autres graines de la même classe. Les siliques vertes des haricots et les pois récens, préparés d'une manière convenable pour la table, forment aussi des alimens très-agréables et de bonne qualité ; ils sont faciles à digérer, n'incommodent aucunement, et quoique peu nourrissans, conviennent très-bien aux estomacs faibles.

La bette, l'arroche, la blette, les épinards, l'oseille, le cardon, les salsifis, les scorsonnères, la chicorée, l'endive, l'escarolle, la laitue sont des substances qui renferment une grande quantité de mucilage visqueux. Pour en composer des alimens sains et d'une facile digestion, il faut les faire cuire et les bien assaisonner ; la cuisson détruit la viscosité du mucilage qu'elles contiennent, et les assaisonnemens leur communiquent des qualités légèrement stimulantes qui les empêchent de fatiguer les estomacs délicats et paresseux. Le lait, le sucre, le beurre, le suc de viande, l'huile, le vinaigre sont les principales substances qui leur servent d'assaisonnemens : on peut, dans quelques cas, y joindre le sel, le poivre, la muscade, les clous de gérofle, la cannelle, etc. On mange crues et en salade la laitue, la chicorée, l'endive et l'escarolle lorsqu'elles sont tendres et qu'on leur a fait subir une préparation qui consiste à les renfermer dans l'obscurité, ou à rapprocher leurs feuilles les unes des autres, et à les lier ensemble de manière que la lumière ne puisse plus les frapper : par ces procédés on les amollit, on les abreuve de sucs et on empêche le développement de leurs parties colorantes et extractives ; cette préparation les rend plus digestibles même pour les estomacs faibles.

L'artichaut a un goût agréable, il nourrit beaucoup ; on le regarde comme échauffant et comme pouvant occasionner de l'agitation pendant le sommeil ; mais cette opinion, ainsi que l'observe M. Hallé (1), n'est pas fondée sur une expérience certaine. On peut le manger cuit et cru : lorsqu'il est tendre il incommode rarement, excepté les personnes qui digèrent difficilement.... L'asperge et les sommités de houblon, tendres et mangées cuites, sont bonnes et d'une facile digestion.

---

(1) *Encyclopédie méthodique*, partie de la médecine, article ALIMENS.

Les choux sont en général très-chargés d'eau, et possèdent un mucilage sucré uni à un principe âcre, que la cuisson détruit en partie; ils se digèrent facilement, mais ils sont très-venteux pour certains estomacs; et sous ce rapport, conviennent peu aux gens de lettres. En Allemagne, et dans plusieurs autres contrées limitrophes, on prépare avec les choux le sawerkraute ou choucroûte; pour cela on fait subir à ce végétal une fermentation qui le rend acide, sans cependant détruire sa partie sucrée et mucilagineuse. Cette préparation est nourrissante, stimulante, antiscorbutique; elle accommode les estomacs froids et débiles, seule ou associée à quelques viandes tendres et digestibles.

La carotte et le panais contiennent un mucilage épais, visqueux, sucré, uni à un principe aromatique : leur viscosité se perd par la cuisson, et le principe aromatique qui reste les rend d'une digestion facile; ils ne sont pas venteux. Le panais est beaucoup plus nourrissant que la carotte, parce qu'il renferme une substance qui approche de la fécule, et qui ne se trouve point dans cette dernière.

Les betteraves rouges et jaunes sont beaucoup plus sucrées que les carottes et les panais; elles sont moins nourrissantes parce qu'elles sont plus aqueuses : elles se digèrent facilement... Le navet et la rave contiennent un mucilage sucré, uni à beaucoup d'eau, et à un principe très-actif plus sensible dans le navet que dans la rave; ils nourrissent peu, se digèrent facilement; mais chez quelques individus ils occasionnent des vents: sous ce dernier rapport ils conviennent peu aux personnes qui se livrent aux travaux d'esprit.

Le radis et la petite rave se mangent crus; ils contiennent de l'eau, un mucilage sucré, et un principe âcre et volatil qui réside particulièrement dans leur écorce : ce principe excite l'action digestive et cause des rapports, ce qui n'empêche pas qu'ils ne soient un aliment favorable à presque tous les estomacs, lorsqu'ils sont tendres, et qu'on ne les prive pas de leur écorce.

Le raifort est chargé d'un principe âcre et stimulant, qui, en France, le fait assez souvent proscrire; il n'en est pas de même en Allemagne, où son usage est presque général. Après l'avoir râpé, on l'assaisonne avec le vinaigre et le sel, et on le sert ainsi. Son usage est regardé comme pouvant victorieusement combattre la disposition glaireuse : sous ce rapport il est utile aux estomacs froids, et à ceux chez lesquels la digestion est lente et pénible.

La truffe et le champignon de couche possèdent l'un et l'autre un arôme agréable très-recherché, plus faible dans le champignon, et beaucoup plus développé dans la truffe : leur substance néanmoins étant peu dissoluble, ils sont pesans à l'estomac, difficiles à digérer, et par cette raison réussissent difficilement aux estomacs faibles ; aussi, les personnes qui se livrent aux travaux d'esprit, doivent-ils en être extrêmement sobres.

L'ail, l'ognon, l'échalotte, la ciboule, le poireau sont des végétaux très-usités, qui contiennent un mucilage sucré, uni à un principe volatil qui les rend propres à la digestion chez les individus dont l'estomac est froid et paresseux. L'ébullition les prive de leur principe âcre, et rend même quelques-uns d'entre eux doux et agréables au goût ; l'oignon est de ce nombre : mais les gens de lettres doivent se garder de le manger cuit à l'aide de l'huile ou de la graisse ; c'est-à-dire, lorsqu'il est frit, parce qu'il occasionne alors des rapports très-désagréables, et même ce sentiment de chaleur brûlante qui, de l'orifice de l'estomac, s'étend jusque vers la gorge, et auquel on a donné le nom de ferchaud.

Le persil, le cerfeuil, le céleri, le thym, la sariette, l'estragon, la pimprenelle, sont des végétaux qui, comme assaisonnemens, conviennent parfaitement aux estomacs faibles dont ils excitent l'action et relèvent les forces. C'est sous le même rapport et non point comme alimens, que l'on emploie les crucifères, tels que le cresson de fontaine, le cresson alénois, la moutarde, la

S 3

capucine et même les cornichons, et les câpres confites dans le vinaigre, avec le sel, le poivre et plusieurs autres substances aromatiques ; ils ont des propriétés analogues à celles des autres assaisonnemens. Le sel, le poivre, le gingembre, les cloux de gérofle, la cannelle, la muscade, le macis, etc., sont autant de substances nécessaires à la préparation des alimens, et qui, comme toniques et excitans, sont favorables aux estomacs faibles et paresseux, par conséquent aux personnes qui mènent une vie sédentaire, et se livrent aux travaux du cabinet. La courge, la citrouille, le concombre, par la raison qu'ils sont froids et aqueux ne leur conviennent pas ; à moins que leurs diverses préparations ne soient fortement assaisonnées par quelques-unes des substances dont je viens de parler. Le melon bien mûr et de bonne qualité peut ne pas leur nuire, pourvu qu'ils en mangent peu, et qu'ils aient soin de prendre par-dessus un peu de vin pur.

Tous les fruits sont nourrisans en proportion de la quantité de mucilage, de gélatine, de partie sucrée, et de pulpe qu'ils contiennent. Ceux dans lesquels l'eau entre en grande proportion sont plus ou moins rafraîchissans, et nourrissent peu, comme les pêches, les citrons, les oranges, les groseilles, les cassis, les mûres, les framboises, les fraises, les grenades, les cerises aigres, les cerises douces et les merises. Les pommes, les poires, les prunes, les abricots, les figues, les dattes sont plus sucrées, plus gélatineuses, par conséquent plus nourrissantes. Les raisins et l'ananas jouissent d'une propriété rafraîchissante, en même temps qu'ils sont très-nourrissans à cause de la grande quantité de sucre dont ils sont pourvus. Le cassis est aromatique, cordial et tonique.

Tous ces fruits sont agréables au goût, se digèrent facilement, et conviennent à l'estomac des gens de lettres, surtout lorsqu'ils ont acquis leur parfaite maturité : on doit cependant excepter de ce nombre les dattes et les figues, qui se digèrent moins bien, et qui, crues ou cuites, produisent des rapports brûlans lorsqu'on en mange beaucoup.

Les bigarreaux ont aussi une chair ferme et dense qui les rend difficiles à digérer. Les gelées, les marmelades et les compotes, nous transmettent en partie le goût, l'arôme et les propriétés de tous ces fruits; ce sont autant de préparations fort agréables, bonnes à l'estomac, et qui se digèrent aisément lorsqu'elles sont prises en petite quantité.

Les coings, les sorbes et les nèfles sont des fruits acerbes, dont les gens de lettres doivent peu faire usage à cause de la constipation qu'ils occasionnent.

Les olives, telles qu'on les sert ordinairement

sur les tables, c'est-à-dire, après les avoir confites dans l'eau salée, sont d'un goût agréable ;
mais en raison de l'huile qu'elles contiennent
elles pèsent sur l'estomac, et ne doivent pas être
prises en grande quantité. L'huile d'olives récente est douce au goût et d'une odeur légère et
agréable ; elle se digère plus facilement et plus
promptement que celle qu'on tire des noix, des
graines de chenevis et de pavot. Les gens de
lettres doivent éviter de faire usage de celle qui
est vieille et rance, parce qu'elle occasionne
des rapports désagréables et extrêmement in-
commodes.

Le sucre est plutôt un assaisonnement qu'un
aliment, quoiqu'il nourrisse beaucoup : il est
doué d'une saveur extrêmement agréable, particulièrement lorsqu'il est uni à une infinité d'alimens dont les préparations le réclament ; c'est
en général une substance saine, et que tous les
estomacs peuvent supporter ; pris en trop grande
quantité, surtout lorsqu'il est uni à des substances mucilagineuses, il produit souvent le pyrosis ; brûlé et réduit en caramel il est échauffant,
et pourrait être contraire à la santé. Les gens
de lettres doivent éviter soigneusement de faire
usage du sucre dans l'un ou l'autre de ces deux
états.

On fabrique avec l'amande du cacao, un aliment connu sous le nom de chocolat. On torréfie

cette amande, et par la trituration on la mêle avec la vanille, la cannelle et le sucre, ou simplement avec le sucre : c'est cette dernière préparation qu'on appelle chocolat de santé ; la première cependant mériterait beaucoup mieux que l'autre cette dénomination, parce que la cannelle et la vanille qui entrent dans sa composition, sont des substances capables de le rendre plus digestible. L'amande du cacao contient une fécule pénétrée de matière colorante de couleur brune et légèrement aromatique, qui lui donne un goût amer et un peu astringent : cette fécule se gonfle extrêmement et s'épaissit par l'ébullition ; ce qu'on remarque ordinairement lorsqu'on fait bouillir le chocolat et qu'il n'est pas falsifié. Cette préparation est nourrissante, fortifiante, stomachique ; elle pèse peu sur les estomacs faibles, et se digère avec la plus grande facilité, surtout lorsqu'elle est aromatisée avec la vanille ou la cannelle : elle est un des alimens qui réussissent le mieux à l'estomac des gens de lettres, parce qu'elle nourrit beaucoup et n'exige que peu d'efforts de la part des organes digestifs.

Les semences émulsives comme les amandes, les noisettes, les noix, possèdent chacune un principe odorant qui leur est propre et qui est intimement uni à leur huile ; elles sont pesantes et peu digestibles : par conséquent, ceux qui ont l'estomac faible et dont les digestions sont languissantes, doivent être circonspects sur leur usage. Lorsque la partie mucilagineuse des amandes est unie à l'eau, elle se digère avec facilité : les noisettes, les amandes récentes, et les cerneaux de jeunes noix contiennent moins d'huile et plus de mucilage que les amandes vieilles, ce qui les rend beaucoup plus faciles à digérer; elles sont moins digestibles quand elles ont atteint leur dernier degré de maturité.

Les noix de cocos renferment une pulpe agréable au goût, et qui fournit une nourriture très-saine même pour les estomacs faibles. Le centre de la noix est rempli d'une eau limpide, rafraîchissante et légèrement sucrée.... Les pistaches, peu chargées d'huile, sont très-nourrissantes, adoucissantes et d'un goût fort agréable; elles fortifient l'estomac et réparent les forces épuisées; elles conviennent parfaitement aux gens de lettres, ainsi que l'amande des pignons, doux fruits du *pin pignier.*

La châtaigne est une des graines qui contient le plus de matière sucrée unie à la fécule nutritive : elle sert de nourriture, pendant la moitié de l'année, à une grande partie des habitans de la Marche, du Limousin et du Bas-Berri. Il est peu d'alimens plus nourrissans; elle se dissout, se digère facilement, et incommode rarement, même ceux dont l'estomac est débile et paresseux, lorsqu'ils en mangent modérément : on la prépare en la faisant rôtir, ou en la faisant bouillir à l'eau ou au lait.

Les gens de lettres doivent surtout proscrire de leur régime les salades de chicorée, de laitue, et toutes les autres crudités de ce genre, à moins que par l'expérience ils n'aient acquis la certitude que leur estomac peut les digérer sans fatigue et sans aucune incommodité.

Des alimens tirés du règne animal. Les chairs qui contiennent la gélatine en abondance et dans son plus parfait état de pureté et de perfection, sont les meilleurs et les plus convenables aux estomacs faibles ; elles se digèrent facilement lorsque cette substance ne s'y trouve pas unie avec une grande quantité de fibrine. Celles, au contraire, dont la partie gélatineuse est imparfaite, qui sont visqueuses et en quelque sorte glaireuses, nuisent souvent aux individus dont l'estomac est faible et les digestions lentes et pénibles, parce qu'elles ne se dissolvent pas bien et qu'elles produisent fréquemment des indigestions. Ces considérations générales doivent servir de base au choix que les gens de lettres doivent faire des alimens qu'ils tirent du règne animal.

La chair de bœuf est la plus dense de toutes celles dont on se sert ordinairement pour la table ; elle renferme beaucoup de gélatine, et sous ce rapport abonde en partie nutritive ; quand elle n'est pas trop récente, qu'elle est mélangée de graisse, qu'on la fait rôtir ou cuire avec très-peu d'eau et qu'on l'assaisonne agréablement, elle convient aux estomacs paresseux. Les bouillons faits avec la chair de bœuf sont aussi très-nourrissans ; mais, pour ne point fatiguer l'estomac, ils ne doivent pas être trop chargés de graisse.

La chair de veau et celle de mouton, moins denses que celle du bœuf, sont l'une et l'autre très - nourrissantes, d'un goût agréable, d'une digestion facile, et appropriées parfaitement à l'estomac des gens de lettres. L'agneau et le chevreau qui ont déjà pris un peu d'âge sont aussi de très - bons alimens pour eux ; mais il faut que leurs chairs soient rôties ou grillées, parce qu'étant un peu visqueuses, il est nécessaire qu'elles perdent cette qualité par l'une ou l'autre de ces préparations.

Le sanglier, le chevreuil, le lièvre et même le lapin de garenne, quoique leurs chairs soient d'une couleur très-foncée, peuvent convenir aussi aux estomacs faibles et délicats lorsqu'on ne les mange pas trop récentes.

Le dindon, la poule, les poulets, le chapon, le pigeon, la bécasse, la bécassine, l'ortolan, la gélinote, le faisan, la caille, la grive, la sarcelle, la poule d'eau, les alouettes, et même l'oie et le canard sauvage ou de basse-cour, lorsqu'ils sont jeunes, fournissent des alimens de bonne qualité qui tous peuvent entrer dans le régime des gens de lettres, et aider à le varier autant qu'on le désire. Les chairs de ces différens volatiles, lorsqu'on les mange rôties, sont tendres, toniques, très-nourrissantes et même préférables à toute autre pour les estomacs faibles : bouillies, au contraire, elles sont dures, coriaces, moins digestibles et moins nourrissantes; frites, elles conviennent également, pourvu que la croûte formée à l'extérieur par la graisse et la farine avec lesquelles elles se trouvent amalgamées, ne soit pas trop épaisse, car alors elles peuvent occasionner des rapports brûlans. Les sauces blanches dans lesquelles ont fait entrer les œufs, la farine, l'eau ou le lait, et toutes celles en général qui sont d'une saveur douce et agréable, ne sont pas défavorables : on peut s'en servir pour l'accommodage des viandes dont je viens de parler, et même pour celui de la plupart des légumes. Mais celles qu'on appelle *roux* et que l'on prépare avec la farine et l'huile, la graisse ou le beurre roussi, produisent le pyrosis ou fer-chaud, et rendent la digestion extrêmement pénible et laborieuse : c'est une remarque qui n'avait pas échappé à Hippocrate.

La chair de cochon, quoique très-nourrissante, ne réussit pas aux estomacs débiles, excepté lorsqu'elle est maigre, qu'on la mange rôtie ou grillée, et en très-petite quantité. Tous les autres alimens préparés avec la chair, la graisse et les intestins de cet animal, de même que les viandes salées et fumées, fatiguent les individus qui ont l'estomac faible, paresseux et doué d'une grande sensibilité ; elles leur causent des rapports âcres, brûlans, qui se font sentir très-long-temps après le repas et les incommodent extrêmement. Les gens de lettres doivent s'abstenir de toutes ces espèces d'alimens.

Parmi les poissons qui conviennent aux estomacs débiles, on doit choisir ceux qui contiennent le moins d'huile, parce qu'ils sont plus digestibles que ceux dont la chair est trop grasse ; de ce nombre sont le turbot, le merlan, la limande, la sole, le maquereau, le hareng frais, la dorade, la raie, lorsqu'elle est un peu mortifiée, l'huître, la perche, le barbeau, la vandoise ou vandaise (*Cyprinus Luciscus*. LINN.), la truite, la carpe, la tanche, l'ombre, etc. On peut les manger frits, en étuvée, à l'huile, à la sauce blanche, ou accommodés de toute autre manière.

Les œufs, de quelque manière qu'on les prépare, forment toujours un aliment de bonne qualité : le blanc est peu soluble, le jaune, au contraire, l'est beaucoup ; il est de plus très-nourrissant et très-facile à digérer ; aucun aliment n'est plus propre aux estomacs faibles et aux constitutions délabrées : c'est donc à tort que

Tissot (*De la Santé des gens de lettres.* §. 59)
dit que les individus dont les estomacs ne peuvent pas digérer les œufs entiers, se trouvent
très-bien de ne prendre que le blanc qui se digère mieux et fortifie ceux qui sont faibles. Ce
médecin, comme on le voit, attribue au blanc
de l'œuf des qualités qu'il n'a pas, puisqu'il est
très-peu soluble, et ces qualités sont précisément
celles que le jaune possède éminemment.

Le lait est un aliment doux, nourrissant, facile
à digérer pour presque tous les estomacs, surtout
lorsqu'il est de bonne qualité. Il convient particulièrement aux gens qui mènent une vie sédentaire, parce qu'il franchit facilement les voies
digestives et qu'elles le digèrent sans aucun effort;
il est cependant des personnes chez lesquelles il
ne passe pas, quoiqu'elles soient fortes et qu'elles
ne soient pas incommodées par l'usage d'alimens
peu solubles. Les gens de lettres, avant de s'habituer à l'usage du lait, doivent consulter leur
goût et les dispositions de leur estomac; si cet
organe le rejette ou le digère mal, s'il produit
des nausées, des rapports acides, des coliques,
la diarrhée, l'amaigrissement, ils doivent y renoncer pour toujours; son usage leur serait
funeste : si, au contraire, il passe facilement sans
produire aucun des accidens dont il vient d'être
parlé, sans occasionner la constipation, sans que
son usage altère et pervertisse l'appétit, et si,

au lieu de produire l'amaigrissement, il entretient les forces et l'embonpoint au même degré, il est alors parfaitement indiqué ; il devient même un aliment sain et d'autant plus précieux qu'il nourrit beaucoup les personnes faibles et d'une santé délicate. On peut prendre le lait seul ou avec un peu de pain rôti ; en composer des potages avec le riz, le vermicelle ou le pain, et le faire servir à la préparation des différens alimens en l'unissant diversement avec la farine, le sucre et les œufs. Le sucre est l'assaisonnement le plus ordinaire et le plus agréable de toutes les préparations lactées. Le lait récent est préférable à celui qui est trait de la veille ; celui-ci se décompose et tourne plus facilement à l'acidité ; voilà pourquoi il est moins sain, moins agréable, et qu'il faut toujours lui préférer celui qui est récent et nouvellement trait.

Le beurre, lorsqu'il est frais, convient beaucoup mieux aux estomacs faibles que les huiles ; mais il a l'inconvénient de se rancir promptement : pour éviter la rancidité on le dépure en le faisant cuire, et on le met dans des pots pour s'en servir au besoin ; de cette manière on peut le conserver long-temps. On emploie le beurre frais comme aliment et comme assaisonnement ; ce n'est que comme assaisonnement qu'on se sert du beurre cuit..... Les fromages de crême récens sont rafraîchissans, d'une saveur douce, agréable, et se digèrent très-bien. Ceux de Gruyères, de Roquefort, et en général tous ceux qui, comme eux, contiennent un principe actif très-développé, sont excitans et très-digestibles; mais ils ne doivent être pris qu'en petite quantité, surtout après le repas, afin de ne pas développer, par leur moyen, un appétit factice, qui, souvent, excite à se gorger d'alimens.

Le miel ne diffère du sucre qu'en ce qu'il contient une substance légèrement âcre, d'une saveur et d'une odeur aromatique très-connue, et qu'il est difficile de séparer entièrement de la partie sucrée; il est très-nourrissant et se digère avec facilité, surtout lorsqu'il est récent, pesant, d'une couleur blanche ou légèrement citronnée, et qu'il a une odeur suave comme celui qui se recueille dans les provinces méridionales de la France. Lorsqu'il est vieux, il a une saveur amère et désagréable au goût; celui qui est récent et de bonne qualité convient d'autant mieux aux personnes qui se livrent ardemment aux travaux du cabinet, qu'il a une propriété laxative reconnue, et que par son usage ils peuvent combattre ou prévenir la constipation dont ils sont si fréquemment incommodés.

T

§. II. Des Boissons.

L'eau, le vin, la bière, le cidre et même l'hydromel vineux, le café et le thé, sont les boissons dont les gens de lettres peuvent habituellement faire usage pendant ou après le repas.

L'eau est la boisson la plus naturelle dont l'homme puisse se servir. Pour que son usage soit favorable à la santé, il faut qu'elle soit claire, limpide, légère, sans saveur, sans odeur; qu'elle ait la propriété de dissoudre parfaitement le savon, et ne contienne aucune substance saline en dissolution. On doit choisir celle de ruisseau, de rivière, de pluie ou de source, et éviter soigneusement celle qui est stagnante ou qui baigne des végétaux et autres matières susceptibles de se putréfier : si elle est impure et qu'on ne puisse pas s'en procurer d'autre, il faut avant de s'en servir la filtrer à travers le sable, afin que par cette opération, elle se dégage des matières nuisibles qu'elle contient. L'eau est un bon dissolvant, elle aide la digestion et ne la trouble jamais : elle entretient et favorise toutes les sécrétions; rend le sommeil calme, paisible et les idées nettes; son usage habituel facilite l'exercice de certaines opérations de l'esprit, comme celles de la réflexion, du raisonnement, du jugement

et de la mémoire. Elle est, sous ce rapport, une
des boissons les plus convenables pour ceux qui
se livrent aux sciences exactes, et même à la plupart de ceux qui cultivent les lettres.

Le vin est une boisson agréable au goût, nourrissante, stimulante, favorable à la santé lorsqu'on en use modérément, qu'il est limpide,
naturel et sans falsification : celui qui a des qualités contraires peut nuire et même abréger la
vie si on en fait un usage habituel. Les effets
du premier, lorsqu'il est pris en petite quantité
pur ou mêlé d'eau, sont de faciliter la digestion,
d'entretenir les forces de l'estomac, de nourrir,
d'augmenter légèrement le mouvement circulatoire du sang et des humeurs, de favoriser la
transpiration cutanée et toutes les sécrétions et
excrétions, d'exciter les fonctions cérébrales,
par conséquent d'aider l'exercice des facultés de
l'entendement. Le vin de mauvaise qualité ou
pris immodérément porte le trouble dans toute
l'économie animale ; il fait ressentir ses funestes
effets autant sur les facultés morales et intellectuelles, que sur l'ensemble des lois de la
vie ; il produit un grand nombre de maux de
toute espèce ; à la longue il maigrit, dessèche la
fibre, hâte la vieillesse et la décrépitude ; il
émousse la sensibilité nerveuse, modifie et altère
l'irritabilité musculaire, enfin diminue sensi-

blement l'énergie et la liberté des opérations de l'esprit.

Les vins aigres, tournés, grossiers et abondans en tartre, sont contraires à la santé ; ils donnent des rapports acides et nauséeux, troublent et ralentissent la digestion ; ils ne conviennent point aux gens de lettres. Lorry (*Essai sur les alimens, tom. II, pag.* 242) pense qu'ils peuvent se permettre l'usage de ceux qui contiennent des principes apéritifs, qui aiguillonnent légèrement l'action digestive, comme les vins blancs, ceux qui ne sont point foncés en couleur, ou qui ne sont point trop spiritueux.

L'excès du vin pur trouble la digestion, cause des rapports, des nausées, des étourdissemens, des douleurs de tête, l'ivresse, et donne lieu à un grand nombre d'incommodités : l'usage des vins qui abondent en alcool produit les mêmes effets ; les gens de lettres doivent les proscrire de leur régime, et ne jamais faire d'excès, même de ceux qui sont de la meilleure qualité, à moins qu'ils n'en tempèrent la force par leur mélange avec une eau vive et pure, à cause de la faiblesse de leur constitution, et de leur sensibilité extrême. Parmi les hommes qui se sont illustrés dans les sciences et dans les lettres, on en cite plusieurs qui ont poussé leur carrière très-loin, et qui cependant ne faisaient pas habituellement usage du vin.

Démosthène, Tiraqueau, Locke, Haller, étaient
de ce nombre; Newton n'en prenait que pour se
fortifier, lorsqu'il se sentait épuisé de fatigues
par l'effet des travaux excessifs du cabinet, et
quelquefois pour relever son courage abattu,
et le soutenir contre les peines d'esprit qu'il
éprouvait. M. Onymus, prêtre et conseiller de
l'université de Wurtzbourg, un des plus savans
hommes de l'Allemagne, m'a assuré que chaque
jour il ne prenait de vin que ce qu'il en fallait
pour célébrer la messe; il s'est convaincu que
cette abstinence entretient la lucidité des idées,
et qu'elle est extrêmement favorable aux différens travaux d'esprit. Quelquefois, cependant, il
est obligé de recourir à l'usage de cette boisson,
pour remédier à une douleur et à une défaillance
qu'il ressent de temps à autre à la région de l'estomac; il prend alors un peu de vin du Mein,
vieux et de bonne qualité; son usage dissipe
merveilleusement cette sorte d'incommodité qui,
de son propre aveu, paraît bien moins dépendre
de l'abstinence du vin, que de l'usage qu'il fait
souvent de crudités, et d'autres alimens d'une
digestion difficile.

On ne doit dans aucun cas se permettre d'interdire l'usage du vin aux savans et aux gens de
lettres, lorsqu'ils sont en santé; puisque souvent
même il leur est favorable dans l'état de maladie.

On sait qu'Homère, Alcée, Anacréon, Horace et un grand nombre de modernes qui, comme eux, se sont distingués dans la carrière des lettres, excitaient leur verve, entretenaient le feu de leur imagination par les effets de cette boisson précieuse, dont les excès seuls peuvent être funestes.

Pour ce qui est de l'usage des liqueurs spiritueuses, la chose est bien différente; les gens de lettres doivent se garder d'en contracter l'habitude, car elle peut avoir, surtout pour eux, les suites les plus fâcheuses; il en est quelques-unes cependant dont la force est tempérée par l'eau, le sucre et l'addition de quelques substances aromatiques qui ont la propriété de dissiper les flatuosités, et de réveiller l'action des estomacs froids et débiles : celles-ci prises rarement et en petite quantité peuvent leur convenir; mais ils doivent bien se garder, sous de vains prétextes, de maladie ou d'indisposition, d'en faire un usage habituel.

La bière, le cidre, le poirée et l'hydromel vineux, sont des boissons saines, agréables et nourrissantes, lorsqu'elles sont de bonne qualité et qu'elles ont un peu vieilli. Leur usage, dans le régime des gens de lettres, peut remplacer celui du vin; on les prend pures ou mêlées avec l'eau, suivant leur degré de force et celui de sensibilité des individus qui en font usage. Lorsqu'elles sont vieilles et qu'elles abondent en parties alcooliques ou en acide carbonique, on ne doit les prendre qu'en petite quantité, afin d'éviter l'ivresse qu'elles produiraient infailliblement, si on n'en usait pas avec prudence et sobriété.

On a tant décrié l'usage du café; on a dit et répété si souvent que cette boisson, prise habituellement, desséchait les fibres en augmentant le mouvement circulatoire du sang et des humeurs, qu'elle provoquait et causait à la longue une mobilité excessive, et une très-grand irritabilité du système nerveux; qu'elle occasionnait des maux de tête violens et habituels, des vertiges, des éruptions à la face; qu'elle disposait aux hémorrhagies, produisait des toux opiniâtres, l'étisie et même la consomption; enfin, que sous plusieurs rapports elle était tellement contraire à la santé, qu'on oserait à peine la conseiller à qui que ce soit, surtout à ceux qui, comme les gens de lettres, sont d'une complexion délicate et d'une constitution éminemment nerveuse. Cependant, Zimmerman, l'un de ses plus ardens détracteurs, en en condamnant l'usage; dit (*Traité de l'expérience, tom. III, Liv. V, Chap. VII*) qu'il n'en prenait que deux fois par jour, et seulement deux tasses chaque fois; que de cette manière il n'en était pas incommodé; mais que deux tasses de plus l'affaiblissaient, lui causaient des tremblemens, des étourdissemens, une timidité insupportable, et des accès d'hypocondrie auxquels on sait d'ailleurs qu'il était sujet. Zimmerman qui, d'après cet aveu, n'était pas ennemi du café, aurait pu, je pense, se dispenser de tant le décrier, d'en condamner l'usage, ou laisser ce soin à d'autres, puisque lui-même n'en était pas fort sobre. On réussit toujours mal à prêcher une doctrine, quand on donne en même temps l'exemple d'une conduite totalement opposée; on sait, au contraire, combien dans ce cas, l'exemple est persuasif, combien il a d'avantages sur le discours. Quoi qu'il en soit de l'opinion de ce médecin célèbre sur l'usage du café, et de celle de plusieurs auteurs recommandables qui l'ont partagée, je n'en suis pas moins convaincu qu'il peut être favorable aux travaux et à la santé des gens de lettres, lorsqu'ils en usent modérément; et qu'il convient surtout aux individus d'un tempérament lymphatique, à ceux qui ont l'estomac froid et paresseux, dont les digestions sont pénibles et chez lesquels la transpiration cutanée est peu abondante; à ceux dont les idées sont lentes, peu nombreuses, et chez lesquels les opérations de la mémoire et de l'imagination ont peu d'activité. Il est d'ailleurs pour tous les hommes un stimulant trop agréable et trop avantageux à l'exercice des facultés de l'esprit,

pour qu'on doive se permettre de l'interdire
aux savans ; surtout à ceux qui éprouvent quelquefois le besoin de recourir à de doux excitans,
pour mettre en jeu les ressorts de l'esprit. ·Les
individus d'un tempérament mélancolique, d'un
caractère sombre, et dont les idées sont ordinairement dirigées vers la tristesse, peuvent également de temps à autre recourir à cette boisson
pour dissiper le sentiment de malaise, l'espèce
de douleur sourde qui accompagnent leur digestion, et pour se soustraire aux chagrins, aux
craintes paniques, à l'ennui et aux angoisses pénibles qui souvent les accablent. Car rien n'é-
gaie autant l'esprit et ne chasse d'une manière
aussi sûre le chagrin et l'ennui, que cette boisson délectable; mais pour qu'elle produise toujours sur eux le même effet, ils doivent n'en
prendre que rarement. Avec cette attention, ils
ne pourront point, comme Zimmerman, craindre d'éprouver des tremblemens, des étourdissemens, et de tomber fréquemment dans des
accès d'hypocondrie, puisque son usage modéré
contribue puissamment à éloigner ces deux dernières affections, lorsqu'elles dépendent particulièrement de l'embarras des viscères abdominaux
occasionné par la langueur de la circulation veineuse dans le bas-ventre. Le café convient également chaque fois que les facultés intellectuelles
sont tombées dans une sorte d'anéantissement

qui force quelquefois d'interrompre toute espèce de travaux de cabinet, pourvu cependant que cet état ne soit pas dû à des contentions d'esprit trop long-temps prolongées ; car, si le cerveau se trouvait affaissé par l'effet d'un travail opiniâtre, il serait à craindre que l'excitation produite ordinairement par le café sur les fonctions de cet organe, venant à augmenter celle dans laquelle il se trouve déjà, ne jetât les facultés de l'entendement dans une sorte de torpeur et d'accablement plus intense que celui qui existait auparavant. Il est néanmoins des cas où il devient d'un grand secours après un travail d'esprit long-temps continué : il ne faut pas alors qu'on le prenne immédiatement après avoir quitté ce travail ; mais seulement une heure ou une heure et demie après. Lorsque par cette dernière cause le cerveau est tendu, fatigué, il est plus convenable pour faire cesser la tension qu'il éprouve, et la ramener à son état naturel, de recourir à des moyens mieux appropriés à la circonstance, comme les plaisirs de la musique, ceux de la conversation dans une société choisie, la promenade, ou tout autre exercice pris en plein air.

L'usage habituel du thé en infusion peut avoir des inconvéniens plus ou moins graves lorsqu'on en prend sans mesure. Il paraît, d'après les expériences de Smith, que l'infusion de cette

plante peut détruire la sensibilité nerveuse et
porter une atteinte non moins marquée à l'irritabilité musculaire. Tissot (*ouvrage cité. §. 71*)
se montre tellement prévenu contre l'usage du
thé, qu'il dit qu'un des plus grands biens qui
pourrait arriver à l'Europe, serait la défense générale de l'importation de cette plante : il avoue
ensuite qu'il connaît des personnes qui, tous les
jours, en prennent l'infusion, et qui cependant
se portent bien, et n'en éprouvent aucune incommodité. Zimmerman (*ouvrage cité, Liv. V,
Chap. VII*) dit avoir observé que cette boisson
produit une sorte de mélancolie stupide et une
infinité d'autres maux : il la conseille néanmoins
aux personnes qui sont obligées de s'exposer
souvent au froid, et par conséquent qui sont
sujettes à contracter fréquemment des catarrhes
pulmonaires, des pleurésies, etc. Par sa nature
légèrement excitante, le thé en infusion peut convenir pour favoriser l'exhalation cutanée chez
les individus qui transpirent difficilement : dans
cette intention, on peut en prendre quelquefois
après le repas. Il peut également alors aider
la digestion qui est presque toujours laborieuse
chez ceux qui ne font ordinairement que peu
ou point d'exercice : sous ce double rapport,
il serait avantageux pour les gens de lettres
de recourir de temps à autre à son usage, et
sans y ajouter aucune autre chose qu'un peu

de sucre, afin de lui donner une saveur agréable ; quelquefois cependant, surtout dans les temps froids et humides, ils peuvent y ajouter, pour le rendre plus excitant, une cuillerée ou deux d'alcool dans chaque tasse un peu copieuse.

Cette boisson est employée aussi comme aliment ; et les gens de lettres peuvent en faire usage de cette manière sans crainte de s'exposer aux accidens dont on a vainement tant exagéré le nombre et la gravité : pour cela on le mêle avec le lait et le sucre, afin d'en tempérer la vertu stimulante, et l'on y fait tremper des rôties de pain enduites de beurre frais. Ils peuvent ainsi, à l'instar des peuples qui, comme les Hollandais et les Flamands, vivent dans une atmosphère humide et continuellement chargée de vapeurs épaisses, se composer un déjeuné sain, agréable au goût, et qui n'a pas l'inconvénient de surcharger l'estomac.

§. III. Du Régime des gens de lettres.

Si les hommes de toutes les classes, pour se maintenir en santé, ont besoin de prendre dans le régime des précautions différentes suivant leur degré de forces, la nature de leur tempérament, le climat qu'ils habitent, le genre de travaux auxquels ils se livrent habituellement ; aucuns ne doivent l'éprouver autant que ceux dont l'es-

tomac est faible, doué d'une grande sensibilité, et chez lesquels les digestions sont lentes,
pénibles, difficiles, comme chez presque tous les
gens de lettres dont les travaux énervent de plus
en plus la puissance digestive. Il est, sous ce
rapport, des règles dont tous les hommes de
cette classe ne doivent point s'écarter, s'ils ne
veulent s'exposer au danger d'altérer leur santé,
que la nature de leurs travaux ordinaires et le
genre de vie qu'ils mènent, rend déjà extrêmement faible et délicate.

La première, et une des plus importantes de
ces règles, consiste, ainsi que nous l'avons déjà
remarqué, à ne choisir parmi les alimens tirés
du règne végétal et du règne animal, que ceux qui
flattent le goût, nourrissent suffisamment et n'incommodent en aucune manière. Une sorte d'instinct naturel indique à l'homme, de même qu'à
la brute, ceux qui conviennent à sa nature et à
ses dispositions organiques, en lui donnant pour
ces alimens une prédilection particulière presque
toujours augmentée par le plaisir qu'il éprouve
à les prendre, surtout lorsque l'organe du goût
n'a point été dépravé dans l'enfance ou dans la
jeunesse par des excès répétés de boissons excitantes, ou de mets recherchés qui ne plaisent
alors qu'à l'aide de diverses substances aromatiques qui, excitant vivement l'appétit, l'entre-

tiennent d'une manière factice. L'expérience fait le reste ; elle apprend quels sont ceux qui ne fatiguent point l'estomac, qui se digèrent avec facilité, réparent suffisamment les pertes que le corps fait sans cesse, et qui sont capables d'entretenir les forces dans leur état naturel : elle apprend de même à rejeter ceux qui fatiguent l'estomac, se digèrent mal, produisent des aigreurs, des rapports brûlans ou nidoreux, des coliques, des embarras dans les viscères abdominaux ; ceux enfin qui sont insuffisans pour maintenir les forces.

Je me garderai bien de dire, comme Tissot, que les gens de lettres doivent préférer les légumes aux substances animales pour leur nourriture, et de croire comme lui, d'après Plutarque, qu'ils ne doivent pas même goûter de viande, par la raison que son usage affaiblit l'intelligence. Ce médecin, il est vrai, tout en assurant que l'on peut autoriser ce système de l'exemple de plusieurs philosophes célèbres par la beauté de leur génie et l'étendue de leurs connaissances, tels que Zénon, Plotin, Chysante, pense lui-même que ce serait un abus dangereux que d'essayer d'astreindre ces individus au régime végétal qui pourrait avoir des inconvéniens pour plusieurs. Ne peut-on pas d'ailleurs opposer à l'opinion et à l'autorité de Tissot et à celle de Plutarque, la vie de Bacon, de Descartes, de Newton, de Clarke, de Leibnitz, de Montesquieu, de Jean-Jacques Rousseau, de Voltaire ; hommes non moins célèbres que le Coryphée des stoïciens, et les deux autres proposés pour exemples ; et dont la force et la sublimité du génie, l'étendue et la profondeur des connaissances n'ont rien perdu par l'effet du régime animal ?

L'expérience ayant déterminé le choix des alimens et les préparations les plus convenables qu'on doit leur faire subir avant de les prendre, il ne reste plus à examiner que les précautions nécessaires pour qu'ils puissent parfaitement remplir le but auquel on les destine : voici en quoi elles consistent :

Les gens de lettres doivent, à chaque repas, avoir soin de broyer exactement tous les alimens qui en sont susceptibles, et de tourner et retourner plusieurs fois avec la langue, ceux qui n'ont pas besoin de l'être, afin que leur présence puisse augmenter la sécrétion de la salive, déterminer son affluence dans la bouche, et que ce liquide parvienne à les pénétrer intimément : cet acte préparatoire est indispensable pour mettre les alimens en état de subir convenablement l'élaboration digestive ; elle l'est d'autant plus que presque chez tous, l'estomac étant et très-faible et très-sensible, il ne réduirait que difficilement en pâte chymeuse, des morceaux en-

tiers, durs, compacts et peu perméables aux
sucs salivaires et gastriques. Ceux qui ont coutume de prendre leur vin pur retireront beaucoup d'avantages et s'épargneront souvent des
douleurs et des pesanteurs d'estomac par l'habitude de prendre quelque temps après le repas
un ou deux verres d'eau pure ou légèrement
sucrée, et même quelquefois une infusion de
thé, afin de précipiter la digestion et d'éviter
les rapports acides ou nidoreux si fréquens
lorsque cette fonction s'opère d'une manière
pénible. « La digestion se faisant lentement chez
» les hommes de lettres, il ne leur convient
» point, dit Tissot, de manger souvent, et il y
» a une grande différence entre l'état d'un esto-
» mac encore à demi plein d'alimens, à demi
» digérés, qui ont besoin de toutes les forces de
» l'estomac pour l'être complétement, et celui
» d'un estomac qui, étant débarrassé de tout
» aliment, a repris ses forces et est baigné de
» sucs digestifs qui attendent de nouvelles nour-
» ritures ; tout ce qu'on prend dans le premier
» état trouble la digestion commencée, et ne peut
» point éprouver d'abord les premiers change-
» mens d'une bonne digestion ; ainsi il importe
» extrêmement aux gens de lettres de ne jamais
» manger mal à propos, et c'est bien assez pour
» eux de faire trois repas par jour, deux légers
» et l'autre un peu plus fort. J'ai vu, ajoute-t-il,

» quelques personnes dont le travail avait dé-
» rangé l'estomac et la santé, se rétablir en ob-
» servant le mode de vivre suivant, que je leur
» avais conseillé avec des directions pour le choix
» des alimens, dont les détails seraient déplacés
» ici. Le matin en se levant ils buvaient un verre
» d'eau froide ; ils déjeunaient une demi-heure
» après, et s'occupaient pendant quatre ou cinq
» heures ; ils prenaient alors de l'exercice pendant
» une heure , et dînaient après s'être un peu re-
» posés. Les premières heures après le dîné étaient
» consacrées à une promenade fort douce ou à
» quelques devoirs de société qui ne fatiguent
» ni l'esprit ni le corps ; ils s'occupaient encore
» quelques heures dans la soirée, et faisaient un
» souper extrêmement léger, ce qui est très-im-
» portant pour les lettrés (*ouvrage cité. §. 65.*) ».

Une chose qui mérite une attention particulière, c'est la conduite qu'en général les savans
doivent tenir après le repas. Tous les auteurs pensent qu'il est pernicieux de se livrer aux travaux
du cabinet pendant que la digestion s'opère (*prem.*
Part., Chap. IV), parce que l'espèce d'érection du
cerveau, résultat de l'attention que l'esprit porte
alors sur les objets dont il s'occupe, peut réellement contrebalancer l'action digestive, en détournant pour ainsi dire les forces vitales de l'estomac et en les dirigeant vers la tête. Aussi vaut-
il mieux choisir de préférence à tout autre, les

V

momens qui succèdent aux repas, pour se livrer à ses affaires domestiques lorsqu'elles ne sont pas de nature à fatiguer l'esprit, ou pour prendre quelques récréations agréables propres à délasser le cerveau, et à le remettre de cette fatigue que lui impriment de longues contentions d'esprit : c'est un moyen très-avantageux pour aider la digestion. L'inimitable Racine, que l'on peut bien citer ici comme une autorité des plus respectables, avait remarqué que l'on ne pouvait pas se livrer avec succès aux travaux du cabinet en sortant de table. « Vous savez, écri- » vait-il à Le Vasseur, que ce n'est pas le temps » le plus propre pour concevoir les choses bien » nettement ; et je puis dire avec autant de raison » que l'auteur de la Callipédie (*Quillet*), qu'il » ne faut pas se mettre à travailler si tôt après le » repas (1) ».

Il n'est pas moins important de faire ses efforts pour vaincre la tendance que l'on a à dormir quelquefois pendant la digestion ; car alors le sommeil fatigue, produit des étourdissemens, le malaise, et rend la tête pesante ou douloureuse. On peut, comme le remarque Lorry (2), employer avantageusement les instans qui suivent

---

(1) Deuxième lettre de Racine à M. Le Vasseur, 8 septembre 1660.

(2) *Essai sur l'usage des alimens*, tom. II, chap. II.

les repas à des entretiens philosophiques qui
ne fatiguent point, et qui, au contraire, aident
l'action de l'estomac par l'état de tranquillité
qu'ils procurent à toute la machine. Il remarque
très-judicieusement aussi qu'il y a autant d'inconvénient à s'exercer vivement qu'à se livrer
au sommeil pendant le travail de la digestion :
les doux loisirs d'une conversation gaie, aimable;
ceux que l'on goûte à la promenade, ou à des
jeux agréables et peu fatigans comme ceux de
billard, de volant, de palet, ou tout autre exercice de ce genre, sont les moyens qui conviennent spécialement dans ces momens.

Les gens de lettres ne doivent jamais se permettre de prendre à leurs repas une aussi grande
quantité d'alimens que les individus qui mènent
une vie active ou qui se livrent habituellement
à des travaux corporels excessivement pénibles;
et cela parce qu'ils ne peuvent être et ne
sont jamais comme eux tourmentés d'une faim
vive et dévorante. Si quelquefois il leur arrive
d'éprouver un grand appétit et de le satisfaire,
leur digestion s'opérant lentement, avec difficulté, leur fait éprouver une espèce de douleur
sourde vers la région de l'estomac : ils doivent
donc s'en défier et avoir l'attention de ne jamais
le contenter pleinement, s'ils veulent éviter
d'aggraver leurs maux, d'en augmenter le nombre

et de renouveler l'espèce de mélancolie, les douleurs et les pesanteurs d'estomac, les flatuosités, les vertiges, les céphalalgies, les angoisses, la tristesse profonde, qui sont ordinairement le produit des digestions pénibles et laborieuses. La tempérance habituelle peut seule prévenir ces accidens.

Le mélange d'un grand nombre d'alimens qu'on accumule dans l'estomac est aussi extrêmement pernicieux, parce que moins les substances alimentaires sont uniformes, moins le chyle peut acquérir les qualités requises pour réparer convenablement les pertes du corps et entretenir ses forces et sa vigueur. Ceux qui, comme les gens de lettres, ont un estomac faible et trop sensible, doivent s'abstenir de manger de plus de deux ou trois mets à leur repas, s'ils veulent s'épargner un grand nombre d'infirmités et éviter une vieillesse précoce. Rien, en effet, ne fatigue autant l'estomac et le corps, rien ne fait autant languir les facultés de l'esprit que l'habitude de se farcir l'estomac d'alimens d'espèces différentes et de qualités opposées. Le changement de mets provoque l'appétit ou plutôt le développe d'une manière factice, et excite toujours à prendre plus d'alimens que l'estomac n'en réclame ; une tension incommode à la région épigastrique, un sentiment de plénitude et de malaise, des rapports nidoreux ou acides, des indigestions, les douleurs, la pesanteur de tête, l'insomnie, la langueur et l'embarras des opérations de l'intelligence sont ordinairement le résultat de cet abus. Un ou deux mets pris avec sobriété produisent des effets entièrement opposés, et procurent le précieux avantage de sortir toujours de table sain de corps et d'esprit.

D'après ce qui vient d'être dit, rien, dans le régime des gens de lettres, n'est aussi favorable à la conservation de la santé, et en même temps à la liberté de l'esprit que la tempérance et la sobriété; aucun moyen ne peut mieux favoriser le développement, la perfection, et même l'exercice habituel des diverses facultés de l'entendement : ce sont les vertus par excellence, et celles qui conduisent à toutes les autres; elles dégagent, pour ainsi dire, l'âme de la matière, et la placent au rang des dieux. Aucun moyen ne dispose mieux l'esprit à suivre les lois de l'analyse et de la méthode; elles donnent aux idées plus de force, de netteté, de lucidité, de profondeur; elles rendent l'attention moins fatigante; les opérations du jugement et du raisonnement, qu'elles aident à rectifier, plus saines et plus susceptibles de perfection; la mémoire plus heureuse, plus apte à retenir long-temps les impressions et les idées reçues. Aucun moyen

V 3

ne contribue aussi puissamment et aussi sûrement à conserver, même jusqu'à l'époque de
la vieillesse la plus avancée, la force et l'activité de ces diverses opérations de l'esprit :
elles étendent même leur pouvoir et leurs avantages jusque sur l'imagination ; elles lui donnent
cette force et cette vivacité qui fait naître les
grands talens ; elles rendent ses élans plus naturels et beaucoup plus durables que lorsqu'ils
sont produits par les boissons excitantes, dont
les effets ne durent souvent que quelques instans.
Il faut d'ailleurs, pour mettre les opérations de
l'imagination en activité chez l'homme sobre et
tempérant, des stimulans bien moins vifs que
chez celui qui mange beaucoup, ou qui se repaît
chaque jour de mets fortement épicés et de boissons excitantes. Enfin, la tempérance donne à
l'esprit plus de force et de vigueur ; elle permet
de soutenir plus long-temps les fatigues de l'étude,
parce qu'elle laisse les fonctions de la vie et les
facultés intellectuelles dans un état constant de
calme et d'impassibilité, et qu'elle ne donne jamais lieu à ces divers effets qui jettent les unes
et les autres dans ce désordre, ce trouble, cet état
d'affaissement qui sont ordinairement le résultat
des excès commis dans le régime, surtout dans
l'usage des boissons fermentées ou spiritueuses ;
aussi peut-on dire avec vérité, que non-seule-

ment la tempérance est la vertu des sages, mais encore qu'elle est un moyen sûr de prolonger la durée de la vie, et de préserver l'homme d'un grand nombre de maladies ou d'infirmités graves. L'histoire de plusieurs hommes célèbres nous offre de parfaits modèles de sobriété : Platon, Caton, Cicéron, Galien, Virgile, Barthole, Gassendi, Newton, le cardinal Sfortia Palavicini (1), Milton, étaient de ce nombre. « Nos premiers » aïeux ne sont parvenus sains de corps et d'esprit » à un âge très-avancé, que parce qu'ils obser- » vaient la sobriété et la tempérance ; et ce n'est » qu'à ces vertus que presque tous les cente- » naires de nos jours doivent la longue carrière » qu'ils ont parcourue, et les savans leurs succès » et leur gloire ». (*Tourtelle, ouvrage cité.*) La vie de Cornaro nous offre aussi un exemple qui prouve d'une manière irrécusable, non-seulement qu'on peut tirer de la sobriété les avantages les plus réels ; mais même qu'on court les plus grands dangers, en se livrant habituellement à des excès de table. Il rapporte lui-même qu'il fut obligé, quoique jeune encore, de renoncer à la bonne chère pour laquelle il confesse qu'il avait beau-

---

(1) Ramazzini (*de Litterator. Morb. Dissertat.*) dit que ce cardinal se bornait chaque jour à un seul repas très-léger qu'il prenait vers le soir, après avoir travaillé toute la journée.

V 4

coup d'inclination ; que par l'effet de ses débauches il était devenu sujet à des douleurs
d'estomac, à des coliques, à la goutte, enfin
qu'on désespérait de sa guérison, quoiqu'il ne
fût âgé que de 35 à 40 ans, tant le nombre et la
gravité de ses maux l'avaient mis près du tombeau ; mais que la vie sobre et soigneusement
réglée qu'il mena pour s'y soustraire, eut tout
le succès qu'on pouvait en attendre, et qu'elle lui
rendit la santé et l'existence qui était prête à lui
échapper (1). Les personnes qui se livrent aux
sciences ou aux lettres, doivent imiter cet exemple, surtout lorsque leur santé commence de
bonne heure à se détériorer, en s'abstenant toutefois de peser leurs alimens, et de suivre trop
rigoureusement un semblable régime, dont l'infraction pourrait produire un dérangement notable dans la santé, lorsque depuis long-temps
on en a contracté l'habitude, comme cela arriva
à Cornaro lui-même à l'âge de 60 ans. Lessius,
dont le nom est connu, se trouvant dans le même
cas que Cornaro, traduisit son ouvrage, et adopta
le même régime que lui ; il s'en trouva bien et
le continua le reste de sa vie : les avantages qu'il
retira aussi de la sobriété, le déterminèrent à

---

(1) *De la Vie sobre et réglée*, ou *l'Art de vivre long-
temps dans une parfaite santé*, premier Discours, ouvrage
traduit de l'italien de Louis Cornaro.

publier sur cette matière un ouvrage précieux (1) qui mérite d'être médité par tous les hommes de lettres, et par tous ceux qui, par une vie dissolue ayant altéré leur santé, désirent la rétablir.

Les gens de lettres doivent sans doute prendre, dans le régime, plus de précautions que les autres hommes ; mais ils ne doivent jamais s'astreindre rigoureusement à une manière de vivre trop uniforme et trop régulière. De temps à autre ils doivent varier l'heure des repas ainsi que la quantité et la qualité des alimens qui conviennent le mieux à leur estomac, pour éviter par ce moyen l'habitude que cet organe pourrait prendre, de ne recevoir toujours que les mêmes substances et en même quantité, et de n'entrer en action qu'à certaines heures du jour (2). Une pareille habitude serait minutieuse, fatigante, et deviendrait infailliblement dangereuse, si par la suite on avait l'imprudence de l'enfreindre ;

(1) *De la Sobriété et de ses avantages*, ou *le vrai moyen de conserver une santé parfaite jusqu'à l'âge le plus avancé.*

(2) « Les médecins, comme les moralistes, recomman- » dent la frugalité ; mais une diète fréquente et des excès » passagers raffermissent plus le tempérament qu'un régime » uniforme qui appesantit le corps, engourdit les forces et » nous rend incapables d'aucun effort ». (Bacon, *Œuvres philosophiques et morales, Chap. VIII.*)

c'est, d'ailleurs, comme l'observe **La Rochefou**-caud (*Maximes*, n°. 282), une bien ennuyeuse maladie de conserver sa santé par un trop grand régime.

S'il est à la fois dangereux et inconvenant de s'astreindre à une manière de vivre trop uniforme, il le serait bien plus encore de donner dans des excès contraires, et de se remplir chaque jour l'estomac d'une trop grande quantité d'alimens de différentes espèces, de vin, de liqueurs alcoolisées : par une semblable conduite, on s'exposerait à de fréquentes indigestions, à des coliques, à des pesanteurs d'estomac, au pyrosis, à des céphalalgies violentes, à des migraines habituelles, à des vertiges, à des étourdissemens, et à une infinité d'autres maux qui, à la longue, épuisent le corps, et produisent une sorte d'oblitération ou même d'anéantissement complet des facultés morales et intellectuelles. « La médecine et l'expérience, comme l'a très-» bien exprimé Cardan (1), font connaître dans » la durée de quelques corps, que la diète et la » vertu des sobres font véritablement un or po-» table ; mais que cette façon de vivre est très-» difficile, et se trouve soumise à beaucoup d'aus-» térités ; que ceux qui s'y soumettent doivent

______

(1) *La Science du monde*, ou *Sagesse civile de Cardan*, *Livre IV*, traduction française. Paris, 1645.

» s'abstenir de vin ou n'en boire que peu, et
» prendre de l'eau abondamment : c'est un re-
» mède à très-peu de frais, elle est très-utile à la
» tête et aux estomacs pleins de chaleur; elle
» arrose le foie avec fécondité; et pour les li-
» bertés du ventre, elle est meilleure que le vin.
» C'est, ajoute-t-il, cette pratique qui rend le
» corps capable des fonctions de l'esprit ».

CHAPITRE IV.

De l'exercice, et des avantages que les gens de lettres peuvent en retirer.

L'EXERCICE est une des choses les plus nécessaires à la conservation de la santé de l'homme
quels que soient son âge, le pays qu'il habite, et la
profession qu'il exerce ; c'est une vérité démontrée par l'expérience journalière, et sur laquelle
l'assentiment est général. C'est un des moyens les
plus importans de l'hygiène des gens de lettres,
et celui qui devrait occuper le premier rang ; lui
seul pourrait suppléer aux effets pernicieux de
contentions habituelles de l'esprit et de la vie
sédentaire, en entretenant l'équilibre qui doit
avoir lieu entre les fonctions du cerveau et celles
des autres organes de l'économie, ou en la réta-
blissant lorsqu'elle cesse d'exister.

L'inaction habituelle jette tous les viscères

dans la faiblesse et l'engourdissement, toutes les fonctions dans une espèce de langueur qui peut devenir funeste ; elle nuit à l'activité des facultés mentales, ralentit le mouvement circulatoire, fait languir les sécrétions et excrétions, diminue l'exhalation cutanée, et favorise le trop grand développement de la sensibilité : c'est de cette manière qu'elle contribue à produire le grand nombre de maux qui accablent les savans : l'oisiveté, disait Franklin, ressemble à la rouille, elle use plus que le travail. L'exercice modéré pris chaque jour dans les momens les plus convenables pour les hommes de lettres, peut mieux que tout autre moyen contrebalancer l'action prolongée du cerveau, diminuer le danger et la force attachés aux excitations vives et répétées qu'il reçoit par les exercices soutenus de l'esprit, et prévenir les nombreuses infirmités qui en sont le résultat, en favorisant le délassement des diverses fonctions de l'entendement accablées sous le poids d'un travail excessif. D'abord, outre qu'il interrompt la chaîne des idées, qu'il dérange, affaiblit l'attention et la détourne de l'objet sur lequel elle était fixée, il appelle, pour ainsi dire, l'action vitale dans les parties mises en mouvement, y détermine le cours du sang, et le détourne en quelque sorte du cerveau où il a tant de propension à se porter chez l'homme de lettres.

L'exercice, quelle que soit la manière dont on le prend, a une influence marquée sur les différens systèmes de l'économie animale et sur les fonctions qu'ils remplissent. Il produit des effets entièrement opposés à ceux de l'inaction, il fortifie l'estomac et entretient l'énergie des forces digestives; il accélère et régularise la circulation générale, de même que celle du système de la veine-porte naturellement languissante, en excitant plus ou moins vivement l'action organique des viscères auxquels elle se distribue, ou plutôt d'où partent les diverses branches qui servent à la former. C'est ainsi qu'il peut prévenir ou dissiper les embarras, les engorgemens abdominaux qui pourraient entraver cette circulation particulière; il favorise les sécrétions et excrétions, augmente et entretient la transpiration insensible : il agit sur les propriétés du système musculaire et sur celles du système nerveux, il augmente le volume et développe les forces du premier, en même temps qu'il diminue la trop grande sensibilité du second. Il est donc certain qu'en maintenant l'équilibre qui doit exister entre les différens systèmes de l'économie, en favorisant le jeu et la régularité des fonctions de la vie nutritive, en fortifiant le système musculaire et en émoussant en quelque sorte l'irritabilité et la sensibilité nerveuse, l'exercice peut singulièrement concourir à la conservation de la santé et à la prolongation de la vie chez le savant comme chez l'homme du monde. « L'exercice, » dit le chancelier Bacon, est une des meilleures » provisions de santé. De là vient l'aisance à tout » faire et à tout souffrir : c'est l'école de la sou- » plesse et de la vigueur. La souplesse rend » l'homme ardent et expéditif dans l'action; la » force élève le courage au-dessus des douleurs, » et met la patience à l'épreuve des besoins ». (*Ouvrage cité, Chap. VIII.*)

Les avantages d'un exercice modéré ne se bornent pas au corps, ils s'étendent jusque sur les facultés de l'esprit. L'activité que la circula-tion acquiert par le mouvement excite les pro-priétés vitales et organiques du cerveau en même temps que celles des autres parties : il en ré-sulte que les opérations de la pensée s'exerçent plus librement et avec plus de vivacité, surtout lorsqu'on fait succéder un calme parfait à l'exer-cice pris en plein air, et qu'on se trouve alors dans une de ces situations délicieuses que la campagne offre si souvent à ceux qui se plaisent à contempler les beautés imposantes de la na-ture. Cette remarque a été faite depuis long-temps ; elle n'avait pas échappé à Pline le jeune : il est étonnant, dit-il (*Epistol. ad Cornel. Tacit. Lib. I*), combien l'agitation et le mouvement du corps donnent de vivacité à l'esprit : l'ombre des forêts, la solitude et le profond silence qu'il est

nécessaire de garder lorsqu'on veut jouir des
plaisirs de la chasse, font naître à la fois les idées
les plus belles et les plus heureuses. L'harmonie
qu'un exercice doux et modéré entretient entre
les diverses fonctions de la vie nutritive peut
effectivement maintenir les facultés de l'entendement dans un état favorable aux travaux d'esprit ; et l'augmentation de vitesse du mouvement
circulatoire leur donne encore cette force, cette
énergie, cette activité qu'elles perdent ordinairement lorsque le corps languit dans l'inaction,
qu'il est affaissé sous le poids de douleurs physiques ou morales ; que ses fonctions sont alté-
rées ou dérangées par quelque maladie grave,
ou même qu'il est dans un état équivoque de
santé. Dans certaines affections organiques de
l'abdomen, les opérations de l'entendement, il
est vrai, acquièrent un degré de force et de
vigueur insolites ; mais cet état n'étant pas naturel, puisqu'il dépend uniquement de la réaction qu'exercent sur le cerveau un ou plusieurs
organes malades, il ne peut se soutenir long-
temps sans danger pour la vie, et, sous ce rapport, ne doit pas être considéré comme avantageux : en cela il diffère essentiellement de la
disposition où se trouve le cerveau et même
tous les organes de l'économie après un exercice
agréable et peu fatigant.

L'exercice modéré du corps peut très-bien

s'allier avec celui de certaines facultés de l'esprit, comme la mémoire, l'imagination et même la perception d'impressions ou d'idées nouvelles, parce que le mouvement et le changement de situation les excitent légèrement et favorisent leurs opérations. Il n'en est pas de même de la méditation, de la réflexion et des autres fonctions de l'entendement ; aussi chacune d'elles a son temps pour être mise en activité : ces dernières exigent que l'on réunisse et que l'on concentre, pour ainsi dire, toutes les forces de son esprit sur l'objet dont on s'occupe ; on ne pourrait tirer de grands avantages de leur exercice pendant les instans qu'on emploie à des mouvemens corporels, quelque peu actifs qu'ils soient. Il serait surtout impossible de fixer son attention sur un objet quelconque lorsqu'on se livre à des jeux ou à des travaux qui exigent une grande étendue de mouvement, parce que les idées ne peuvent avoir alors cette fixité, cette liaison étroite, cette profondeur, cette clarté, cette force et cette maturité qu'elles acquièrent, pendant le repos, dans le silence de la méditation et dans des lieux où l'on peut jouir d'un calme parfait. Mais si on fait succéder les travaux d'esprit à des exercices qui n'aient point produit de fatigue, à des jeux récréatifs, à des promenades agréables et variées, aux plaisirs de l'équitation, de l'escrime, etc. ; on peut les reprendre et s'y livrer avec plus de facilité et beaucoup plus de fruit que lorsque l'esprit est déjà resté quelque temps en contention. Dans ces momens, l'intelligence est plus apte et mieux disposée à remplir ses fonctions; ses différentes facultés s'exercent avec plus d'aisance; les idées sont plus lucides, elles naissent plus facilement, coulent sans efforts et se succèdent avec rapidité, quoique sans confusion. Ces avantages dérivent de ce que les fonctions de la vie nutritive, vraie source de la santé et même de la vie, s'exercent librement, avec régularité, et de ce qu'elles se trouvent en harmonie avec celles que l'on peut regarder comme les plus importantes de la vie animale, c'est-à-dire avec les fonctions du cerveau. Par cette conduite, les hommes qui se livrent à la vie silencieuse et méditative peuvent donc fortifier leur constitution et la mettre à même de lutter victorieusement contre cette multitude infinie de maux qui les assiégent, pour ainsi dire, pendant toute leur vie, tandis qu'ils s'y exposent et les attirent en quelque sorte en se livrant sans mesure à des méditations pénibles, à des études trop applicantes, sans recourir aux bienfaits d'une douce et agréable gymnastique.

Les mouvemens corporels, lorsqu'ils sont modérés et qu'on ne les continue pas trop longtemps, ne peuvent, quoi qu'en aient dit quelques auteurs, pas plus être contraires aux lois de

X

l'intelligence qu'aux fonctions de la vie ; et, comme le remarque J.-J. Rousseau, « c'est une » erreur bien pitoyable d'imaginer que l'exercice » du corps nuise aux opérations de l'esprit ; » comme si ces deux actions ne devaient pas mar- » cher de concert, et que l'une ne dût pas tou- » jours diriger l'autre (*Émile, Liv. II*) ». Ce n'est point, il est vrai, en parcourant avec vitesse les plus belles campagnes, en gravissant à la hâte et d'une manière pénible les monts et les rochers escarpés, sous prétexte de se livrer à des exercices utiles ; ou en s'adonnant avec ardeur à tous les genres de plaisirs et de dissipations, dans le dessein de procurer à l'esprit un délassement licite et convenable, que les hommes de lettres pourront se livrer avec fruit aux occupations qu'ils se sont choisies, et contribuer à l'avancement des sciences, ou aux progrès des lettres. Mais cette suspension même des travaux d'esprit qui a lieu pendant qu'on se livre à ces exercices, ou à de plus modérés et de plus appropriés au goût, aux forces, et aux habitudes de cette classe intéressante d'individus, dissipe la tension du cerveau, et le met dans une disposition extrêmement favorable à la reprise de ces travaux. C'est ainsi que loin d'être nuisibles aux opérations de l'intelligence, ces exercices peuvent les favoriser et même prêter les plus grands secours à chacune d'elles.

Les exercices corporels sont utiles , indispensables même; mais on ne doit jamais les pousser
jusqu'à la fatigue et à l'énervation des forces ;
cet excès serait contraire au but qu'on doit se proposer d'atteindre; il affaiblirait en provoquant
des sueurs abondantes, et laisserait le corps dans
un état d'abattement qui serait contraire aux travaux d'esprit; on doit les suspendre dès qu'on
commence à éprouver un sentiment de lassitude,
et ne jamais les pousser au point de trop accélérer la respiration et la circulation. Autant il
serait dangereux et peu profitable de ne s'exercer
que de temps à autre, et chaque fois de le faire
avec excès; autant il est utile et convenable de
recourir chaque jour pendant quelques heures
à un exercice doux, agréable, peu pénible, afin
d'entretenir la transpiration insensible, dont la
suppression ou même la diminution peut produire un grand nombre de maladies différentes,
et non moins graves que celles qui dépendent
de la culture des sciences ou des lettres, et qui
peuvent agraver celles qui en sont ordinairement le résultat; car aucun moyen n'est plus
propre que l'exercice, à favoriser cette exhalation importante qui, à n'en pas douter, tient la
santé sous sa dépendance immédiate. L'habitude
d'une gymnastique douce et modérée est nécessaire aussi pour établir une sorte d'équilibre entre
les organes actifs de la locomotion, et ceux de la

X 2

vie animale : l'espèce d'excitation générale produite par les mouvemens qu'elle nécessite, et qui se réfléchit doucement sur le cerveau, bien différente de celle occasionnée par des efforts laborieux de l'esprit, peut, en même temps qu'elle est favorable à la naissance et à la fécondité des idées, à l'activité de l'imagination, et aux opérations de la mémoire, contribuer au développement de la fibre musculaire, à la conservation des forces et de l'agilité des organes du mouvement, et même leur faire recouvrer l'une et l'autre, lorsqu'ils les ont perdues en partie par l'habitude du repos.

Dès la plus haute antiquité on a reconnu tous les avantages de l'exercice; un grand nombre d'hommes célèbres l'ont conseillé, et en ont mis eux-mêmes le précepte à profit. « Hérodicus, » célèbre médecin, précepteur d'Hippocrate, qui, » le premier, a fait de la gymnastique ou de l'art » des exercices, une branche de l'art de guérir, » rétablit par ce moyen sa propre santé, et, » malgré la faiblesse de son tempérament, par- » vint jusqu'à l'âge de 100 ans...... Straton (*de* » *Lampsaque, surnommé le Physicien*), étant » attaqué d'une maladie de la rate qui est une de » celles des savans, ne s'en guérit que par l'exer- » cice. Hismonœus se délivra, par le même moyen, » d'une faiblesse de nerfs. Galien, infirme jus- » qu'à l'âge de 30 et quelques années, nous ap-

» prend lui-même qu'il ne put rétablir sa santé
» qu'en consacrant quelques heures tous les jours
» à prendre du mouvement. Socrate (1) et Agé-
» silas, qui vont à cheval sur un bâton avec
» leurs enfans, le grand-pontife Sœvola, Scipion,
» Lœlius jouant au petit palet, et faisant des
» ricochets au bord de la mer, pour se délasser
» de leurs travaux, et conserver par là leur santé,
» leur gaîté et leurs forces, me paraissent des
» exemples qu'on peut proposer à nos lettrés les
» plus illustres sans craindre leur vanité, et avec
» quelque espérance qu'ils ne dédaigneront pas
» de les imiter (*Tissot, ouvrage cité* §. 53) ». On
sait que Socrate préparait en se promenant les
leçons qu'il donnait à ses disciples (2) : l'habitude
qu'il avait de méditer lui avait sans doute fait
connaître tous les avantages de l'exercice pour
maintenir le corps dans un état modéré de force
et de vigueur, et se conserver en santé, lorsqu'on tient l'esprit dans une activité vive et continuelle; c'est pourquoi il s'y livrait souvent, et
de manière à agiter fortement toutes les parties
du corps : au rapport de Xénophon (*in sympos*),
non-seulement il dansait souvent seul, mais il

(1) *Arundine equitavit ipse Socrates.* Valer. Maxim.
Lib. VIII, Cap. VIII.

(2) *Voyez* le Banquet de Platon, traduit en français par
Racine et madame de Rochechouart, abbesse de Malnou.

pensait qu'il était nécessaire de s'adonner à l'escrime, afin d'exercer et de développer toutes
les parties du corps. Il avait observé que chez
les individus qui se livraient à la danse, les
muscles des membres inférieurs étaient forts
et très-développés, tandis que ceux des membres supérieurs étaient faibles et grêles ; et que
c'était tout le contraire chez les personnes qui
se livraient à l'escrime. Platon sentit également
l'utilité de mener une vie active lorsqu'on s'ap-
plique à l'étude. Il avait coutume de donner ses
leçons en se promenant dans les allées de l'Académie, parce qu'il regardait la promenade comme
un exercice plus convenable aux travaux d'esprit
et bien plus utile à la santé, que les exercices
violens et soutenus du gymnase. Quoiqu'il ait
composé un grand nombre d'ouvrages, il em-
ploya cependant une grande partie de sa vie à
voyager ; aussi doit-on attribuer en partie son
extrême longévité à la vie active qu'il mena, à
l'exercice qu'il prit, et aux récréations agréables
qu'il se procura dans les différens voyages qu'il
fit successivement en Égypte, en Sicile, et dans
plusieurs contrées de la Grèce et de l'Italie (*Vie
de Platon, par Dacier*). Cicéron, ce modèle des
grands orateurs, avait pris l'habitude de reposer
chaque jour son esprit des fatigues de l'étude,
pendant des instans qu'il consacrait à la promenade ; souvent même il dictait ses ouvrages en se

promenant (*Épistol. ad quint.* 33, *ad. Attic.* 2, 23).
Plutarque, qui consacra sa vie à l'étude de l'histoire et de la philosophie, était tellement persuadé
que l'esprit peut retirer de grands avantages des
exercices corporels, que non-seulement il avait
l'habitude de s'y livrer (*Vie de Plutarque, par
Amyot*), mais encore qu'il les conseille à tous
ceux qui font assez de cas de leur santé, pour
recourir avec empressement à tout ce qui convient pour la conserver, particulièrement à ceux
qui cultivent les sciences ou les lettres (1). Sénèque (*Épistol. XV*), rejette les exercices violens ; il pense, avec raison, que ceux qui s'appliquent à l'étude ne doivent pas devenir des
athlètes par des excès continuels de fatigue qui,
en provoquant une sorte d'appétit dévorant, portent à manger beaucoup ; ce qui fait perdre aux
facultés de l'âme une partie de leur activité, les
gêne pour ainsi dire, et les embarrasse par l'effet
d'un embonpoint excessif. La fatigue, d'ailleurs,
rend l'esprit incapable d'une grande attention,
et par conséquent impropre à des études prolongées. Il est cependant des exercices doux et
peu fatigans auxquels ce philosophe conseille
de s'attacher, comme le balancement des bras

---

(1) *Voyez* les Règles et Préceptes de santé ; Œuvres
morales et mêlées de Plutarque, traduites du grec en français. Paris, 1645.

X 4

lorsqu'on est chargé d'un fardeau quelconque, la course, les différens sauts ; mais il observe aussi qu'il ne faut à l'esprit qu'un repos capable de le délasser, et non point de l'amollir et de le rendre paresseux ; que la gestation agite doucement le corps et peut très-bien s'allier avec l'étude ; qu'elle permet de lire, dicter, parler, écouter, et qu'enfin on peut faire coïncider la promenade avec ces diverses occupations. Un genre d'exercice aussi doux, en effet, convient mieux à l'homme de lettres, que des travaux pénibles et violens qui énervent les forces, et donnent lieu à des lassitudes, à un malaise incommode, et à des sueurs abondantes, dont la trop prompte diminution ou la suspension totale occasionne une infinité de maux. Les exercices du corps, d'ailleurs, doivent toujours être proportionnés au degré de l'énergie musculaire, et basés sur le goût que l'on a pour tel ou tel autre genre ; le plaisir que l'on éprouve à se livrer à ceux qui plaisent le mieux, excite à y revenir souvent, et double ainsi l'avantage qu'on en retire. Milton aima toujours les exercices corporels, et particulièrement les armes. J.-J. Rousseau préféra les promenades ; et c'est en s'y livrant qu'il composa en partie ses immortels ouvrages : il observe, avec raison, que les gens de lettres sont de tous les hommes ceux qui vivent le plus assis, pensent le plus, et sont par cela même, les plus malades et les plus malheureux de tous. Mais aussi, combien n'en est-il pas qui se sont rendus célèbres et qui, au moyen d'un exercice léger et pris régulièrement chaque jour, ont lutté victorieusement contre cette foule de maux graves, suite inévitable des travaux immodérés de l'esprit, et de l'habitude d'une vie sédentaire et inactive?

Il est une infinité de moyens agréables, de jeux amusans et récréatifs auxquels les gens de lettres peuvent recourir dans les momens qu'ils consacrent à la suspension de leurs travaux, pour accorder à l'esprit un délassement nécessaire et se livrer à un exercice capable d'émouvoir et de fortifier les différentes parties du corps. Quel que soit celui qu'on adopte, il est bon, s'il remplit parfaitement le double but qu'on doit se proposer ; et sans entrer à cet égard dans des détails minutieux, il suffit d'indiquer ici l'équitation, la course, la promenade, l'escrime, les jeux du volant, du palet, de la boule, des quilles, de la paume, de la balle, du mail, du billard, l'art du menuisier, du tourneur, les travaux légers de l'agriculture et même l'agitation des membres dans la chaleur de la conversation (1).

____

(1) Les effets que produisent ces différens exercices, ainsi que les mouvemens que chacun d'eux nécessite, et dont les détails d'ailleurs seraient inutiles ici, ont été

Les gens de lettres choisiront parmi ces différens genres d'exercice ceux qui leur plaisent le mieux ; ils sont assez nombreux pour satisfaire la diversité des goûts, convenir aux différens âges et être proportionnés aux forces, à la vigueur, à l'agilité, et même à l'adresse de chacun.

Il est utile, avant les repas, de se livrer de préférence à ceux de ces exercices pour lesquels il est nécessaire de mettre en même temps en mouvement les membres supérieurs et les inférieurs, comme l'escrime, les jeux de paume, de balle, de quilles, de volant, etc.; tandis qu'après avoir mangé, on ne doit se permettre que des exercices légers et peu fatigans, comme les jeux de billard, de palet, la promenade, afin de ne point troubler la digestion, qui, comme on le sait, est toujours lente et laborieuse chez l'homme de lettres ; et ce n'est même qu'après avoir laissé écouler un certain temps et s'être livré à quelques-unes de ces récréations agréables, qu'on peut, sans inconvéniens, reprendre les travaux d'esprit, et les continuer avec autant de fruit que de sécurité, sans courir le risque de con-

---

très-bien exposés par le docteur Tissot dans son *Traité de la Gymnastique médicinale et chirurgicale*, et par M. Barbier à l'article Exercice du *Dictionnaire des Sciences médicales*, tom. XIV.

tracter quelques-unes des nombreuses infirmités qui accablent ceux des hommes de cabinet qui dédaignent de suivre cette règle importante.

Il faut, autant que possible, que les gens de lettres prennent en partie leurs exercices en plein air, dans des endroits sains et élevés ; qu'ils fuient les bords fangeux des marécages et des grands amas d'eau stagnante ; qu'ils ne s'exposent dans ces momens ni à une trop grande chaleur, ni à un froid trop rigoureux et encore moins aux effets pernicieux de l'humidité : ils doivent dans les temps brumeux ou pluvieux s'abstenir de rester long-temps dehors et se borner à quelque exercice pris dans des appartemens sains, bien éclairés, et dans lesquels on a soin de renou-veler l'air. Après s'être livrés à des jeux qui exigent des mouvemens suffisans pour exciter l'activité du mouvement circulatoire, et augmenter les exhalations pulmonaires et cutanées, il faut qu'ils se garantissent soigneusement de l'action du froid et de celle des courans d'air quel que soit leur température, et surtout qu'ils ne prennent point alors de boissons trop froides. Ce défaut de précautions qui, chez tout autre individu, pourrait donner lieu à des maladies graves, ne manquerait pas d'avoir de plus grands inconvéniens chez les gens de lettres, dont la constitution est plus faible et la susceptibilité nerveuse plus développée que chez les autres hommes.

Ceux qui ont une certaine propension à la tristesse, à la mélancolie ; qui sont moroses, taciturnes, éviteront de se promener seuls et dans des lieux isolés ; car de cette manière, ce genre d'exercice, loin d'être utile à leur santé et à l'état de leur âme, ne peut que leur être extrêmement défavorable par la nonchalance et la lenteur avec lesquelles ils marchent, par le peu de distraction qu'il procure à leur esprit, enfin parce qu'ils restent accablés sous le poids de la réflexion et de leurs idées mélancoliques : ce qui entretient la fatigue et la tension du cerveau, sans procurer aucun avantage au corps ; c'est une remarque qu'ont faite un grand nombre de médecins, et particulièrement le docteur Roussel, qui a bien pu la faire plusieurs fois sur lui - même, puisqu'au rapport de M. Alibert (*Éloge de Roussel*), il a éprouvé souvent les atteintes d'une mélancolie profonde. « Il y a encore, dit-il, cet incon-
» vénient dans les promenades, et surtout dans
» les promenades solitaires des personnes d'une
» santé faible ou d'une constitution mélanco-
» lique ; c'est qu'elles sont une occasion pour ces
» personnes de se livrer à tout le vide de leur
» âme, à cette intempérance d'idées qui les char-
» ment en fatigant les ressorts de leur esprit, et

» aux extatiques visions dont elles se repaissent;
» de sorte que le fruit qu'on retire de cette es-
» pèce d'exercice est d'en revenir la tête et les
» jambes excédées pour retomber dans une
» inertie pire que celle dont on voulait par là se
» garantir. Si on se promène purement par ré-
» gime, la promenade ne nous intéressant pas
» assez pour nous enlever hors de nous-mêmes,
» nous permet trop de penser au motif qui nous
» fait promener, et qui devient par conséquent
» un sujet de contention d'esprit capable d'em-
» pêcher l'effet d'un tel remède ». (*Ouvrage cité,*
prem. Part. Chap. VII.)

CHAPITRE V.

*Du Sommeil et de la Veille considérés chez l'homme
de lettres.*

·Le corps a besoin de repos après un long et
pénible travail; les organes locomoteurs ont cela
de particulier qu'ils résistent moins long-temps
que le cerveau aux excitations réitérées qu'ils
reçoivent par l'effet d'un exercice continu, et à
la fatigue qui en est le résultat; car l'homme qui
est déjà resté douze à quinze heures sans goûter
les douceurs du sommeil, peut encore, sans en
être incommodé, prolonger l'état de veille, rester
plusieurs heures et même plusieurs jours et plusieurs nuits sans dormir; qu'il en ait la volonté,

ou qu'il y soit contraint par ses affaires, pourvu qu'un excitant quelconque, physique ou moral, agisse sur le cerveau de manière à le garantir de l'état de *collapsus* dans lequel il se trouve pendant le sommeil : tandis que douze ou quinze heures d'exercice corporel lassent tellement les membres qu'il est impossible de le prolonger au-delà. De plus, ce qui prouve encore que le cerveau peut supporter bien plus long-temps que les muscles l'espèce de fatigue qu'il est susceptible d'éprouver, c'est que pendant la veille il est continuellement en action, puisque le sommeil est le seul repos dont cet organe puisse jouir ; qu'ordinairement nous ne dormons pas plus d'un tiers ou d'un quart du temps qui s'écoule pendant chaque période diurne, et que les muscles se reposent toujours durant le sommeil et même très-souvent pendant la veille.

L'exercice le plus fatigant que le cerveau puisse soutenir est celui qui excite le plus vivement ses fonctions, augmente leur activité et occasionne, par ce moyen, dans ses différentes parties, une augmentation d'action en y déterminant une sorte d'érection qui fait affluer le sang vers la tête ; et rien, comme on le sait, ne peut mieux produire ces effets que l'étude, les méditations et la chaleur de la composition. Aussi la tension excessive de cet organe, suite ordinaire des travaux opiniâtres du cabinet, caractérisée par la lenteur des idées, la faiblesse et une sorte d'anéantissement momentané des facultés de l'entendement, est-elle un des cas qui requièrent le plus impérieusement la cessation de toute espèce d'exercice d'esprit, et qui semble indiquer de le faire en se livrant aux douceurs du sommeil. Mais il arrive souvent alors qu'on ne peut y parvenir, à moins qu'on ait su par tout autre moyen contrebalancer auparavant l'action trop vive des fonctions cérébrales. On a vu des personnes chez lesquelles une trop forte application d'esprit causait une telle excitation du cerveau, qu'on ne pouvait plus en arrêter les effets, et dont la persévérance et l'intensité donnaient lieu à une insomnie extraordinaire et excessivement fatigante. On rapporte que l'algébriste Viéte fut trois jours sans manger et trois nuits sans dormir, par l'excès d'application qu'il mit à reconnaître un chiffre que le fameux cardinal de Richelieu voulait absolument découvrir. Boerhaave (1) dit qu'après s'être fortement appliqué pendant quelque temps à méditer du matin au soir sur une chose importante, il éprouva une insomnie qui dura six semaines, et dont il ne fut guéri qu'après avoir ressenti par tout le corps des douleurs qu'il attribua aux esprits vitaux dont le cours avait

____

(1) *Prælection. ad Institut.* tom. VII.

été interrompu, et qui le reprirent dès que l'insomnie cessa. J'ai connu un jeune homme qui resta environ trente-six à quarante jours sans dormir, par l'effet de la douleur profonde qu'il ressentit de la perte d'un parent qui lui était cher (effet qu'on peut, je crois, assimiler à ceux que produisent les contentions d'esprit) : les anodins et les pédiluves furent inutiles pour lui procurer le sommeil ; il ne le recouvra que lorsque les premières et les plus vives impressions de sa peine furent passées.

Le sommeil est un besoin que l'homme doit indispensablement satisfaire, s'il veut se conserver en santé ; il est, en quelque sorte, le silence des sens et le seul repos dont puissent jouir les organes et les fonctions qui appartiennent à la vie de relation ; il opère, de la manière la plus complète, le délassement des facultés de l'intelligence, il répare les forces épuisées ou abattues par les exercices du corps, ou par ceux de l'esprit ; il laisse reposer l'ensemble de l'économie ; et par l'état de calme qu'il procure aux fonctions vitales, organiques et animales, il les dispose à s'exercer librement : chaque jour enfin il régénère l'homme et le fait jouir d'une vie nouvelle. Les veilles immodérées, au contraire, émoussent la sensibilité et occasionnent un genre de fatigue qui nous rend incapables de nous livrer avec fruit à aucune occupation, et que le sommeil peut faire cesser ; elles abattent les forces, décolorent la face, altèrent les traits, causent la langueur de toutes les fonctions des deux vies, donnent lieu à des vertiges, à de violentes douleurs de tête et à une infinité d'accidens plus graves encore. L'insomnie portée à l'excès, et le sommeil trop long-temps prolongé, peuvent, suivant la remarque d'Hippocrate, être également funestes, et occasionnent des maladies (1).

Puisque le sommeil est le seul genre de repos dont l'organe cérébral puisse jouir, et le seul temps pendant lequel la suspension des facultés de l'intelligence soit complète ; il est de la plus grande utilité pour les gens de lettres de jouir de ses bienfaits pendant la nuit, temps que la nature semble avoir marqué pour s'y livrer : ils doivent bien se garder de suivre l'exemple de Varignon, qui, chaque soir, se mettait au travail et le continuait avec tant d'ardeur, qu'il était surpris tous les matins d'avoir passé la nuit sans s'en apercevoir. (*Éloge de Varignon, par Fontenelle.*) Mais en cherchant les douceurs du sommeil, ils ne doivent jamais s'y exciter par des moyens factices à l'aide de narcotiques : l'usage

---

(1) *Somnus, vigilia utraque modum excedentia, malum.* Hypocrat. *Aphorism. III, Sect. II, interp. Jan. Corn.*

Y

souvent répété de ces préparations porte atteinte aux opérations de la mémoire et de l'imagination, affaiblit sensiblement ces deux facultés, produit à la longue la langueur, l'engourdissement de toutes les fonctions de l'entendement, et peut conduire à l'imbécillité.

Comme l'excitement vif et long-temps prolongé du cerveau auquel les travaux d'esprit donnent lieu empêche souvent le sommeil, il importe, avant de s'y livrer, de reposer son esprit et de détendre en quelque sorte le cerveau, en contrebalançant l'état d'orgasme où il se trouve toujours après qu'on s'est adonné à ces travaux : on ne peut y parvenir que par le moyen d'un exercice capable d'agiter, de mettre en mouvement tous les membres, particulièrement les inférieurs, afin de changer par là la direction du sang, et d'attirer, pour ainsi dire, vers les autres parties l'action vitale qui entretient l'excitation du cerveau, et la rend alors assez vive pour troubler le sommeil, l'agiter, ou même l'empêcher entièrement. La marche précipitée, des jeux amusans qui exigent un mouvement vif et continu, des entretiens agréables, le soin que l'on donne aux affaires domestiques, sont propres à produire cet effet : mais si l'insomnie est portée trop loin, et que ces moyens ne puissent pas la faire cesser, il faut suspendre tout-à-fait les travaux d'esprit pendant quelques jours, pousser les exercices corporels jusqu'à la fatigue, recourir tous les matins aux pédiluves chauds, à des affusions d'eau froide sur la tête, autant toutefois qu'on peut les supporter; et, suivant le sage conseil de Tissot, à l'usage des vins généreux qui, peu de temps après avoir été pris, déterminent facilement le sommeil, surtout chez les individus qui n'y sont pas accoutumés : ces derniers sont d'autant plus convenables dans une circonstance semblable, qu'ils agissent à la manière des narcotiques sans en avoir les inconvéniens et les dangers; et qu'en outre ils ont l'avantage de rétablir les fonctions de l'estomac, de relever les forces et d'être un moyen puissant pour faire disparaître cet état de langueur et d'abattement, suite ordinaire des veilles immodérées et d'une insomnie opiniâtre. Il est donc utile, pour éviter de succomber à l'excès des travaux du cabinet, de ne point s'y livrer pendant des nuits entières sans goûter aucun repos. Il est pour l'homme des instans marqués où il peut s'abandonner au sommeil, comme il en est pour vaquer à ses affaires les plus importantes; et il est du plus grand intérêt pour sa santé, et même pour son bonheur, d'employer sagement les uns et les autres suivant la destination de chacun d'eux. « Que diriez-vous d'un

» homme qui, pour mettre la vie à profit, ne
» voudrait jamais dormir? Vous diriez, cet
» homme est insensé, il ne jouit pas du temps,
» il se l'ôte; pour fuir le sommeil, il court à la
» mort (1). »

Une attention que doivent avoir ceux qui
se livrent aux sciences, particulièrement aux
sciences abstraites, c'est, ainsi que je l'ai déjà
fait remarquer (*Part. III, Chap. III, §. III*),
de ne jamais se livrer au sommeil immédiatement après le repas, même pendant le jour, lorsqu'ils ont l'habitude de faire *la méridienne*, et
de ne point reprendre de suite leurs travaux : il
est nécessaire de mettre entre eux et le sommeil
un intervalle de quelques instans, afin que le
travail de la digestion ne puisse en aucune
manière troubler la tranquillité de ce précieux
repos de l'esprit et des sens. On sait que les
digestions laborieuses, lorsqu'elles s'opèrent pendant que l'on dort, donnent souvent lieu au
cochemar, à des songes fatigans, et à une sorte
de malaise général qui rend le sommeil pénible
et plutôt funeste qu'avantageux à la santé. Rien
d'ailleurs n'engourdit et n'appesantit autant la
tête; rien n'embarrasse les idées et ne les rend
plus lentes et plus confuses; rien ne donne

----

(1) J.-J. Rousseau, *Émile*, Liv. II.

au caractère une teinte plus sombre, une disposition plus chagrine que de dormir pendant
que l'estomac est rempli d'alimens d'une élaboration difficile, et de se réveiller lorsque la
digestion stomacale n'est pas achevée. Les forces
vitales étant concentrées vers cet organe, le peu
d'activité où se trouvent alors les fonctions cérébrales, comparativement à celle dont elles jouissent quand les facultés de l'esprit sont en plein
exercice et que l'estomac est vide, laisse le cerveau dans le plus parfait repos : de là dépend
l'état de torpeur générale dont je viens de parler; et durant ce temps il est impossible qu'on
puisse reprendre avec fruit les travaux du cabinet. Celse (*Lib. I, Cap. I*) dit qu'il est préférable pour les personnes qui cultivent les
lettres, de se livrer au sommeil avant le repas
de midi dans l'été, et après ce repas dans l'hiver :
ce précepte est sage et conforme à l'expérience ;
car la digestion est plus prompte et se fait avec
beaucoup plus d'activité en hiver qu'en été,
parce que dans la première de ces saisons la chaleur et les forces vitales convergent et se portent
à l'intérieur ; tandis qu'au contraire, pendant
l'été, elles divergent sensiblement et se portent
à l'extérieur. Je crois néanmoins qu'en suivant
le conseil donné par Celse, les gens de lettres ne
doivent pas se remettre à leurs travaux immé-

diatement après le sommeil du jour, afin que les fonctions du cerveau puissent auparavant reprendre leur état naturel, et se dégager de l'état d'engourdissement où ordinairement elles se trouvent alors.

Pour que le sommeil soit favorable à la santé et aux travaux d'esprit, on ne doit jamais le prolonger plus de six ou huit heures. Pendant sa durée, il faut, autant qu'il est possible, tenir le corps dans une position horizontale, la tête un peu élevée, et avoir soin, même le jour, de se dépouiller assez pour n'éprouver aucune gêne de la part de ses vêtemens, surtout de ceux qui, comme les cravattes et les habits, peuvent, par la pression qu'ils exercent sur le cou, etc., ralentir le mouvement circulatoire dans les parties supérieures ; ce qui gonfle la face, la rend vultueuse, et peut occasionner momentanément dans le cerveau une sorte de congestion sanguine qui n'est pas sans danger.

Il faut également avoir l'attention de renouveler l'air des appartemens où l'on couche, de se garantir des courans atmosphériques, et de se couvrir de manière à ce qu'aucune partie, et surtout les pieds, n'éprouvent de froid ; car rien n'est aussi contraire à la santé de tous les hommes indistinctement, et particulièrement à celles des personnes faibles, délicates, et douées d'une sensibilité exquise, que l'impression du froid et de l'humidité, dans ces momens où les forces de la vie ne peuvent résister que faiblement à leurs effets; et il n'est personne sans doute qui n'ait ressenti l'espèce de malaise, et les frissons qui succèdent ordinairement au sommeil, lorsqu'on s'y est livré sans avoir pris auparavant la précaution de se couvrir suffisamment.

Autant le sommeil, lorsqu'on ne le fait pas durer très-long-temps, est avantageux à la santé, favorable à la prolongation de la vie, et nécessaire au repos des organes, des sens et des fonctions de la vie, autant il peut devenir funeste lorsqu'il est trop prolongé, et qu'on fait une habitude de cette sorte d'excès. Ses premiers effets, alors, sont de diminuer la chaleur naturelle, le mouvement circulatoire, la transpiration cutanée, et même suivant Sanctorius (*de Mediciná static. Aphorism.*), de rendre le corps froid, pesant, stupide; il donne aussi moins de vivacité aux sensations, moins d'activité aux fonctions de l'entendement, et à la longue il anéantit les puissances de l'imagination et de la mémoire (1); peu à peu il nous rend incapables de nous mouvoir avec agilité; enfin, lorsqu'on a contracté l'habitude de dormir trop long-temps, la vie semble bornée aux seules

____

(1) Guillem. Leporei, *Ars memorativa*, Lib. IV et V.

Y 4

fonctions nutritives; on tombe dans l'obésité, l'esprit s'engourdit, ses facultés languissent, s'oblitèrent, et on se trouve peu à peu réduit à l'insensibilité morale la plus complète. Formey (1) rapporte qu'un médecin connu de Boerhaave, après avoir passé une partie de sa vie à dormir, perdit insensiblement la raison, et finit par mourir fou. On voit donc qu'il est essentiel pour l'homme en général, mais surtout pour l'homme de lettres, de s'abstenir d'un trop long sommeil, et combien il lui importe de recourir aux moyens qui peuvent prévenir cette habitude vicieuse ou l'en corriger lorsque déjà il l'a contractée. L'exercice pris en plein air, surtout le matin, les jeux qui exigent une grande activité dans les mouvemens, les plaisirs de la musique, la société de personnes d'un caractère gai, aimable, d'une humeur enjouée, les bains généraux, une nourriture saine, légère, d'une digestion facile, l'abstinence du vin pur, enfin l'usage du café, et la coutume de se lever matin, sont les moyens les plus sûrs pour combattre ce penchant, et faire cesser cette espèce de *collapsus* du cerveau, qui souvent est le résultat, d'autres fois la cause, d'un sommeil qu'on a pris l'habitude de prolonger trop long-temps.

---

(1) *Mélanges philosophiques.* Leyde, 1754.

CHAPITRE VI.

*Des Excrétions considérées par rapport à la santé des
gens de lettres.*

La régularité et la liberté des sécrétions et des
excrétions, sont deux des conditions les plus indispensables à la santé de l'homme. L'économie
animale ne subsistant que par le travail continuel de la nutrition, et par l'évacuation des
matières superflues et trop animalisées, il est
naturel de penser qu'aussitôt que les unes et les
autres de ces fonctions sont lésées d'une manière
quelconque, il doit en résulter un dérangement
notable dans l'harmonie qui existe entre elles,
et une altération plus ou moins grande de la
santé. C'est ce qui rend nécessaire que les matières qui sont de nature à être rejetées au
dehors, le soient conformément à l'ordre établi
dans l'organisme animal.

Le défaut de sécrétion des différentes humeurs
préparées par les émonctoires, ou toute autre
espèce d'altération de ces fonctions, sont purement du domaine de la pathologie, et n'appartiennent point à l'hygiène.

Les excrétions ou évacuations nécessaires à la
conservation de la santé et de la vie, et qui

chez l'homme de lettres, comme chez l'homme du monde, méritent de fixer particulièrement ici notre attention, sont de deux espèces; les unes naturelles, et les autres artificielles : on provoque ordinairement les dernières pour suppléer aux premières, lorsque celles-ci ont subi quelque altération, ou qu'elles se font d'une manière imparfaite.

§. I. DES ÉVACUATIONS NATURELLES.

Les évacuations naturelles qui ont un rapport direct avec la santé des gens de lettres sont la transpiration, la sueur, l'excrétion de l'urine, de la salive, des matières stercorales, et de la liqueur spermatique. 1°. La transpiration insensible est, comme on le sait, cette exhalation qui se fait continuellement par la peau à toute la surface du corps, et par les bronches pendant chaque expiration. C'est spécialement au moyen de cette évacuation que le corps se renouvelle sans cesse, et qu'il transmet au dehors les parties de notre propre substance qui, ne pouvant plus entrer dans sa composition, sont remplacées par la portion la plus substantielle de nos alimens, lorsqu'ils ont été digérés. Cette évacuation n'est pas moins utile chez les personnes qui s'adonnent aux travaux d'esprit que chez celles des autres classes, pour maintenir l'équilibre qui, dans l'état de santé, doit exister entre les forces nutritives, assimilatrices, et les différens appétits qui nous excitent à prendre la quantité d'alimens nécessaires pour réparer les pertes que le corps fait incessamment par ses différens émonctoires.

La transpiration cutanée, se faisant continuellement et sans interruption, est une des évacuations les plus considérables du corps humain; c'est du moins ce que prouvent d'une manière incontestable les expériences de Sanctorius en Italie, de Dodart en France, de Kiel en Angleterre, de Gorter en Hollande, et de Jean Linnigt, aux États-Unis d'Amérique, quoique faites sous une température, dans des climats différens, et sur des hommes qui mènent un genre de vie différent aussi. Sanctorius (*de Medicin. static. Aphorism.*) a observé que la transpiration variait suivant l'âge, le tempérament, le régime, les climats et les saisons : il faut ajouter à cette remarque que les personnes faibles, valétudinaires, et celles qui mènent une vie retirée et inactive, transpirent beaucoup moins que les autres. Lorsque cette évacuation est abondante, il serait dangereux d'en provoquer subitement la diminution, et à plus forte raison de la supprimer tout-à-fait. Les causes qui la diminuent ou la suppriment entièrement, sont le contact d'un air froid, sec ou humide, l'usage d'alimens visqueux, l'inaction, les affections tristes de l'âme, celles qui concentrent les forces vitales, et l'abondance des autres évacuations.

La sueur n'est autre chose qu'une augmentation de la transpiration cutanée, qui devient alors sensible à la vue et au toucher; elle est constamment produite dans l'état de santé par un trop grand développement de la chaleur animale; lorsqu'elle n'est pas trop abondante, elle laisse le corps dans le même état où il était auparavant; mais si elle est poussée trop loin, elle affaiblit et cause une débilité extrême : sa suppression subite est excessivement dangereuse. La maladie qui rendit Scaron infirme toute sa vie, fut produite, comme on le sait, par l'imprudence qu'il commit, de se jeter tout en sueur dans la Seine.

Pour entretenir la transpiration, prévenir sa diminution, ou même sa suppression totale, les gens de lettres doivent se bien couvrir, et tenir chaudement toutes les parties du corps, notamment la poitrine et les membres inférieurs, surtout pendant les saisons froides, humides et pluvieuses; suivre un bon régime, prendre un peu de vin pur à leurs repas; faire de temps à autre usage de quelques boissons légèrement

excitantes, comme le café, le thé, une infusion
de menthe ou de camomille sucrée et faiblement
alcoolisée ; se frictionner la peau avec une brosse
un peu rude, ou avec la flanelle d'Angleterre
imprégnée de quelque substance aromatique ; se
livrer à un exercice agréable et quelquefois un
peu fatigant, enfin s'exciter à la gaîté. Un bon
régime, l'usage de vêtemens légers, et le repos
pris à temps sont les meilleurs moyens pour
prévenir les sueurs trop abondantes, et obvier
aux conséquences funestes qu'elles peuvent
avoir.

2°. L'urine est sécrétée par les reins, portée
dans la vessie par les uretères, et de là rejetée au
dehors après s'être amassée en quantité suffisante
pour nous avertir du besoin de l'expulser. La
sécrétion de ce liquide est moins abondante dans
les climats chauds et pendant l'été, que dans les
pays froids et durant l'hiver ; mais elle est alors
remplacée par la transpiration ; elle est en général proportionnée à la quantité de boisson que
l'on prend.

La plupart des gens de lettres ont l'habitude
de retenir long - temps leur urine et de ne l'évacuer que lorsqu'un sentiment douloureux leur
en fait impérieusement sentir la nécessité : cette
coutume peut avoir des conséquences funestes,

celles entre autres de faire perdre à la vessie son ressort naturel, et de la faire tomber dans une sorte d'inertie et d'insensibilité : cet accident l'empêche ultérieurement d'avertir du besoin qu'elle éprouve de se débarrasser de ce liquide lorsqu'elle le contient en assez grande quantité, et la met ensuite dans le cas d'obéir à son action physique qui tend toujours à en écarter les parois, au fur et à mesure qu'il s'accumule dans cette poche organique. En 1810 j'ai communiqué à la Société médicale d'Émulation de Paris, une observation sur une dilatation extraordinaire de la vessie dans une rétention d'urine ; cette observation est suivie de quelques réflexions sur la différence de capacité de cet organe dans les deux sexes (1) : il en résulte que chez l'homme particulièrement, il est bien moins susceptible d'une grande dilatation que chez la femme. Aussi les gens de lettres ne doivent jamais attendre trop long-temps pour évacuer leur urine. Le moindre inconvénient qu'entraîne la rétention volontaire et habituelle de ce liquide, est à la longue une sorte de paralysie de la vessie. Quelquefois la mort en est promptement la suite :

----

(1) *Bulletin des Sciences médicales*, publié au nom de la Société médicale d'Emulation de Paris, Septembre 1810.

comme cela arriva à Tyco-Brahé, par suite d'une décence funeste et malentendue.

L'habitude de retenir son urine pendant long-temps, joint à celle des contentions d'esprit qui agissent si puissamment sur tous les organes contenus dans l'abdomen, peut encore donner lieu au catarrhe de la vessie. D'Alembert, Buffon, Voltaire qui, comme nous l'avons vu (*Part. I.*, *Chap. I*), en furent atteints, ne le durent sans doute qu'à l'effet de ces deux causes réunies. Le seul moyen de prévenir cette maladie est de donner cours à l'urine dès que le besoin s'en fait sentir; autrement, s'amassant en trop grande quantité dans la vessie, elle en distend les parois outre mesure, ou bien, en y séjournant trop long-temps, et se dénaturant, elle acquiert une certaine âcreté; et agissant sur les propriétés vitales de la membrane muqueuse qui revêt intérieurement cet organe, elle l'altère, et il devient le siége d'une fluxion catarrhale habituelle.

Quelquefois la sécrétion de ce liquide est trop abondante; d'autres fois elle diminue sensiblement : ces deux états qui tiennent ordinairement l'un et l'autre à une lésion de quelques-uns des viscères abdominaux, et notamment des reins, ne sont plus du ressort de l'hygiène; ils rentrent spécialement dans le domaine de la pathologie et de la thérapeutique; au médecin seul appartient alors la direction des moyens qu'exigent la nature et la gravité de ces affections.

3°. La salive est une humeur récrémentitielle, nécessaire à la mastication et subséquemment à l'acte important de la digestion : il ne faut pas, comme l'observe Zimmerman (*de l'Expérience*, etc. *Livre V. Chap. X*), la confondre avec le mucus de la trachée-artère; celui-ci est destiné à être rejeté, tandis que l'autre doit être avalé pour servir à l'élaboration de la masse alimentaire dans l'estomac, après l'avoir pénétré intimement pendant la mastication. Les gens de lettres qui ont le plus grand intérêt à faire attention à tout ce qui peut favoriser l'acte digestif, et l'empêcher d'être pénible et douloureux, doivent s'abstenir de rejeter la salive, et d'en provoquer artificiellement la sécrétion au moyen du tabac, comme le font aujourd'hui avec excès, par désœuvrement, une infinité d'individus : cette habitude doit être proscrite du nombre de celles que les savans peuvent contracter; leurs momens doivent être consacrés à des occupations plus agréables que celles de fumer ou de mâcher du tabac. Cependant, ceux d'entre eux qui, depuis long - temps l'ont prise, peuvent la conserver, surtout s'ils sont gras, corpulens, cacochymes, ou s'ils habitent une contrée basse et humide;

mais ils doivent en user modérément, et avoir soin, en fumant, de se servir, à la manière des Musulmans, d'une pipe dont le tuyau soit long, afin que le principe narcotique contenu dans la fumée, résultat de l'ustion du tabac, s'attachant à ses parois, ne puisse arriver à la bouche qu'en très-petite quantité. Zimmerman prétend que ceux qui fument beaucoup perdent l'appétit et maigrissent excessivement; et Tourtelle assure que cette habitude produit une infinité d'accidens, comme l'ivresse, l'apoplexie, la léthargie, des vertiges, une soif inextinguible, la langueur et l'inactivité des organes digestifs, la perte de l'appétit, etc. Mais si ces accidens étaient aussi graves et aussi fréquens que ces médecins le pensent, il est probable qu'on ne verrait pas autant de personnes faire un abus continuel de cette substance. Ce qui vient d'être dit du tabac à fumer et à mâcher est en partie applicable au tabac en poudre que l'on prend comme sternutatoire. Tissot rapporte que des observations récentes lui ont confirmé la vérité du reproche que l'on fait au tabac d'affaiblir la mémoire et de nuire à la vue; si cela était vrai, il aurait raison de dire que c'est un motif assez puissant pour engager les gens de lettres à en repousser l'usage et même à l'abandonner, si déjà ils en avaient contracté l'habitude; mais outre qu'à un certain âge il est extrêmement

Z

difficile de. la rompre, le conseil que donne
Tissot offrirait en lui - même beaucoup moins
d'importance qu'on ne le croirait, si quelquefois
il ne pouvait être plus nuisible que profitable.
J'ai vu des personnes qui, depuis long - temps,
faisaient usage du tabac en poudre, tomber dans
une sorte de faiblesse et de nullité après être
restées une demi - journée sans en prendre, et
chercher à satisfaire le besoin qu'elles en avaient
plutôt que la faim dévorante dont elles étaient en
même temps tourmentées. D'ailleurs, pris de cette
manière, il est beaucoup moins pernicieux que
lorsqu'on le fume ou qu'on le mâche, à cause de
la déperdition de salive qu'il occasionne lorsqu'on en use dans ces deux derniers cas. On
doit dire, au surplus, que toutes les assertions de Zimmerman, de Tissot, de Tourtelle
et de plusieurs autres médecins, sur les dangers
que l'on court en faisant usage du tabac de quelque
manière que ce soit, portent toutes le caractère
de la plus grande exagération, et qu'elles paraissent être plutôt le fruit de la prévention, que
le résultat de l'expérience : ce qui le prouve
évidemment, c'est qu'on trouve communément
des hommes qui sont parvenus, sans éprouver
d'accidens graves, à l'âge le plus avancé, en fumant, en mâchant chaque jour le tabac, ou en
le prenant en poudre. Hobbes, qui est parvenu à

l'âge de 92 ans, méditait et écrivait chaque jour
pendant plusieurs heures, en fumant quelquefois jusqu'à douze pipes de tabac; et cependant
sa santé n'en fut jamais altérée; avouons donc
que pour l'usage de cette substance comme pour
toute autre chose, l'habitude est beaucoup plus
puissante qu'on ne le croit : l'excès sans doute en
est contraire, mais l'usage modéré ne peut aucunement devenir fâcheux.

4°. Les matières alvines, résidu de la digestion,
pêchent de deux manières : ou elles ne se dé-
pouillent pas entièrement du chyle destiné à la
réparation des pertes continuelles du corps, et
l'entraînent avec elles au dehors; ou elles séjournent trop long-temps dans le canal intestinal, et
produisent des constipations opiniâtres qui donnent lieu à plusieurs incommodités; le premier
cas constitue une véritable maladie appelée diarrhée. La diarrhée habituelle, et celle qui dure pendant quelque temps, occasionnent la faiblesse,
l'amaigrissement, une laxité générale, et l'énervation des forces physiques et morales. La constipation, en agissant sympathiquement sur la
tête, produit des pesanteurs, des douleurs pul-
satives de cette partie, des vertiges, l'insomnie,
des borborygmes, des coliques, des ardeurs d'entrailles, et même des accès d'hypocondrie; il se
ramasse en même temps dans le tube intestinal

des matières glaireuses qui se durcissent, et qu'on a ensuite la plus grande peine à évacuer.

Le resserrement des voies digestives et la constipation ont souvent lieu chez les personnes qui se livrent avec trop d'ardeur aux travaux du cabinet, autant par l'habitude qu'elles ont de rester toujours assises, que par la négligence qu'elles mettent pendant leur travail à satisfaire le besoin d'évacuer les matières alvines ; besoin qu'elles n'éprouvent plus l'instant d'après, et qu'elles oublient entièrement. Ces accidens furent portés si loin chez Juste-Lipse, qu'il n'en fut délivré, ainsi que de tous les maux qu'ils lui causaient, qu'en rendant une masse tenace et gluante de la couleur et de la figure des intestins, qui avait peu à peu rempli ce tube organique.

Les gens de lettres doivent éviter l'un et l'autre de ces états si opposés entre eux, et qui peuvent également leur être funestes. Ils préviendront les diarrhées qui les fatiguent et les affaiblissent, en prenant la précaution de se tenir chaudement tout le corps, et surtout les jambes et les pieds ; en faisant chaque jour de l'exercice, et en se pratiquant des frictions sèches sur la peau. Ils peuvent les combattre par ces mêmes moyens, et par l'usage d'alimens capables de resserrer ou de relever le ton du canal intestinal, comme les fécules, les œufs, le chocolat, les vins généreux en petite quantité; par quelques infusions amères et aromatiques, prises le matin à jeun, telles que celles de petite centaurée, de germandrée, de mélisse, de camomille : ces moyens que l'on peut regarder comme purement hygiéniques, conviennent et remédient parfaitement à la trop grande fréquence et à la trop grande liquidité des évacuations alvines. Pour éviter la constipation il faut, suivant le sage conseil qu'en donne Locke, s'accoutumer à provoquer tous les matins l'expulsion des matières stercorales; on en prend ainsi l'habitude; il est rare qu'à l'heure choisie pour cela, on n'en éprouve pas chaque jour le besoin : l'exercice pris le matin seconde parfaitement ce dessein. Ces moyens sont certainement préférables à l'usage répété des purgatifs, dont l'habitude est pernicieuse, et qui, au bout d'un certain temps, manquent leur effet, à moins qu'on en augmente progressivement la dose. Si la nature a absolument besoin d'être secondée dans cet acte, il faut le faire par une décoction de pruneaux, ou par une solution de tartrite acidule de potasse (*créme de tartre*); mais on ne doït pas en répéter l'usage trop souvent, parce qu'il dégénérerait en une habitude fatigante pour celui qui la contracterait : il est utile encore, en pareil cas, de recourir aux lavemens; c'est d'ailleurs un moyen si connu que chacun peut l'indiquer.

Z 5

5°. La sécrétion de la liqueur spermatique n'a lieu qu'après l'âge de puberté ; c'est-à-dire, à cette époque de la vie où le corps a·acquis le degré de force et d'accroissement nécessaire pour ne pas être trop affaibli par son émission journalière. Sa rétention et son évacuation trop fréquente donnent également lieu à des accidens divers : sa rétention portée trop loin produit une sorte d'inflammation des organes de la génération et même le spermatocèle ; chez les personnes ardentes elle peut, en agissant sympathiquement sur le cerveau, produire des spasmes, l'hypocondrie, et même une sorte de manie érotique, comme on en a vu des exemples fréquens (1). Son évacuation trop fréquente altère de la manière la plus marquée le physique et le moral de l'homme le plus fort et le mieux constitué ; elle dispose aux affections nerveuses, en même temps qu'elle détruit la sensibilité et la puissance des organes génitaux ; elle donne lieu à des faiblesses et à des douleurs d'estomac, à de fréquentes indigestions, à l'émaciation, à l'épuisement des forces ; elle jette dans la langueur, l'hypocondrie et la mélancolie : rien ne nuit au-

____

(1) On en trouve une particulièrement qui offre des phénomènes remarquables dans le premier volume d'un ouvrage qui a pour titre : *l'Espion anglais*, ou *Correspondance entre milord Alleyc et milord Allear.*

tant aux grâces de la jeunesse et de la santé ; rien n'altère aussi sensiblement la physionomie que des jouissances excessives : par elles la face se décolore, le teint se flétrit, les traits s'altèrent, les tempes et les joues se décharnent, les yeux se creusent, les pupilles se dilatent d'abord et se resserrent ensuite par une sorte d'effet spasmodique, l'appétit se perd, les forces s'anéantissent, la circulation devient moins active, la respiration plus accélérée et plus laborieuse, surtout lorsqu'on parcoure un terrain montueux ou qu'on précipite la marche, l'haleine est douceâtre ou même fétide, tout enfin annonce la langueur de l'action vitale et l'extrême débilité de tous les solides. Il en résulte ordinairement une vieillesse précoce, une sorte de décrépitude anticipée, et quelquefois la mort. Le moral, par ces excès, n'est pas moins abattu que le physique ; ils altèrent les fonctions cérébrales comme celles qui appartiennent à la vie nutritive ; ils rendent la pensée tardive et languissante, affaiblissent la mémoire, éteignent l'imagination, anéantissent la force et le courage, et les remplacent par la crainte et la pusillanimité, enfin elles conduisent souvent à l'épilepsie et à l'idiotisme. On voit, d'après cet exposé fidèle, que la privation et l'abus des plaisirs de Vénus ne peuvent qu'être très-préjudiciables ; et que, si ces derniers particulièrement portent une forte atteinte à la santé ou même à la vie de l'homme d'une constitution robuste, ils exerceront, à bien plus forte raison, de grands ravages chez les gens de lettres, dont les travaux, toujours poussés à l'excès, produisent déjà des accidens analogues à la plupart de ceux dont je viens de parler : aussi doivent-ils être extrêmement réservés sur 'ces sortes de jouissances, et ne s'y livrer que lorsqu'ils y sont absolument excités par un besoin naturel, s'ils veulent éviter un grand nombre de maux graves, parmi lesquels on ne doit jamais oublier de noter l'affaiblissement ou la pervertion totale des facultés intellectuelles. Ces plaisirs, pris avec modération, sont utiles et permis ; ils sont, au contraire, pernicieux et illicites lorsqu'on en use avec excès. Au reste, comme le remarque judicieusement Celse (*Lib. I. Cap. I*), leur fréquence ne se mesurant point par la seule répétition de l'acte, mais plutôt par le tempérament, l'âge et les forces, il est bon de savoir que lorsqu'ils ne sont suivis ni d'épuisement, ni de douleurs, ils ne sont contraires ni au corps, ni à l'esprit.

§. II. DES ÉVACUATIONS ARTIFICIELLES.

De toutes les évacuations artificielles, la saignée, l'application des sangsues qui, jusqu'à un certain point peut la suppléer, et les évacuations procurées à l'aide de légers purgatifs, sont les seules qui puissent être placées dans le cadre des moyens hygiéniques propres à la classe des savans.

1°. La propension qu'a le sang à se porter sans cesse avec force vers la tête par l'effet de l'excitation continuelle du cerveau, peut quelquefois faire éprouver, chez les gens de lettres, le besoin impérieux de recourir à une évacuation sanguine artificielle, par le moyen de la saignée, ou par l'application des sangsues. Le cas le plus ordinaire qui nécessite cette évacuation, est une espèce de pléthore cérébrale, caractérisée par une dou-leur pulsative de la tête, une trop grande disposition au sommeil, la rougeur des yeux et de la face, le battement apparent des carotides, un sentiment de plénitude et de gonflement de toutes ces parties, des vertiges, des étourdissemens, surtout lorsqu'on penche la tête en avant ou en arrière, la lenteur et l'embarras des idées, quelquefois l'impossibilité de les lier ensemble, les tintemens d'oreille, et même une sorte d'engourdissement de tout le corps, qui se fait particulièrement sentir après le repas. La saignée ne doit être pratiquée que lorsque l'individu est jeune, pléthorique, d'un tempérament sanguin ou musculeux, qu'il est dans l'habitude de ne faire usage que d'alimens très-nourrissans, et de boissons excitantes. Si, au contraire, il est âgé,

cacochyme, d'une constitution faible, délicate,
d'un tempérament nerveux ou lymphatico-san-
guin, et qu'il soit habituellement sobre et tempérant, il est plus convenable d'appliquer les
sangsues aux jambes, ou mieux encore à l'anus,
afin de remédier à l'espèce de congestion sanguine
du cerveau, et à l'embarras du système circulatoire abdominal qui, souvent, ont lieu en même
temps. On pense bien que ces évacuations doivent,
d'ailleurs, être proportionnées à l'âge des individus, à leur degré de force, à l'urgence, à l'importance, et à la nature des cas qui le requièrent.

En général, chez l'homme de lettres on doit
être très-circonspect sur l'emploi de la saignée,
non-seulement dans les maladies aiguës qui paraissent avoir un caractère inflammatoire, mais
même dans l'état de santé ; car une légère perte
de sang a souvent de funestes effets, et cette espèce d'évacuation ne se répare pas aussi facilement chez les individus faibles que chez tout
autre. Ramazzini (*de litterator. Morb. disser-
tatio*) a remarqué que les purgations conviennent
nent bien mieux aux gens de lettres que la saignée, parce qu'elles affaiblissent moins. Tissot,
rapporte que Gesner resta six mois en langueur,
pour avoir été saigné dans un cas de fièvre légère.
Des exemples semblables, joints à la connaissance
que l'on a qu'une constitution faible et un cor-

tége innombrable de maux sont ordinairement le triste partage des personnes qui se livrent habituellement aux travaux d'esprit, doivent, dans ce cas, rendre le médecin extrêmement circonspect à l'égard de la saignée.

2°. On peut aussi, dans la vue de débarrasser la tête d'une trop grande quantité de sang, et d'exciter le mouvement régulier de ce liquide dans toutes les parties encéphaliques, donner quelquefois un purgatif léger. Ce moyen, en vidant les voies digestives, et en déterminant sur leurs parois une certaine irritation, facilite le retour du sang du cerveau, et l'attire, pour ainsi dire, des parties supérieures vers les inférieures. Il joint encore à ces avantages ceux d'accélérer la circulation veineuse abdominale, de nettoyer les voies digestives, et d'entraîner hors de leur capacité les matières glaireuses qui, chez les gens de lettres, s'y amassent souvent, et donnent lieu aux constipations les plus opiniâtres.

CHAPITRE VII.

*Des passions, des dangers qu'elles occasionnent, et
des avantages que les gens de lettres peuvent retirer
des effets qu'elles produisent sur le système intellectuel.*

Les passions doivent être considérées ici sous
deux points de vue différens : sous le rapport de
l'influence qu'elles exercent sur l'économie, et
des dangers qui peuvent en résulter ; et sous
celui des avantages que les gens de lettres peuvent en retirer dans leurs travaux.

§. I. Des Passions et des Dangers qu'elles occasionnent.

Ce n'est point ici le lieu d'analyser les passions,
de chercher à connaître leur principe et les différences qui existent entre elles, de calculer les
résultats qu'elles produisent, d'étudier leurs phénomènes, enfin, d'entrer dans tous les détails de
cette espèce de connaissance métaphysique. Il
suffit de faire remarquer en passant qu'elles sont
essentiellement inhérentes à la nature humaine ;
qu'elles sont une manière d'être de l'homme intellectuel, et que nul n'est exempt de ressentir
les secousses des unes ou des autres ; ce qui
prouve que les stoïciens et les moralistes qui vou-

laient anéantir dans le cœur de l'homme jusqu'aux germes des passions, et qui les croyaient
incompatibles avec la sagesse, donnaient dans une
erreur trop étrange et trop manifeste, pour qu'elle
pût rester long-temps sans être réfutée de la
manière la plus victorieuse par la raison et l'expérience.

Toutes les passions, lorsqu'elles sont modérées,
qu'elles n'abattent pas le courage, ou qu'elles
n'exaspèrent pas trop certaines facultés de l'esprit, ne sauraient être nuisibles; elles le deviennent au contraire lorsqu'elles sont portées
à l'excès, qu'elles anéantissent les forces physiques, bouleversent les facultés morales, qu'elles
égarent la raison, la volonté, et qu'elles conduisent l'imagination à des écarts coupables et illicites; toutes alors sont ordinairement portées à
un degré de force et de violence tel, qu'elles
deviennent dangereuses en donnant lieu à des
maladies graves ou même à la mort. J'ai fait remarquer ailleurs (*Prem. part., Chap. Ier*), l'influence qu'elles exercent sympathiquement sur
le centre épigastrique, par des espèces d'irradia-
tions nerveuses qui partent du cerveau, et se dirigent sur les organes qui président aux principales fonctions de la vie nutritive.

Les passions gaies, et les passions tristes; celles
qui sont vives, tumultueuses et instantanées, ou

tranquilles, profondes et durables, produisent
des effets différens en apparence, mais qui, tous,
sont analogues en résultat ; elles troublent également les fonctions des organes contenus dans
la poitrine et dans l'abdomen, changent leur mode
d'action, et souvent à la longue en altèrent les
tissus ; ces effets sont prompts ou lents, légers
ou intenses, passagers ou durables ; et cette différence dans la durée et dans le degré de force et
de violence de chacun d'eux, fait qu'ils causent
quelquefois subitement la mort, ou au moins,
qu'ils donnent lieu à des affections graves, qui
souvent ont des conséquences funestes, tandis
que d'autres fois ils ne produisent aucun accident
fâcheux.

L'amour violent porte principalement son influence sur le système circulatoire, et produit
sur les organes de la poitrine et du bas-ventre
une série de phénomènes différens, suivant que
cette passion est accompagnée de crainte ou d'espérance. Lorsqu'elle est accompagnée de crainte,
souvent une tristesse profonde s'y joint, et ces
deux affections, qui sont en quelque sorte acces-
soires à celle qui leur a donné naissance, agissent simultanément avec elle, portent leurs effets
sur l'ensemble du système épigastrique, et produisent les maladies de langueur que l'on regarde quelquefois, dans des cas de cette espèce,

comme lé résultat d'un amour malheureux. Cette passion, lorsque le désespoir, l'impatience et le désir violent de posséder, ou la joie et l'espérance l'accompagnent, est vive, impétueuse, et peut produire subitement la mort. On sait que Lucrèce mourut de désespoir de ne pouvoir obtenir celle qu'il aimait ; ét le cardinal de Sainte-Cécile, pour avoir aimé trop vivement. Dionis (*Traité de la mort subite*) dit avoir vu plusieurs jeunes gens qui périrent dans les embrassemens de femmes pour lesquelles ils avaient l'amour le plus vif. On trouve dans les Éphémérides d'Allemagne (*Décade 3, ann.* 9) l'histoire d'un soldat qui expira d'amour et de douleur, en pressant dans ses bras une jeune personne qu'il aimait éperdument, et qui se rendait à ses vœux. Borsinius (*Histoire de Hongrie, Liv. III, Décade* 3) rapporte qu'une demoiselle de Sienne mourut subitement d'amour et de regret, en voyant partir le comte Curiale, son amant. Zimmerman (*Traité de l'Expér., Liv. V, Chap. XI*) dit, d'après Tulpius, qu'un jeune Anglais tomba dans une roideur cataleptique au moment où il éprouva le refus d'une personne qu'il recherchait en mariage, et qu'il aimait tendrement. On connaît, dit le professeur Tourtelle (*Élémens d'Hygiène, tom. II*), l'aventure d'un jeune homme qui étant épris de la passion la plus violente pour mademoiselle Gaussin, vint un jour se jeter à ses pieds, et y expirer d'amour, de plaisir et de fureur. Le même auteur rapporte, que l'amour fit tant d'impression sur un jeune homme assis à table à côté d'une jeune veuve aimable, que le sang lui sortit avec impétuosité d'une des veines du front. Le docteur Chambon (1) parle d'une jeune demoiselle qui mourut de chagrin, n'ayant pu épouser son amant, et ayant été forcée à un mariage contraire à ses vœux. Ces exemples suffiront, je pense, pour donner une juste idée des désordres extrêmes que cette passion produit dans l'économie animale, et des dangers que l'on court lorsqu'on s'y abandonne avec trop d'ardeur.

La haine, de même l'envie et la jalousie, qui n'en sont à proprement parler que des modifications, concentrent les forces vitales, ralentissent presque toujours la circulation, et peuvent ainsi produire de grands dérangemens physiques et moraux. La tension continuelle de l'esprit dans ces différentes passions, pendant lesquelles l'homme est sans cesse occupé des objets qui leur ont donné naissance, porte aussi ses effets sur les différens organes de la vie nutritive, les rend plus sensibles, plus irritables,

---

(1) *Traité des Maladies des filles*, tom. II, p. 290 *et suivantes.*

par conséquent plus aptes à recevoir des impressions vives, profondes, et capables de déterminer le développement de maladies graves, et même de causer la mort.

Les chagrins profonds et continus, ainsi que la tristesse habituelle, produisent un engourdissement général, la langueur, et l'irrégularité des fonctions circulatoires et sécrétoires, la diminution de la transpiration, le trouble des digestions, la perte de l'appétit, la diminution de la force et de l'irritabilité musculaire, l'affaiblissement des fonctions de l'intelligence, la crainte, la pusillanimité. Ce concours d'effets détruit peu à peu la santé, donne naissance à plusieurs maladies graves, et fait quelquefois périr d'étisie. Une douleur morale vive, subite, inattendue, amène tout à coup les mêmes résultats, et cause souvent la mort. Isocrate mourut de chagrin peu de jours après avoir appris la défaite des Athéniens à Chéronée. Dans la guerre du roi Ferdinand, contre la veuve de Jean, roi de Hongrie, un jeune homme combattit près de Bude, avec tant de valeur, qu'il entraîna l'admiration de tous ceux qui le virent ; il succomba enfin au nombre des ennemis qui l'entouraient ; comme on levait la visière de son casque pour le reconnaître, un seigneur allemand voyant que c'était son fils, demeura immobile de surprise et de douleur, et tomba mort sur-le-champ. On sait que

A a

le célèbre auteur de *Phèdre* mourut de chagrin d'avoir encouru la disgrâce de Louis XIV. Boer-haave rapporte qu'un homme éprouva une perte de liqueur séminale, par l'effet du chagrin qu'il ressentit en apprenant que ses biens allaient être vendus par voie de justice. Hoffmann rapporte plusieurs histoires de mélæna produit par la tristesse. D'après plusieurs observations recueillies par M. Corvisart (1), il paraît que les effets de cette affection de l'âme qui entretiennent le cœur dans un état continuel de spasme, occasionnent fréquemment la dilatation anévrismale de cet organe.

La honte est une sorte de tristesse ou de douleur morale subite et profonde, à laquelle se joint subitement aussi la crainte du mépris ; elle concentre tout à coup les forces et l'action vitales, en même temps qu'elle agit puissamment sur le cœur, de manière à augmenter l'activité de ses mouvemens : cette action et réaction vive et instantanée qui s'opère soudainement en sens inverse, donne lieu à des palpitations violentes et tumultueuses que l'on ressent à la région précordiale ; et peut être suivie des plus grands dangers, si la force des mouvemens de l'organe central de la circulation, ne triomphe

____

(1) *Essai sur les lésions et les maladies organiques du cœur*, deuxième édition.

de cette sorte d'état spasmodique qui porte le sang et les humeurs de la circonférence au centre : c'est ainsi que cette passion peut produire des affections graves, ou même la mort. Au rapport de Diogène Laërce (*De vitâ et morib. philosoph. Lib. II*), Diodore le dialecticien mourut de honte de n'avoir pu répondre à un argument qu'on lui fit en présence du roi Ptolomœus-Soter.

L'ambition, la passion des honneurs ou des richesses, qui entraînent presque toujours avec elles la haine, le désespoir, l'amour de la vengeance, donnent lieu non-seulement aux mêmes effets, mais en produisent encore de plus dangereux : l'ambitieux, en effet, qui ne nourrit son cœur et son esprit que de projets vastes et souvent insensés, voit fréquemment ses espérances trahies, son orgueil et sa vanité profondément blessés ; et comme il arrive souvent qu'il ne peut surmonter le chagrin d'un revers, il s'abandonne avec une fureur sourde, aux intempéries des autres passions qu'il éprouve, et finit ordinairement par en devenir la victime. L'ambition mine ordinairement celui qui est en proie à ses fureurs secrètes et dévorantes, et le conduit insensiblement à la mort ; d'autres fois, elle le fait périr d'une manière subite. Tissot rapporte qu'un magistrat suisse tomba mort aux pieds de son heureux concurrent au moment où il voulut s'approcher pour le féliciter de l'avoir emporté sur lui dans une élection populaire.

La crainte et la frayeur refoulent pour ainsi dire le sang et les humeurs de dehors en dedans ; elles concentrent l'énergie vitale , et donnent lieu à une série d'effets qui se font sentir vivement vers la région épigastrique, sur le système nerveux, et qui disposent ou même occasionnent des maladies spasmodiques extrêmement graves : une frayeur vive et subite cause souvent la mort. Au rapport de Zacutus Lusitanus , la frayeur fit périr en un quart d'heure un enfant effrayé d'un coup de canon que tira un vaisseau qui partait. Elle saisit si fortement un gentilhomme au siége de Saint-Paul, qu'il tomba mort à la brèche sans aucune blessure (*Montaigne, Essais, Livre I*^{er}*, Chap. XVII*). Wepfer dit avoir vu l'épilepsie succéder à une forte terreur chez une personne qui peu de temps après mourut d'apoplexie. Je connais plusieurs individus qui sont également devenus épileptiques par l'effet d'une peur vive et subite.

Dans la colère, les phénomènes sont différens suivant le degré de sensibilité individuelle, et les circonstances qui accompagnent l'explosion de cette passion fougueuse ; elle agit puissamment sur le système circulatoire dont elle augmente l'activité ; elle double la force et le courage, rend l'homme audacieux ; le désordre qu'elle occasionne alors dans tout le système intellectuel, et les fortes impressions qu'en reçoit le cerveau, se réfléchissent promptement sur les organes du bas-ventre, de la poitrine, et y exercent des ravages plus ou moins grands, dont les résultats sont souvent fâcheux. L'empereur Nerva périt dans un accès de colère. Valentinien Ier, empereur d'Orient, entra dans une telle fureur en reprochant aux députés des Quades leur ingratitude envers lui, qu'à l'instant il tomba en apoplexie et mourut aussitôt. Hoffmann (*De febrib. ardent. , necnon choleric.*) parle d'une femme très-sensible, qui fut attaquée de *cholera-morbus*, après s'être mise en colère. Tourtelle a vu mourir deux femmes : l'une, dans les convulsions au bout de six heures; l'autre, de suffocation dans l'espace d'un jour. M. Pinel (*Médecine clinique*) rapporte l'exemple d'une femme qui, par la même cause, fut atteinte d'une inflammation de l'estomac. J'ai vu, dans la rue de la Harpe, un homme mourir subitement dans un violent emportement de colère. J'en ai vu un autre devenir muet tout à coup par la même cause, et qui, depuis, n'a jamais recouvré la parole.

L'indignation paraît tenir à la fois d'une colère véhémente et concentrée, et d'un sentiment vif et subit de tristesse, d'étonnement et de douleur profonde : cette passion, en quelque sorte mixte, est presque toujours le partage des gens sages, honnêtes, des âmes pures et élevées ; elle est composée d'élémens trop disparates et trop profonds pour ne pas produire sur l'économie animale des effets violens capables d'entraîner les accidens les plus graves : elle donne lieu ordinairement à des vertiges, à des angoisses inexprimables, à des vomissemens, à des resserremens spasmodiques de la poitrine et de l'épigastre, à la perte de la parole, à l'apoplexie, et souvent à la mort. Valère-Maxime (*Lib. I. Cap. VIII*) rapporte que la femme de Nausimène, l'Athénien, ayant surpris ensemble son fils et sa fille dans un commerce honteux, en éprouva tant d'indignation, qu'elle devint muette sur-le-champ, et resta telle pendant toute sa vie. On trouve dans les Éphémérides des curieux de la nature (*Ann. I. Decur. II*), l'histoire d'un magistrat qui conçut tant d'indignation de se voir outragé au milieu de ses fonctions, qu'il resta immobile, sans parole, dans une sorte d'état cataplectique, et que bientôt après il fut frappé d'une apoplexie mortelle. Stanislas-Auguste, roi de Pologne, rapporte lui-même (1) qu'un magistrat de Dantzick fut frappé d'une mort subite par la force de la douleur et de l'indignation qu'il éprouva en voyant ce prince malheureux, abandonné, obligé de fuir et de passer, à l'aide d'un déguisement, à

---

(1) *Œuvres du philosophe bienfaisant*, tom. Ier.

travers les lignes de l'ennemi, pour se soustraire aux effets de ses menaces. Zimmerman (*ouvrage cité, Liv. V. Chap. XI*) dit qu'un homme aussi habile politique que brave militaire, n'ayant pu obtenir à Berne une place importante qu'il briguait, en fut si vivement indigné, qu'il fut aussitôt frappé d'apoplexie et mourut une heure après.

Le désir est une sorte d'activité pénible de l'âme qui se fait sentir assez vivement pour être placée au nombre des passions. Sa violence et sa continuité produisent souvent des effets analogues à ceux des affections tristes de l'âme : désirer vivement, c'est en effet sentir fortement le besoin d'une chose quelconque que nous voulons absolument obtenir pour satisfaire notre ambition, notre amour-propre ou nos fantaisies ; et on pense bien que la continuation d'un pareil sentiment, auquel se joint encore l'impatience de posséder, doit nécessairement tendre l'esprit, augmenter l'activité des fonctions du cerveau, fatiguer cet organe et faire ressentir sympathiquement aussi les effets de son action vive et constante sur l'ensemble du système épigastrique, et y déterminer des dérangemens semblables à ceux qui sont ordinairement le résultat des autres passions lentes et durables.

L'amour satisfait, l'espérance, la joie, produisent sur l'ensemble du système de la vie nutritive des effets entièrement opposés à ceux des passions tristes et fougueuses ; loin de concentrer comme elles les forces vitales, de diminuer la vitesse et l'énergie de la circulation, ou de lui communiquer trop de force et de rapidité, elles l'augmentent sans la rendre impétueuse ; elles portent dans toute l'économie animale, la chaleur, la vie et la santé ; elles mettent l'esprit et le cœur dans la situation la plus agréable pour l'homme ; il n'y a que le passage subit d'une situation calme et tranquille, d'un état d'inquiétude et de perplexité ; enfin d'une affection morale triste et subite, à une passion agréable et fortement ressentie, qui puisse entraîner quelques dangers. Une joie subite et trop vive, une satisfaction complète et inattendue ont souvent causé la mort. Au rapport de Pline (*Lib. II. Cap. V*), Sophocle mourut de plaisir d'avoir été couronné pour une tragédie, à l'âge de 85 ans. Aulugelle (*Noct. Attic. Lib. III. Cap. XV*) nous apprend que Diagoras de Rhodes mourut subitement de joie en voyant revenir ses trois fils vainqueurs des jeux olympiques. Il en fut de même de Chilon le Lacédémonien, en embrassant son fils qui venait aussi d'être couronné aux jeux olympiques (1). Thalna mourut de la même manière en apprenant que le sénat de Rome lui avait

----

(1) Diogen. Laërt. *Lib. I.*

décerné les honneurs du triomphe pour la conquête de l'île de Corse ; et le pape Léon X, par
l'effet d'une joie excessive qu'il éprouva en apprenant un malheur qui venait d'arriver à la
France. On sait que le ministre Fouquet ne
put survivre au plaisir qu'il éprouva, en apprenant que Louis XIV lui rendait la liberté.
M. le docteur Louyer-Villermay (1) rapporte
un exemple plus récent encore des effets malheureux d'une joie subite et trop vive : « Un
» vieillard, père tendre et citoyen vertueux, dit-
» il, apprend l'arrestation de son fils pour cause
» de fédéralisme ; il tremble pour sa vie, part, et
» bientôt arrive à Paris. Il sollicite et obtient la
» liberté du soutien de ses derniers jours ; mais
» ce vœu de la tendresse paternelle exaucé
» plonge le fils dans la douleur la plus amère.
» Celui-ci apprend, en sortant des cachots, que
» son père, trop sensible au bonheur de le re-
» voir, a succombé de plaisir ».

Combien ne pourrait-on pas ajouter encore
d'exemples d'affections nerveuses de toute espèce,
de maladies organiques des viscères de la poitrine
et du bas-ventre, de maladies de langueur et de
morts lentes ou subites, produites par les différens effets des passions ? Mais je pense que tout

____

(1) *Recherches historiques et médicales sur l'hypocon-*
drie, etc. Paris, 1802.

ce qui vient d'être dit est suffisant pour prouver leur influence dangereuse lorsqu'on ne sait ni s'y soustraire ni les maîtriser.

Si tous les hommes indistinctement, même ceux qui sont doués d'une constitution forte et vigoureuse, peuvent éprouver les dangereux effets des émotions vives de l'âme, les gens de lettres, dont la complexion est ordinairement faible, débile, et le système nerveux extrêmement irritable, doivent les ressentir bien plus vivement encore, et en être plus promptement et plus facilement victimes. L'habitude de considérer d'un œil philosophique les vicissitudes et les chances de la vie humaine, l'exercice continuel de la raison, une vie sobre et réglée peuvent bien les garantir des passions fortes et concentrées, et même de celles dont l'explosion est vive et tumultueuse, comme l'ambition trahie ou trompée, la haine, la jalousie, la crainte, la colère, un amour insensé : mais ils ne pourront pas aussi facilement les soustraire aux effets terribles et souvent funestes des passions qui produisent sur l'ensemble de l'économie animale, des impressions fortes, subites, inattendues, comme celles occasionnées par une joie vive, une terreur profonde, une douleur morale soudaine et excessive ; par la nouvelle d'un malheur imprévu ou même par la honte. La pratique de la sagesse et de la vertu pourrait seule rendre capable de résister à ces émotions vives et impétueuses; elle seule peut élever l'âme et la tremper assez fortement pour que l'homme s'apprenne à résister aux chocs violens des passions; à braver, à supporter courageusement tous les maux, et à ne voir dans les événemens les plus affligeans et les plus inattendus de la vie, que des coups de la fortune et de l'inflexible nécessité. L'habitude et les charmes de l'étude, l'amour de la vraie philosophie, de celle qui conduit l'homme à l'existence morale la plus voisine de la perfection, ne seront point stériles pour lui; elles lui apprendront à prévoir les événemens les plus funestes, ceux même qu'il croit avoir le moins à redouter; et à prendre assez d'empire sur lui-même pour rester calme et impassible dans les circonstances les plus fâcheuses et les plus imprévues. Il doit, d'ail-leurs, se bien persuader de cette vérité; qu'il n'est dans ce monde que pour y éprouver toutes les peines, toutes les tribulations, tous les genres de maux attachés à la condition malheureuse de son espèce (1); et que, quelques précautions qu'il prenne, très-souvent il ne saurait échapper à la rigueur de sa destinée, qu'il doit en attendre les coups sans crainte et les supporter avec rési-

------

(1) *Luctus et ultrices posuere cubilia curæ*
Pallentesque habitant Morbi, tristisque Senectus.

VIRGIL. Æneid. Lib. VI.

gnation. Ce sera le plus sûr moyen d'être toujours en garde contre·l'infortune la plus accablante, contre les coups du sort les plus éton-
nans, enfin contre les peines et les événemens
les plus tristes et les plus extraordinaires ; et
le seul qui puisse permettre d'attendre et de
recevoir avec calme et sans dangers , les secousses violentes et souvent fatales qu'une joie
soudaine et immodérée peuvent occasionner.
Je trouve dans Pythagore toute la philosophie
du sage , la seule qu'il doive s'attacher à suivre
pour triompher de ses maux et se soustraire aux
effets dangereux des passions. « Supporte dou-
» cement ton sort tel qu'il est, dit-il, et ne t'en
» fâche point ; mais tâche d'y remédier autant
» qu'il te sera possible, et pense que la destinée
» n'envoie pas la plus grande portion de ces mal-
» heurs aux gens de bien ». (1)

§. II. DES AVANTAGES QUE LES GENS DE LET-
TRES PEUVENT RETIRER DES EFFETS QUE LES
PASSIONS PRODUISENT SUR LE SYSTÈME IN-
TELLECTUEL.

Si les passions, lorsqu'elles sont portées à l'excès,
peuvent nuire à la santé et même faire cesser

---

(1) *Les Vers dorés de Pythagore*, traduits en français
par Dacier, Vers XIX, XX, XXI.

subitement la vie, il n'en est pas de même lorsqu'elles sont modérées et contenues par les efforts
de la raison ; de cette manière elles sont favorables aux travaux d'esprit ; parce que rien,
comme on le sait, ne remue aussi vivement les
ressorts de la pensée que ces mouvemens vifs et
impétueux de l'âme qui constituent diversement
chacune de ses facultés ; rien ne leur donne autant d'énergie, et ne peut, par conséquent,
coopérer avec autant d'efficacité au développement et à la fécondité des idées. Elles leur
impriment également une teinte, une manière
d'être particulière, différente suivant la nature
de l'affection morale qui existe, et le degré de
force avec lequelle elle agit sur l'ensemble du
système intellectuel.

Ces espèces d'excitans moraux sont plus propres à favoriser certains travaux d'esprit qui
exigent particulièrement l'exercice de l'imagination, que tous les stimulans physiques, comme
le café, le vin, même celui qui abonde en acide
carbonique, et les liqueurs alcoolisées, parce
qu'assez souvent les passions sont durables, permanentes, et que le souvenir ou la présence des
objets qui les ont excitées, peuvent les provoquer
encore, et renouveler incessamment leurs effets
sur les opérations de l'âme ; tandis que ceux auxquels les excitans physiques donnent lieu ne
sont que momentanés et cessent bientôt d'être

les mêmes si on abuse des boissons qui les déterminent. On conçoit effectivement que les causes
qui font naître les passions, pouvant quelquefois subsister long-temps, il doit en résulter
presque habituellement dans le cerveau une augmentation d'action capable de favoriser l'exercice
de ses fonctions, et de produire une sorte d'activité particulière des facultés intellectuelles qui
ne peut être qu'extrêmement avantageuse à l'invention et à la composition dans la plupart des
travaux d'esprit. Aussi celles qui sont fortes et
durables ont-elles souvent fait éclore les plus
grands talens qui, sans elles, ne se seraient peut-
être jamais développés et seraient restés ensevelis
dans l'obscurité la plus profonde.

Parmi les affections de l'âme, celles qui sont
violentes, fortes, impétueuses, dont les phénomènes sont de courte durée, offrent souvent des
dangers réels, et ne peuvent d'ailleurs que faiblement concourir à la perfection des travaux
d'esprit : mais il en est, comme l'amour, la haine,
l'envie, l'indignation prolongée, le désir de la
vengeance, la colère concentrée, la tristesse profonde et habituelle, l'amour de la célébrité, qui,
bien qu'elles soient fortes et vives, ont une durée
permanente, des effets lents, cachés ; nourrissent
et entretiennent au fond du cœur ces sentimens
vifs, énergiques, cette résolution forte, inébran-
lable, et cette activité puissante des fonctions de

l'entendement qui portent l'homme à se livrer avec ardeur aux exercices du cabinet, à les soutenir et à les prolonger avec une assiduité constante et imperturbable. Ce sont ces différens modes d'action des opérations de l'âme qui donnent quelquefois naissance au génie, l'éveillent et soutiennent sa puissance; ce sont eux qui perfectionnent souvent les dispositions particulières de chacun pour telle ou telle partie des sciences ou des lettres, et qui rendent le développement de ces dispositions si précoce et si évident chez certains individus; tandis qu'il est chez d'autres si tardif et si imparfait. Ils exercent sur le cerveau une impression extrêmement forte et vive, qui presque toujours porte sympathiquement ses effets sur les organes qui composent le centre épigastrique; lesquels à leur tour réagissent avec force sur le siége des facultés affectives et intellectuelles, et leur donnent un degré d'énergie et d'activité qu'elles n'ont point ordinairement dans le calme de l'âme, dans le silence des passions.

· Les principaux effets des passions sont de faciliter les opérations de la mémoire, d'exciter celles de l'imagination, de faire naître une foule d'idées nouvelles, de les féconder, de les rendre ingénieuses; de leur donner une succession rapide, facile; un caractère vif, brillant, gai, sombre, triste, mélancolique, suivant la nature, le type particulier et le mode d'action de l'affection morale qui les produit. Rien sans doute n'est aussi favorable à la poésie, à l'éloquence et à tous les écrits qui exigent de l'élégance et de la finesse dans le style, ou une force mâle et vigoureuse capable de persuader, de séduire et d'entraîner, que ces grands et puissans mouvemens de l'âme; rien n'excite aussi vivement cette verve, cet enthousiasme, si nécessaires aux ouvrages d'esprit : mais s'ils sont utiles à la perfection des talens de ceux qui cultivent les lettres, ils ne conviennent pas de même à l'importance des travaux de ceux qui se livrent aux sciences, surtout aux sciences utiles, comme la législation, la médecine, la philosophie morale, la physique, l'histoire naturelle, si essentielles dans leurs objets divers, et pour la plupart indispensables au bonheur et à l'harmonie de la société : ceux qui cultivent ces dernières ne doivent certainement jamais être inspirés que par l'amour de l'ordre et du bien public, ou par le désir licite de la célébrité ; il serait imprudent, je dirai plus, il serait inconvenant et dangereux que les hommes qui se livrent à la culture de ces sciences et au tracas des affaires publiques s'abandonnassent à ces transports violens, à ces agitations fougueuses de l'âme, d'ailleurs si utiles au poète et à l'orateur, parce que leurs travaux pourraient quelquefois s'en ressentir défavorablement.

L'excitation que l'intelligence reçoit de l'effet des passions ne convient pas dans tous les instans que l'on sacrifie aux lettres ; mais seulement dans ceux que l'on destine spécialement à la composition. Les plaisirs que l'on goûte en se livrant à l'étude et à la méditation donnent essor à la pensée ; ils excitent de plus en plus au travail, et portent même souvent à s'y livrer avec opiniâtreté ; ils suffisent pour faire surmonter les plus grands obstacles ; l'activité des passions fait le reste : sans elles l'esprit de l'homme se démonterait bientôt ; le découragement s'emparerait de ses facultés, et cette sorte d'indolence morale les ferait toutes languir et se dépraver : aussi, dans les fastes des connaissances humaines, que d'exemples ne trouve-t-on pas des succès dus à leur impétuosité, à leur permanence, et même aux tribulations, aux chagrins, aux dégoûts de toute espèce qu'on suscite souvent aux hommes doués des plus grands talens (1) !

La haine, l'indignation, l'amour, la jalousie, l'envie, le désir de la vengeance, les chagrins

---

(1) « Le mérite en repos s'endort dans la paresse ;
    » Mais par les envieux un génie excité,
    » Au comble de son art est mille fois monté :
    » Plus on veut l'affaiblir, plus il croît et s'élance ;
    » Au Cid persécuté, Cinna doit sa naissance. »

BOILEAU, Épître VII.

B b

profonds ont sans doute été fréquemment le premier mobile des plus grands poètes et des plus
grands orateurs ; souvent les vives émotions de
l'âme, produites par ces passions, ont donné
naissance à des ouvrages qui, sans elles, n'auraient peut-être jamais procuré à leurs auteurs
le degré de célébrité dont ils jouissent : mais
deux autres passions moins tumultueuses, plus
dignes du cœur de l'homme, et que l'on peut
cependant mettre au rang des plus actives, et de
celles qui agissent avec le plus de force et de persévérance chez le savant et l'homme de lettres ;
l'amour des sciences et le désir de se rendre célèbre n'ont pas eu moins d'influence que les
autres sur l'esprit d'un grand nombre d'hommes
qui ont enrichi le vaste domaine des connaissances humaines des travaux les plus précieux
et les plus importans (1).

Si on considère l'empire qu'exercent les différentes affections de l'âme sur les fonctions de

---

(1) *Posteris an aliquâ curâ nostrí, nescio ; nos certè
meremur ut sit aliqua, non dico ingenio (id enim super-
bum) sed studio et labore et reverentiâ posterorum. Per-
gamus modo itinere instituti, quod ut paucos in lucem
famamque provexit ita multos è tenebris et silentio pro-
tulit.* PLIN. Cæcil. secund. Lib. IX, Epistol. XIV, ad
Tacit.

Voyez aussi Sénèque, *Epistol. CII.*

l'entendement ; si on observe les effets qu'elles produisent sur la nature et le caractère des idées, on verra combien les lettres leur doivent, combien elles ont acquis d'ouvrages précieux par l'énergie et l'activité extrême qu'elles peuvent communiquer aux facultés intellectuelles et affectives, élémens primitifs de toutes les passions. C'est ainsi que l'antiquité la plus reculée nous offre un exemple remarquable de ce que la tristesse peut inspirer à l'homme en proie à ce sentiment pénible dans les lamentations ou plaintes qu'exhala Jérémie après que le peuple d'Israël eut été conduit en captivité. La lettre que, du fond de son exil, Sénèque adressa à Helvia sa mère, nous en offre un exemple non moins frappant : nous en trouvons un autre bien plus récent encore dans le poëme des Nuits d'Édouard Young, où la plus sombre mélancolie et la tristesse la plus profonde se trouvent peintes de la manière la plus vive et la plus animée. Rien effectivement ne donne autant de force aux idées que la tristesse; loin d'abattre l'esprit de l'homme qui s'élève au dessus des peines qui l'accablent, elle augmente et soutient l'activité des facultés de l'esprit. « Les sentimens mélancoliques, a dit » avec raison un auteur moderne, ont une inex- » plicable et irrésistible fécondité; ils naissent les » uns des autres, et leur tristesse a une sorte » d'attrait auquel le cœur et l'esprit de l'homme

» sont portés à s'abandonner (1) ». Les discours de Démosthène contre Philippe, de Cicéron contre Catilina, pleins de l'indignation que ces deux orateurs célèbres ressentaient, l'un, contre le roi de Macédoine, l'autre, contre celui qui cherchait à asservir Rome et à la livrer à tous les déchiremens de la guerre civile, ne sont-ils pas des preuves irrécusables de l'empire que cette passion exerce sur l'esprit, et des élans qu'elle lui donne lorsqu'elle émeut un cœur, en même temps noblement enflammé par l'amour de la patrie et par la haine qu'inspirent à une âme grande et libre les horreurs du brigandage et l'effroi du despotisme ?

L'amour, cette passion à la fois aimable et cruelle, cette passion qui tyrannise et déchire impitoyablement le cœur de l'homme, en même temps qu'elle le repaît de la félicité la plus pure, l'amour peut aussi fortement émouvoir les ressorts de l'esprit, imprimer aux idées un caractère entièrement opposé à celui que leur communiquent les passions tristes, haineuses ou violentes, et donner naissance à des ouvrages non moins intéressans, non moins parfaits dans leur genre que ceux que peuvent inspirer les autres affections de l'âme : c'est lui qui a formé les meilleurs poètes érotiques,

____

(1) *Réponse de M. Regnaud de Saint-Jean d'Angely au Discours de M. Duval, lors de sa réception à l'Institut.*

Sapho, Anacréon, Catulle, Ovide, Tibulle, Pétrarque, Le Tasse, Bertin, Léonard, Légouvé, Parni, et qui a le plus contribué à former et à développer le génie de ces écrivains; c'est à ce sentiment vif et brûlant, tendre et langoureux; à ce penchant irrésistible qui entraîne les deux sexes l'un vers l'autre, que nous devons les belles et agréables productions enfantées par leur brillante imagination, et que tant de noms célébrés par eux, qui seraient restés couverts de la poussière des siècles et enfouis dans l'oubli le plus profond, doivent toute la célébrité dont ils jouissent. Que d'écrits polémiques n'ont pas enfantés l'envie, la haine, l'orgueil, l'esprit de rivalité et de prédomination, sources intarissables des disputes qui ont partagé les différentes sectes du christianisme, dès les premiers siècles de l'Église, à l'époque de la séparation des protestans de l'Église romaine, lors des fameuses discussions que firent naître sur la grâce les ridicules et puérils sectateurs de Molina et de Jansénius; enfin, sous le règne de Louis XIV, lors de la fameuse querelle qui s'éleva contre le quiétisme, et dans laquelle l'illustre et vertueux Fénelon fut si vivement et si injustement persécuté par l'évêque de Meaux (1). Enfin la joie,

____

(1) *Vie de Fénelon*, par M. Beausset, ancien évêque d'Alais.

l'aimable et vive gaîté inspirèrent Anacréon, Alcée, Boccace, Rabelais, Montaigne, Scarron, La Fare, Chaulieu, Chapelle, Pannard, et tant d'autres écrivains, dont les charmantes productions ont dû également leur naissance à ces deux sentimens aimables..... Si je borne là le tableau des hommes qui paraissent avoir été particulièrement inspirés par les passions vives et profondes, tristes ou gaies, c'est que le nombre en est si grand qu'il serait fastidieux d'en rappeler ici un plus grand nombre.

Puisque les passions sont les excitans naturels des plus brillantes facultés de l'esprit, de la mémoire, de l'imagination, ceux qui peuvent le plus contribuer à la fécondité et au brillant des idées, elles doivent être naturellement plus favorables à l'exercice et à l'augmentation d'activité de ces facultés que les moyens physiques dont on peut se servir pour produire ce double effet; et par cette raison on doit toujours les leur préférer. Mais comme les grands mouvemens de l'âme qui ont lieu diversement dans l'indignation, la colère, la tristesse profonde, sont souvent d'une courte durée pour maintenir l'esprit dans une sorte d'état d'excitation capable de permettre à un auteur de continuer long-temps ses travaux sur le même ton, et de donner à ses pensées cette force, cette vivacité, ce coloris brillant et animé qu'elles acquièrent par l'effet des passions constantes et durables : il faut donc, comme nous le verrons bientôt, qu'il sache lui-même les émouvoir ou les faire naître, pour ainsi dire, d'une manière factice, quand il n'est excité que par l'une ou par l'autre de ces passions éphémères.

Parmi celles qui sont permanentes, ou qui peuvent à chaque instant se reproduire à l'esprit, il n'en est pas de plus importantes et de plus favorables aux succès des savans, que l'amour des sciences, et le désir de la célébrité; ce dernier, surtout, ne s'éteint jamais, il se renouvelle incessamment, il ne donne aucun relâche à l'esprit, il le tient dans une activité continuelle; souvent même il prive du sommeil l'homme qu'il tient sous sa domination, il s'identifie tellement avec la pensée qu'il ne fait plus qu'un avec elle : c'est à ce sentiment qu'est due la volonté ferme et constante de tout sacrifier à l'étude et aux méditations; c'est cette passion la plus forte et la plus durable de toutes, qui, en même temps, est la plus capable de concourir au développement des dispositions innées, à celui des facultés intellectuelles, et au perfectionnement des talens naturels et acquis, dont chacun est doué plus ou moins avantageusement. Aussi, l'homme en proie à ce feu dévorant est il non-seulement porté à dédaigner toutes les autres jouissances sociales, tous les plaisirs, et souvent même tous les avantages de la vie civile, mais encore à sacrifier ses veilles, sa santé, son existence au désir ardent de satisfaire ce penchant qui l'entraîne comme malgré lui dans le sanctuaire des Muses, et qu'il ne quitte plus que pour le vaste océan de l'immortalité.

Toutes les passions, excepté cette dernière et l'amour des sciences ou des lettres, ne peuvent être guère avantageuses qu'à la composition ou à l'invention de certaines productions d'esprit; elles ne sont et ne peuvent jamais être favorables à l'étude et aux méditations profondes, genre d'exercice qui exige le repos le plus parfait de l'imagination, et le calme le plus absolu des facultés affectives; mais rien n'est plus favorable à la composition que ces mouvemens extraordinaires de l'âme qui excitent fortement toutes les puissances de l'entendement, et donnent à ses facultés un degré d'activité et d'énergie qu'elles n'ont pas habituellement. Un autre avantage non moins précieux, que l'esprit retire encore et de l'impulsion vive que les passions communiquent aux opérations de l'imagination et de la mémoire, ainsi que de l'influence qu'elles exercent sur la production et même sur la fécondité des idées, c'est de pouvoir soutenir long-temps les exercices du cabinet, surtout le travail de la composition, sans éprouver cette fatigue accablante, cette tension excessive qui se fait si vivement et si promptement sentir lorsqu'on s'y livre de sang-froid, et en quelque sorte d'une manière forcée.

On doit bien sans doute se garder de conseiller aux gens de lettres d'exciter leurs passions, ou de nourrir au fond de leur cœur le germe de toutes celles qui sont violentes et tumultueuses; il arrive si souvent qu'elles deviennent funestes, que ceux dont la sensibité est très-vive et très-développée, doivent plus que les autres en redouter les terribles et fâcheuses secousses; mais ils peuvent profiter des émotions vives qu'elles produisent sur l'esprit, pour se livrer à la composition; car souvent, alors, elles suppléent à l'imperfection des dispositions naturelles, et inspirent à l'homme ce qu'il serait incapable de produire dans le calme parfait de l'âme, dans l'absence de toutes les passions qui peuvent l'agiter. On peut donc leur appliquer à toutes en général, ce que Juvénal (*Satir I.*), a dit particulièrement de l'indignation :

Si natura negat, facit indignatio versum.

Cet usage précieux que l'on peut faire des passions lorsqu'on cultive les lettres avec goût et distinction, est le plus beau que l'homme sage puisse en faire lorsqu'il le borne là ; il est, à n'en pas douter, plus utile et moins dangereux que l'habitude pernicieuse de les manifester au dehors avec violence, ou, comme bien des gens le font, d'en garder en soi-même un ressentiment profond et tenace.

Le moyen de remplacer avantageusement et d'une manière convenable les passions, sans que l'organisme animal en souffre aucunement, est d'en faire naître de factices en excitant par différens moyens les facultés de l'esprit, particulièrement l'imagination, comme le fit, par exemple, un musicien doué du plus grand talent, sur Éric surnommé le Bon, roi de Danemarck : cet artiste habile, en changeant au moyen des sons les différentes dispositions morales de ce prince, le fit successivement passer de la tristesse à la joie, puis à l'indignation, enfin, à un état de fureur violente qui devint fatale à plusieurs de ses gens (1). Les auteurs les plus recommandables ont employé avec succès des moyens analogues pour mettre en activité les opérations de l'imagination, et remuer les ressorts du génie. L'illustre et éloquent Bossuet lisait attentivement ou écrivait des morceaux entiers de l'*Iliade* d'Homère, en grec, lorsqu'il voulait composer un panégyrique. Le célèbre Grétry avait aussi adopté cette

____

(1) Olaüs Magnus, *Histor. de Gent. septentr. Lib. XV, Cap. XVIII.*

méthode d'émouvoir sa brillante imagination ;
il relisait vingt fois les morceaux qu'il voulait
peindre avec des sons, et lorsque, par cet exercice, il l'avait suffisamment échauffée, ses yeux
s'enflammaient, il perdait l'appétit, et alors en
trois semaines, ou en un mois, il composait un
opéra (*Voyez ses Mémoires*). Longin (*Traité du
sublime, Chap. XI*) conseille d'émouvoir les
puissances de la plus brillante faculté de l'esprit,
en se livrant à la lecture et à l'imitation des plus
illustres écrivains. « Ces grandes beautés que
» nous remarquons dans les ouvrages des anciens,
» dit-il, sont comme autant de sources sacrées,
» d'où il s'élève des vapeurs heureuses qui se
» répandent dans l'âme de leurs imitateurs, et
» animent les esprits, même naturellement les
» moins échauffés ; si bien que dans ce moment
» ils sont ravis, et emportés de l'enthousiasme d'au-
» trui. Ainsi, voyons-nous qu'Hérodote, et avant
» lui Stésichore et Archiloque, ont été grands
» imitateurs d'Homère. Platon, néanmoins, est
» celui de tous qui l'a le plus imité ; car, il a
» puisé dans ce poète, comme dans une vive
» source, dont il a détourné un nombre infini
» de ruisseaux ». Ailleurs (*Chap. XII*), il propose d'imiter de grands modèles, en se pénétrant profondément de ce qu'ils ont écrit, et en
se supposant à leur place, ou devant eux, si
on veut atteindre au degré de perfection qu'ils

ont acquis eux-mêmes dans le sublime. « Toutes
» les fois donc que nous voulons travailler à un
» ouvrage qui demande du grand et du sublime,
» dit-il, il est bon de faire cette réflexion. Com-
» ment est-ce qu'Homère aurait dit cela ? Qu'au-
» raient fait Platon, Démosthène, ou Thucydide
» même s'il est question d'histoire, pour écrire
» ceci en style sublime ? Car ces grands hommes
» que nous nous proposons à imiter, se présen-
» tant de la sorte à notre imagination, nous ser-
» vent comme de flambeaux, et nous élèvent
» l'âme presque aussi haut que l'idée que nous
» avons conçue de leur génie, surtout si nous
» imprimons bien ceci en nous-mêmes; que pen-
» seraient Homère ou Démosthène, de ce que je
» dis, s'ils m'écoutaient ? Quel jugement feraient-
» ils de moi ? En effet, ajoute-t-il, nous ne croi-
» rions pas avoir un médiocre prix à disputer,
» si nous pouvions nous figurer que nous allons;
» mais sérieusement, rendre compte de nos écrits
» devant un si célèbre tribunal, et sur un théâtre
» où nous avons de tels héros pour juges et pour
» témoins. Mais un motif plus puissant pour
» nous exciter, c'est de songer au jugement que
» toute la postérité fera de nos écrits ».

Si l'on veut peindre la tristesse, la colère,
l'indignation, l'amour, il faut auparavant se bien
pénétrer de son sujet, et s'identifier en quelque
sorte avec celle de ces passions qu'on veut expri-

mer ou exciter, en la faisant pour ainsi dire naître artificiellement dans l'âme, par la lecture at-
tentive et répétée plusieurs fois des ouvrages où
elle se trouve peinte avec force et vérité, et avec
toute l'exactitude que l'homme de génie sait mettre dans ses travaux : car il faut être fortement
et vivement pénétré soi-même, pour parvenir à
toucher habilement les autres ;

> *. . . . . Si vis me flere, dolendum est*
> ***Primùm** ipsi tibi : tunc tua me infortunia lædent,*

disait avec raison Horace (*de Arte poeticâ*). Et,
en effet, vous glacez les autres, si vous paraissez
étranger à l'action qui vous occupe ; tandis que
vous enlevez leurs suffrages, vous les entraînez
eux-mêmes, si vous allez trouver le cœur et l'âme,
et vous emparer de toutes leurs facultés.

Ces différens excitans moraux ont des effets
analogues à ceux des passions, et peuvent même
être mis de pair avec elles sous ce rapport, puisqu'ils agissent sur l'esprit de la même manière,
et quelquefois avec autant d'énergie : ils ont de
plus que la plupart d'entre elles, l'avantage d'être
mis en usage sans danger et à volonté, et d'avoir
une durée qu'on peut prolonger indéfiniment.

L'homme d'un caractère sombre, mélancolique, d'une humeur naturellement triste, chagrine, irascible ; celui qui, comme Héraclite,
pleure sans cesse sur les erreurs, les vices, l'in-

fortune des hommes, peut trouver dans cet état de l'esprit et du cœur, des moyens d'exciter vivement son imagination, et d'alimenter le désir et le besoin d'écrire. Une pareille disposition morale, et une continuité de chagrins vifs et cuisans n'ont-ils pas donné naissance aux sublimes et lugubres ouvrages d'Hervey et d'Young? et n'est-ce pas à un état analogue, c'est-à-dire à un esprit inquiet, sombre et susceptible d'être facilement exaspéré, que nous devons également quelques-uns des chefs-d'œuvre de J.-J. Rousseau?

On pense bien que tout ce qui vient d'être dit des effets de la tristesse habituelle et de la mélancolie, peut s'appliquer à la diversité infinie des passions, des caractères, et des dispositions morales de chaque individu.

QUATRIÈME PARTIE.

Des moyens particuliers à employer suivant le climat, la saison, l'âge, le tempérament et le genre de science auquel on se livre.

CHAPITRE PREMIER.

De l'Influence des climats et des moyens particuliers que les gens de lettres doivent employer suivant la nature de celui qu'ils habitent.

LES rapports qui existent entre l'action des corps extérieurs sur l'économie animale et l'état des facultés intellectuelles, ne laissent aucun doute sur l'influence que ces facultés reçoivent de la manière d'agir des différens climats : cette influence se fait d'abord sensiblement remarquer à l'extérieur par les différences auxquelles elle donne lieu, et qui se montrent d'une manière très-apparente sur les hommes qui habitent sous des latitudes opposées entre elles par rapport à la température atmosphérique. Si on observe comparativement les peuples qui vivent dans les régions froides de l'Europe, avec ceux qui habitent les contrées brûlantes de l'Afrique, il sera facile de saisir les caractères extérieurs qui les distinguent. Les peuples des pays tempérés offrent une sorte de nuance intermédiaire, quoique présentant cependant des caractères particuliers qui diffèrent également les uns des autres, et dont la réunion constitue le plus haut degré de perfection physique et morale que l'espèce humaine puisse acquérir.

L'organisation, le développement des diverses parties du corps et l'aspect extérieur des habitans des zones froides ne sont pas les mêmes que ceux des hommes qui vivent dans les climats embrasés placés sous l'équateur ou qui l'avoisinent; c'est une remarque constante qui a été faite par les voyageurs et les naturalistes. Ces différences qui dépendent à la fois de la nature du sol, de la température habituelle et de certaines qualités de l'atmosphère, de la nature des alimens dont ces différens peuples font usage, et même du genre de vie qu'ils mènent, ne se bornent pas aux formes physiques, à la couleur de la peau et des poils qui se nourrissent dans son tissu, au volume et à la force des muscles, à la densité plus ou moins grande du tissu cellulaire inter-musculaire et sous-cutané, à la structure et même à la direction de certains os, aux rapports qui existent entre les solides et les fluides, enfin à la stature entière du corps; elles s'étendent encore à l'ensemble des dispositions morales, par conséquent au caractère, à la nature particulière

des idées et au développement des facultés intellectuelles.

En général les peuples de l'Afrique, d'une
partie de l'Asie et du midi de l'Europe, ont la
taille assez élevée ; mais moins avantageuse que
ceux des contrées du nord ; ils ont les muscles
aussi forts et aussi développés ; mais chez eux
certaines fonctions de l'entendement, comme la
perception , l'imagination , la faculté de saisir
promptement et avec exactitude les impressions
que font sur eux les corps extérieurs , et celle de
les combiner et de les féconder diversement, ont
un grand degré de perfection et de finesse ; les idées
sont vives , nombreuses et brillantes : l'excès et la
continuité des chaleurs, jointes à la grande fertilité du sol qui les rend mous et paresseux , leur
ôtent le désir et la faculté de se livrer avec succès
aux sciences et aux arts. Ceux, au contraire, qui
vivent dans les contrées voisines du pôle (1),
sont forts, vigoureux, d'une stature plus élevée ;

---

(1) On pense bien qu'il n'est point question ici des peuples qui habitent tout-à-fait les régions polaires, de ces
peuples dont la conformation vicieuse et la dégradation
physique égalent l'imperfection morale, comme les Lapons, les Kalmoucks, les Tchouktchis, les Samoïèdes, les
Groenlandais ; mais de ceux qui habitent des pays moins
désolés par les effets d'un froid constant et rigoureux,
comme la Suède, la Norwège, le Danemarck, la Russie,
la Pologne, et même une partie de la Prusse ; de ceux

ils ont l'esprit moins vif, moins pénétrant, l'imagination moins brillante et moins féconde, la sensibilité moins développée; l'ingratitude et le peu de fertilité de leur sol les rend plus actifs et plus industrieux que ne le sont ceux des pays en même temps chauds, gras et fertiles. Les hommes qui habitent les régions tempérées ont l'avantage de jouir de la réunion de ces différentes qualités dépendant du climat; ils sont, par cela même, plus propres aux travaux d'esprit, et peuvent obtenir plus de succès dans les sciences et dans les arts. Aristote (*de Republic. Lib. VII. Cap. VII*) regardait les Grecs de son temps comme un peuple placé entre ces deux extrêmes, occupant une position mitoyenne entre les Asiatiques et les Européens, et qui, par conséquent, joignaient la finesse, la pénétration d'esprit des uns, à la force, au courage et à l'extrême activité des autres. Ce ne serait point dans la Grèce moderne qu'il faudrait aujourd'hui aller chercher ce terme

---

enfin où jusqu'alors les sciences et les lettres ont été cultivées avec succès et distinction : « Et, comme on sait jusqu'à présent, elles n'ont point passé l'Égypte et la Mauritanie d'un côté, et de l'autre la Suède. Peut-être n'a-ce point été par hasard qu'elles se sont tenues entre le mont Atlas et la mer Baltique : on ne sait si ce ne sont point là les bornes que la nature leur a posées, et si l'on peut espérer de voir jamais de grands auteurs nègres ou lapons ». (FONTENELLE.)

moyen, ce degré de perfection morale; les mœurs et le genre de gouvernement qu'ont imposé aux habitans de cette belle contrée ceux qui en ont fait la conquête, et qui la régissent par des lois plus despotiques encore que bizarres, ont tout changé; et l'ancienne Grèce, autrefois si célèbre et si digne de l'être, ne ressemble plus guère qu'à une province asiatique confinée aux extrémités de l'Europe. C'est en Italie, en France, en Angleterre, dans une partie de l'Allemagne que l'on pourra trouver cette réunion des qualités les plus propres à la culture des lettres.

Une température douce et qui tient le milieu entre les chaleurs brûlantes de la zone torride, et le froid rigoureux des contrées qui avoisinent le pôle, est donc nécessaire à l'homme pour qu'il se trouve dans l'aptitude la plus favorable aux travaux d'esprit, dans celle qui lui permettra de s'y livrer avec le plus de succès : d'après cela, il doit recourir à une série de moyens qui, dans les pays froids, puissent aider le développement, exciter et entretenir d'une manière factice l'activité des fonctions de l'entendement; et dans les pays chauds, tempérer l'ardeur de l'atmosphère, relever les forces physiques, et maintenir l'énergie des facultés morales.

1°. L'habitude d'être exposé à l'action d'un froid constant et rigoureux, donne à la constitution physique un degré de force qu'elle n'acquiert jamais dans les pays tempérés, et encore moins dans ceux qui sont ordinairement exposés à des chaleurs excessives; mais elle nuit singulièrement au développement et à la perfection des facultés morales : les premiers effets du froid sont de diminuer la sensibilité, de modérer le mouvement systaltique du cœur et des artères; par conséquent la circulatiou du sang et des humeurs : ils font éprouver à l'homme qui s'y trouve habituellement exposé, le besoin d'être dans une activité continuelle, d'exciter souvent les forces de la vie par des exercices plus ou moins violens, par la préhension fréquente d'alimens très-nourrissans et de boissons stimulantes, comme le vin et les liqueurs alcoolisées. A la longue, ces moyens donnent lieu à une constitution particulière, et développent en grande partie les attributs du tempérament athlétique : ils donnent plus de roideur à la peau et au tissu sous-cutané, aux muscles plus de force et de volume, et à leurs mouvemens moins d'aisance et de souplesse : ils rendent naturellement l'homme hardi, courageux et capable de supporter les plus grandes fatigues. Il résulte de ce genre de vie que les organes des sens deviennent plus obtus et perdent de leur finesse naturelle, parce qu'ils sont moins exercés et peu susceptibles d'atteindre au degré de perfection ordinaire chez l'habitant des climats tempérés. Le cerveau se ressent nécessairement du défaut de sensibilité des organes qui entretiennent son activité et concourent si puissamment au développement de l'intelligence; ses fonctions se ralentissent, et sont d'autant plus souvent frappées d'une sorte d'engourdissement, qu'elles se trouvent sans cesse contrebalancées par l'action digestive, ou par l'action musculaire qui, dans les pays froids, ont besoin l'une et l'autre d'exciter continuellement les fonctions de la vie. C'est à ces causes que sont dus, chez les peuples du nord, l'imperfection et le peu de développement de certaines facultés de l'esprit, notamment de l'imagination, qui entraînent, à leur tour, la lenteur et la stérilité des idées. Cabanis en trouve une autre dans la portion considérable de temps que l'on emploie à manger et à s'exercer dans un pays où le froid est excessif et de longue durée, et que l'on donne, au contraire, entièrement à l'étude et à la méditation dans les pays chauds. « Dans les temps et dans les pays froids, dit-il, » on mange et l'on agit davantage. Il semble » qu'à mesure qu'une plus grande somme d'ali- » mens devient nécessaire, la nature trouve en » elle-même plus de moyens de force pour assu- » rer la subsistance de l'individu ; mais de cela » seul, il résulte qu'une portion considérable de » la vie est employée à des mouvemens extérieurs,

» ou même se perd dans des repas fréquens : or
» la plus légère réflexion suffit pour déduire de
» cette circonstance en elle-même, plusieurs
» différences importantes entre les hommes du
» nord et ceux du midi. Les uns, sans cesse dis-
» traits par des mouvemens, ou par des besoins
» corporels, n'ont que peu de temps à donner à
» la méditation ; les autres, vivant d'une petite
» quantité de grains et de fruits que la nature
» verse en abondance autour d'eux, cherchent
» le repos par goût et par besoin, et dans leur
» inaction musculaire se trouvent incessamment
» ramenés à la méditation. Ainsi, quand toutes
» choses seraient égales d'ailleurs ; quand la na-
» ture et la vivacité des sensations seraient les
» mêmes dans les pays chauds et dans les pays
» froids, leurs habitans ne pourraient pas plus
» se ressembler par leurs habitudes morales, que
» par leur forme extérieure et par leur constitu-
» tion (1) ». Aussi ce serait vainement que les
habitans du nord de l'Europe tenteraient de cultiver les beaux-arts où il faut plus d'imagination
et d'enthousiasme que de jugement, de méthode
et de sang-froid ; mais s'ils ne peuvent jouir des
avantages attachés à une conception vive, à une

-----

(1) *Rapports du physique et du moral de l'homme,*
huitième Mémoire. *De l'Influence du régime sur les dis-*
positions et sur les habitudes morales.

imagination brillante, ils possèdent, en revanche, l'esprit de méthode, et peuvent se livrer
avec succès aux sciences qui exigent spécialement
l'exercice de la réflexion, du jugement et du raisonnement; et si leurs idées n'ont ni autant de
brillant, ni autant de vivacité que celles des habitans des pays chauds, elles sont du moins
nettes, claires et précises. Ces dispositions intellectuelles qui, chez eux, parviennent au plus
grand degré de perfection et de développement,
et constituent en partie le caractère moral, leur
permettent de s'adonner avec fruit à l'étude des
mathématiques, de l'astronomie, de la philosophie, de l'histoire, de la législation, de la médecine, des différentes branches de l'histoire naturelle, enfin de toutes les sciences d'analyse, de
nomenclature et d'observation. Rarement ils
réussiraient à cultiver la poésie, l'éloquence, la
musique : leurs travaux, dans ce genre, se res-
sentiraient toujours de l'influence des glaces et
des neiges qui les entourent pendant la plus
grande partie de l'année; ils essayeraient vainement d'égaler Homère, Virgile, le Tasse, Racine,
Milton, le Camouëns; ils n'y parviendraient jamais : et s'ils veulent s'élancer sur les traces de
Démosthène, d'Eschine, de Cicéron, de Bossuet,
de Massillon, de J.-J. Rousseau, il faut auparavant qu'ils réparent les torts et les désavantages
de leur constitution et du climat où ils vivent.

C c 4

Qu'ils se placent dans une condition atmosphérique artificiellement égale à celle des climats tempérés, et qu'ils excitent incessamment les ressorts de leur imagination froide et stérile, par une série de moyens capables de la dégourdir, d'en faciliter les opérations, d'en déterminer l'activité, même aux dépens des forces musculaires et de l'action digestive, de féconder les idées, de leur donner d'une manière factice cette teinte vive et brillante, et de leur faire prendre cet essor rapide qu'elles ont ordinairement chez les peuples fortunés de l'Italie, de la France, de l'Espagne, etc. Pour y parvenir ils doivent se créer un genre de vie analogue à celui qu'ils pourraient se procurer dans les belles et heureuses contrées dont je viens de parler : en hiver ils doivent peu sortir, ne le faire qu'en prenant toutes les précautions qui peuvent les soustraire à l'intensité rigoureuse du froid qui règne dans les pays qu'ils habitent, entretenir dans leurs appartemens, pendant tout le temps que dure cette saison, une température douce et modérée; chaque jour, cependant, y renouveler l'air, et pendant le temps nécessaire à cette importante opération, passer de l'appartement où ils ont déjà séjourné pendant plusieurs heures, dans un autre appartement également réchauffé avec soin; entretenir chaque jour l'activité de leur imagination par l'usage habituel et modéré des vins généreux comme ceux d'Espagne, de Porto, de Hongrie, de Bourgogne, de Bordeaux et autres contrées du midi de la France ; l'exciter particulièrement de temps en temps par celui des vins blancs du Rhin et du Mein, comme ceux d'Hochheim, de Rhdesheim, de Johannisberg, des environs de Wurtzbourg et d'Ochsenfurt, qui égaient l'esprit et excitent si vivement le cerveau et le genre nerveux que souvent ils privent du sommeil ; mais surtout par les vins de Champagne blancs et mousseux qui donnent tant de grâce et de brillant à l'imagination : et même par l'usage d'autres boissons agréables et légèrement stimulantes, comme la bière, un punch léger, des liqueurs spiritueuses et aromatisées prises rarement et en petite quantité ; enfin par de fortes infusions de café, dont la vertu stimulante remue agréablement les ressorts de l'imagination, et s'oppose souvent à l'état de corpulence qui fatigue la plupart des hommes du nord. Ils doivent chaque jour s'adonner pendant une ou deux heures à un exercice quelconque, pourvu qu'il ne soit pas trop fatigant ; le prendre dans leurs appartemens lorsque le froid est trop rigoureux ; et au dehors lorsqu'il est supportable : la danse pour ceux qui sont d'âge à en goûter les plaisirs, la promenade, la course, l'équitation, l'escrime ; les jeux de billard, de volant, de petit pallet, de balle, etc., sont ceux qui peuvent satisfaire la diversité des goûts, en même temps qu'ils conviennent aux différens âges, et au degré de force et d'agilité de chacun. Ils ne doivent négliger ni les frictions sèches, ni l'usage des bains tièdes qui entretiennent la souplesse de la peau et des autres parties qui, dans les pays froids, tend toujours à se perdre par l'effet même de la température qui y règne le plus ordinairement. Ils retireront de grands avantages de la musique, soit qu'ils la cultivent eux-mêmes, ou qu'ils en recherchent les plaisirs dans la société de ceux qui la cultivent : ils doivent préférer la musique française ou italienne à toute autre, parce qu'en général leur genre est moins grave, plus gai, et que sous ce rapport il est plus propre à émouvoir agréablement l'imagination. Dans l'été, ils fréquenteront chaque jour, pendant les instans consacrés aux récréations, les lieux où la campagne est riante, variée et parsemée d'arbrisseaux et de plantes aromatiques, et les choisir de préférence à tout autre, lorsqu'ils veulent jouir des bienfaits de la promenade; car rien n'est aussi favorable aux fonctions vitales, au maintien de la santé et à l'activité des opérations de l'esprit, qu'une atmosphère parfumée d'odeurs odoriférantes exhalées de végétaux de différentes espèces; et c'est sans doute l'action singulière qu'exercent souvent les particules odorantes qu'exhalent les fleurs et quelques substances animales ou minérales sur certaines facultés de l'intelligence, qui a porté J.-J. Rousseau à regarder l'odorat comme le sens de l'imagination. Pendant cette saison ils ne doivent pas non plus négliger les avantages d'une douce et agréable gymnastique ; ils auront soin de se livrer, pendant certains momens, à des jeux variés, aux plaisirs d'une courte navigation, à la course, à l'équitation, enfin à tous les genres d'amusemens que peuvent offrir la ville et la campagne, sans cependant rester trop long-temps exposés à l'ardeur du soleil qui, dans ces climats, se fait vivement sentir pendant l'été.

Leurs alimens doivent être pris parmi les substances végétales qui contiennent le moins de fécule, et parmi les viandes les moins nourrissantes ; ils doivent choisir préférablement à tout autre, ceux qui abondent en parties extractives, par la raison qu'ils sont plus propres à satisfaire l'espèce de voracité de leur estomac, qu'à nourrir beaucoup et à entretenir un état d'embonpoint excessif, presque toujours contraire au développement et au libre exercice des opérations de l'intelligence. Il faut donc qu'ils mangent peu, et qu'ils réparent plutôt les pertes du corps au moyen de boissons excitantes qui n'entraînent pas toujours l'exubérance du tissu graisseux, que par l'usage habituel d'alimens trop substantiels qui augmentent les dimensions du corps, en même temps qu'ils anéantissent l'imagination, la mémoire, et qu'ils émoussent ou même qu'ils oblitèrent entièrement les autres facultés de l'esprit.

Par cette diversité de moyens, ils aideront l'exercice des plus brillantes fonctions de l'entendement, particulièrement de l'imagination, d'une manière factice, il est vrai, mais qui pourra néanmoins leur permettre de cultiver les lettres avec plus de succès que s'ils conservaient les habitudes et les usages de leur pays.

Les hommes de lettres qui habitent un climat sain, où il règne ordinairement une température douce, et qui, par goût ou par circonstance, le quitteraient pour aller vivre dans les pays froids, comme le Danemarck, la Suède, la Norwège, la Pologne, la Russie, doivent s'attacher à conserver leur genre de vie, et même à suivre avec exactitude les préceptes d'hygiène, spécialement applicables aux savans de ces contrées; ils entretiendront, par ce moyen, toute la force et l'activité des facultés de l'intelligence : leur santé, d'ailleurs, et les succès qu'ils désirent obtenir dans les travaux auxquels ils se livrent, exigent impérieusement qu'ils prennent les mêmes précautions. Ils doivent également être attentifs à éviter les impressions vives et subites du froid

qui, comme on le sait, est beaucoup plus intense
dans ces pays que dans les autres contrées de
l'Europe, d'autant mieux qu'il peut entraîner
les plus grands dangers, et agir plus vivement
sur les individus qui sont, comme eux, faibles
et doués d'une plus grande sensibilité que sur
tout autre. Copernic, Tyco-Brahé, Leibnitz,
Linné, Puffendorf, Hasselquist, etc. qui ont
pris naissance dans les régions septentrionales,
ont bien pu résister sans peine à ses fâcheux
effets, puisque dès leur enfance ils avaient contracté l'habitude de vivre pendant la plus grande
partie de l'année dans une atmosphère glacée;
mais il n'en serait pas de même des hommes
accoutumés à une température douce, comme en
France, ou dans une partie de l'Italie, et à plus
forte raison de ceux qui, comme les Napolitains,
les Espagnols, les Portugais, vivent dans un climat plus chaud. S'ils passaient subitement de ces
pays, dans les contrées qui avoisinent le cercle
polaire actique, leur santé ne manquerait pas
d'en éprouver une altération grave et sensible,
à moins qu'ils ne se garantissent avec soin d'un
froid constant et rigoureux qui contraste si
fortement avec la température habituelle du
pays qui les a vu naître. Descartes, né dans
une des plus belles contrées de la France, quoique ayant déjà habité pendant long-temps une

partie de l'Allemagne, et le sol froid et humide de la Hollande, ne put soutenir la rigueur
de l'hiver qu'il passa en Suède. Le changement
de climat et l'habitude qu'il prit de se lever chaque jour à cinq heures du matin, pour s'entretenir avec la reine Christine, qui l'avait appelé
près d'elle, lui causa une pleurésie dont il
mourut malgré tous les soins qui lui furent pro-
digués.

2°. Les hommes qui vivent dans les climats
brûlans de l'Inde, de l'Arabie, de l'Égypte, et
des autres contrées qui avoisinent l'équateur,
sont en général moins propres aux sciences et
aux lettres, que ceux qui habitent les contrées
qui se trouvent plus rapprochées du pôle. Les chaleurs excessives et continuelles qui règnent dans
ces climats, et que rien ne tend à adoucir, plon-
gent dans un état de débilité et d'inertie contraire
aux travaux de l'esprit ; elles donnent au sang
et aux forces de la vie, un mouvement général
d'excentricité qui diminue singulièrement l'éx-
citation vive que ce liquide a besoin de produire
sur le cerveau, pour qu'il puisse convenablement remplir ses fonctions, et que, par cela même,
elles nuisent à la concentration de l'énergie vitale
vers cet organe ; condition essentielle et même indispensable pour maintenir les facultés de l'entendement dans une aptitude convenable. L'Égypte

et l'Arabie, malgré leurs chaleurs excessives, n'en sont pas moins généralement regardées comme le berceau des sciences. Bailly (1), cependant, pense avec assez de fondement, que celles-ci sont venues du nord vers le midi, et que les peuples d'Asie, héritiers d'un peuple antérieur qui possédait des sciences, ou du moins une astronomie perfectionnée, n'en ont pas été les inventeurs comme on le croit communément, mais seulement les dépositaires, et qu'ils les tenaient de ce peuple qui, selon lui, paraît avoir habité l'Asie, sous le parallèle du 49ᵉ degré de latitude. Quoi qu'il en soit, on ne peut se refuser à admettre qu'ils les aient cultivées avec succès, et qu'ils nous les aient transmises. On peut donc croire que, dans ces temps reculés, des circonstances particulières qu'il est difficile d'entrevoir aujourd'hui, ou des précautions prises alors, peut-être pour tempérer l'ardeur d'une atmosphère embrasée, permettaient à ceux que nous regardons comme nos aînés dans l'étude de la géométrie, de l'astronomie, de la médecine, de s'y livrer avec fruit. Mais à en juger par l'état d'ignorance, d'apathie, et même de barbarie dans lequel vivent la plu-

____

(1) *Lettres sur l'origine des sciences et sur celle des peuples de l'Asie, adressées à Voltaire*, etc., in-8°. Paris, 1777.

part des peuples qui habitent les côtes d'Afrique,
les Indes orientales, l'Arabie et l'Égypte, on serait porté à les regarder comme ayant peu de
disposition à la culture des sciences, d'autant
mieux que pour s'y livrer avec succès, il faut à
l'organe cérébral, et par conséquent aux fonctions de l'entendement, une activité qui ne
peut long-temps se soutenir dans le même état,
sans le concours de ce qui favorise la concentration de l'énergie vitale à l'intérieur. Comme
les chaleurs excessives qui règnent dans ces climats produisent des effets opposés, et en outre
une laxité générale, une énervation extrême de
toute l'économie, il en résulte chez ces peuples
une apathie, une insouciance incompatibles avec
l'aptitude, ainsi qu'avec l'application qu'exige
l'étude des sciences, et qui se font particulièrement remarquer dans les régions où la civilisation s'est conservée, ou a fait quelques progrès. La sensibilité extrême du système nerveux, la perfection d'action des organes des
sens, la promptitude et la netteté de la perception, la grande facilité de combiner et de
féconder les idées acquises, caractères particuliers qui distinguent des peuples du nord les
hommes qui habitent ces contrées brûlantes,
sont autant de moyens qui, à n'en pas douter,
peuvent les rendre propres à cultiver les sciences

et les arts soumis au pouvoir de l'imagination,
et qui leur permettraient même d'y faire de
très-grands progrès sans l'affaiblissement des divers systèmes de l'économie animale, et l'excentricité des forces vitales qui les privent de
cet avantage. C'est une remarque qui n'a pas
échappé aux voyageurs. Chardin, particulièrement (1), dit en parlant de la Perse, que la
température trop élevée des pays chauds énerve
l'esprit et le corps, qu'elle dissipe le feu nécessaire à l'imagination dans les travaux d'esprit,
notamment à l'invention qui, comme on le sait,
exige en même temps la plus grande activité de
toutes les opérations de la pensée. D'ailleurs,
comme il l'observe très-judicieusement, on n'est
capable dans ces climats, ni de longues veilles,
ni de cette forte application qui enfante les ouvrages des arts libéraux ou mécaniques. L'état
de faiblesse du corps, la langueur des facultés
mentales, et la trop grande propension au sommeil, occasionnés par les chaleurs excessives
qui s'y font ressentir incessamment, paralysent
la capacité des uns, et s'opposent à la volonté
des autres, de manière que tout ce qui exige
des méditations profondes, ou même une activité
soutenue de l'esprit, les rebute et les dégoûte.

─────────────

(1) *Voyages en Perse et autres lieux de l'orient,*
tom. VII.

D d

Les hommes qui habitent des pays où la température est moins élevée que dans ceux dont nous venons de parler, comme l'Espagne, le Portugal, la partie méridionale de l'Italie et de la France, qui joignent à une grande pénétration d'esprit, à un grand degré de sensibilité, la force, le courage, et qui éprouvent dans toutes les parties du corps moins de relâchement et de faiblesse, que les peuples de l'Asie et de l'Afrique, sont les plus propres aux beaux-arts qui sont sous la dépendance de l'imagination. La Grèce elle-même, qui offre le même degré de température, a fourni jadis un trop grand nombre d'exemples célèbres capables d'étayer la véracité de cette assertion, pour que nous puissions en douter; quand même un plus grand nombre, pris des peuples modernes, ne l'établirait pas d'une manière victorieuse et irrécusable. De plus, il est à croire que sans le despotisme sous lequel vivent les peuples qui habitent aujourd'hui cette contrée célèbre, elle n'aurait pas cessé de donner naissance à des hommes dignes, par leurs vertus et leurs talens, d'être placés à côté de leurs plus illustres aïeux; car, n'en doutons pas, le propre du despotisme est d'étouffer la pensée, d'anéantir le génie, et de détruire les vertus et le courage. Hippocrate, cet homme immortel, cet observateur exact et profond, qui, le premier, a su allier la

philosophie à la médecine, avait observé (1)
que le joug du despotisme rend lâche, timide,
paresseux, qu'il énerve le courage, avilit l'âme
et la dégrade ; ce qui nuit aux plus belles qualités du cœur et de l'esprit. Doit-on s'étonner,
d'après cela, que les habitans de l'Asie, de l'Afrique, et même de certaines contrées de l'Europe
qui vivent dans le plus honteux asservissement,
ne paraissent plus être propres à la culture des
sciences, qu'ils y fassent si peu de progrès, que
la plupart d'entre eux aujourd'hui soient grossiers, stupides, souvent cruels, et enfin qu'ils
vivent dans l'ignorance la plus profonde et la plus
déplorable. Les lois de l'intelligence étant soumises à l'empire des phénomènes de la vie, et

---

(1) *Si quidem similitudo et æqualitas segnitiem parit ;
mutatio autem et animum et corpus ad exercitationem
excitat. Augetur itaque à desidiá et otio timiditas, ab
exercitio verò et laboribus crescit virilitas : undè bellico-
siores quoque Europæi extant, non ob hanc solùm cau-
sam, sed et propter leges. Non enim regibus vivitur, ibi
necesse est homines timidissimos esse, quemadmodum et
suprà ostendi. Servitute namque animi eorum pressi non
libenter, neque volentes temerè pro aliis se periculis expo-
nunt, Europæi autem suo jure viventes, quum pro seipsis
pericula belli subeant, magna cupiditate feruntur, vo-
lentesque ac alacres difficultates omnes aggrediuntur,
ipsique sibi ex re benè gesta præmia reportant, ut cer-
tum sit leges plurimum ad magnimitatem conferre.*
HIPPOCR. de Aere, Aquis et Locis. Jau. Cornar. interpret.

la plupart de ces phénomènes recevant une influence directe des dispositions morales et intellectuelles, il est facile de concevoir que la crainte, le respect outré, ou plutôt la plus lâche et la plus humiliante servitude, doivent singulièrement influer sur ces deux états de l'homme, et le réduire à la paresse la plus honteuse, et au dernier degré de pusillanimité et d'imperfection morale. Les chaleurs excessives étant contraires à la concentration des forces vitales, et par cela même à l'activité, à l'exercice des facultés de l'esprit, et au progrès que l'on peut faire dans les sciences ou dans les lettres, ceux qui les cultivent et qui habitent des contrées extrêmement chaudes, comme celles de l'Égypte, de l'Inde, en deçà ou au-delà du Gange, de la Perse, des côtes d'Afrique, et même de la Turquie d'Asie ; ou ceux qui sont obligés d'abandonner un ciel plus doux, un climat plus tempéré, pour aller vivre dans un pays soumis à l'influence d'une atmosphère embrasée, doivent par tous les moyens possibles en modérer l'ardeur, l'adoucir même jusqu'à ce qu'elle ne jette plus le corps et l'esprit dans l'abattement et l'inactivité, et suivre un régime capable de mettre l'économie dans une situation telle, qu'elle soit à l'abri des effets pernicieux d'une chaleur excessive et continue.

Pour y parvenir, il faut autant que possible faire choix, pour sa demeure, d'une ville ou

d'un endroit élevé et bien exposé, où la températe-
ture est douce, et où l'on soit éloigné des eaux
stagnantes; habiter un appartement exposé aux
vents les plus frais, ou pour mieux dire aux
moins chauds de ceux qui règnent habituellement dans la contrée, à ceux enfin qui sont le
moins capables d'affaiblir le corps et de nuire à
l'énergie et à l'activité des facultés intellectuelles.
Si rien ne s'y oppose, ils doivent faire faire autour de leur habitation, et très-près des appartemens qu'ils occupent, des plantations d'arbres qui leur procureront pendant le jour un
ombrage salutaire, continuel, et une fraîcheur
douce et incapable de nuire à leur santé. Les
voyageurs nous apprennent que dans plusieurs
villes des pays situés sous la zone torride, et
dans d'autres contrées où les chaleurs sont
aussi fortes, toutes les maisons sont entourées
d'arbres. Loango, capitale du royaume de ce
nom au Congo, et Recht, ville de la province
de Ghilan, en Perse, près des bords de la
mer Caspienne, sont de ce nombre. On peut
également se préserver de la chaleur dans les
appartemens qu'on occupe, en construisant auprès des ouvertures qui y sont pratiquées, des
tentes qui tempèrent l'ardeur des rayons du
soleil, et adoucissent celle de l'air qui y pénètre :
on doit d'ailleurs, matin et soir, y favoriser les

courans de ce fluide ; les arroser plusieurs fois dans la journée avec une eau pure ; habiter de préférence le matin ceux qui sont exposés au couchant, et le soir ceux qui sont au levant, afin d'éviter ainsi l'action trop vive de la chaleur. Il convient en outre de ne point sortir dans le jour pendant les momens où elle se fait le plus vivement sentir ; de ne consacrer aux plaisirs de l'équitation, de la promenade, de la natation, ou à tout autre exercice, que les momens où le soleil a franchi l'horizon, et ceux qui précèdent son lever. Enfin, il ne faut prendre que des bains froids ou tièdes ; s'abstenir rigoureusement des lotions chaudes ; se faire tous les matins des ablutions d'eau froide sur la tête, et se livrer pendant la journée au sommeil qu'on appelle *sieste* ou méridienne, et qui paraît indispensable aux habitans des pays chauds. Lorsqu'on habite une contrée où les chaleurs se font vivement sentir et sans interruption, on doit peu se couvrir, et n'employer, pour la confection de ses vêtemens, que des tissus légers et peu propres à concentrer la chaleur, comme ceux faits de fils de coton, de chanvre, de lin et même de soie, lorsqu'ils sont minces, clairs, et qu'ils ne peuvent pas échauffer le corps.

Le régime des gens de lettres qui habitent les pays chauds, mérite une attention particulière :

il doit tendre principalement à conserver aux solides cette force, cette activité si nécessaires à la santé, et qui fait rejaillir si favorablement ses effets sur les facultés de l'esprit : il doit être composé d'alimens extrêmement abondans en substance nutritive, comme les végétaux farineux, les fécules et les chairs d'animaux qui contiennent le plus de gélatine pure, et même de celle où elle se trouve unie à la fibrine, lorsqu'on leur a laissé acquérir assez de tendreté pour qu'elles puissent se digérer facilement (*Troisième Partie, Chap. III*). On doit, dans toutes les préparations de ces alimens, y faire entrer quelques substances aromatiques pour stimuler l'estomac et relever les forces digestives qui, dans les pays et les temps chauds, tendent toujours à s'affaiblir. Les fruits, surtout les fruits acides, les œufs, le riz, le salep, le sagou, la semoule, le macaroni, le vermicel, le chocolat de bonne qualité préparé avec la vanille, la gérofle ou la cannelle, sont tous des alimens qui nourrissent beaucoup : ce dernier, surtout, convient particulièrement à cause des substances aromatiques qu'on lui associe et qui lui donnent une propriété tonique très-marquée. L'usage du vin et même des vins généreux purs et pris en petite quantité, est également nécessaire aux gens de lettres qui habitent les contrées brûlantes de l'Inde et de l'Afrique, etc. La bière ou

lè cidre de bonne qualité peuvent lui être avantageusement substitués, mais ne le valent pas. Un
punch léger, le rhum, adouci par l'eau et le
sucre, ou quelques autres liqueurs spiritueuses
et aromatiques, ne doivent pas leur être entièrement interdites. Ils peuvent, entre les repas, se
rafraîchir et tempérer l'ardeur de la soif qui se
fait si vivement sentir dans ces pays, avec les
sucs de fruits acides comme ceux de citrons,
d'oranges, de grenades qu'ils ne doivent étendre
que dans une très-petite quantité d'eau, afin d'é-
viter les sueurs excessives et énervantes qui
pourraient résulter des excès de ce liquide.
M. Cassan, qui s'est livré à l'exercice de la médecine aux Antilles, recommande (1), pour prévenir l'atonie, le relâchement et l'inertie des
solides, qui sont le résultat ordinaire d'un long
séjour dans les climats brûlans de la zone torride,
de recourir à un exercice léger, agréable, peu
fatigant, et de temps à autre à l'usage des toniques; de choisir parmi eux le quinquina qu'il
conseille de prendre sous la forme d'une teinture
faite avec l'eau-de-vie ou le vin blanc, tous les

____

(1) *Mémoires sur le climat des Antilles et sur les maladies qui sont particulières à la zone torride*, insérés parmi
ceux de la Société médicale d'Émulation de Paris, cinquième année.

matins à jeun, à la dose d'un petit verre en guise de rhum. De cette manière il n'offre point le goût désagréable qu'il a ordinairement lorsqu'on le prend en poudre ou en décoction, et il jouit de la même efficacité que si on le prenait en substance : c'est, en effet, le meilleur tonique dont on puisse se servir pour entretenir les forces du corps, l'activité de l'esprit, et se soustraire aux maladies graves et nombreuses qui règnent dans les pays chauds. Je crois qu'il convient de le prendre à une plus forte dose que celle proposée par M. Cassan, et d'en suspendre l'usage de temps à autre, afin que l'estomac et les autres parties du corps n'en contractent pas tellement l'habitude, qu'on soit obligé, pour en maintenir les bons effets, d'en augmenter progressivement la dose ; car si cette substance est favorable à la conservation de la santé, prise modérément et par intervalle, il n'y a point de doute qu'à la longue elle serait funeste si on en faisait excès.

Tous ces moyens concourront au même but ; en procurant aux hommes de cabinet une température douce, supportable, ils les soustrairont aux effets pernicieux des chaleurs excessives et continuelles ; ils préviendront la faiblesse, la débilité, l'inertie des organes musculaires, concentreront les forces vitales, entretiendront l'énergie des principaux phénomènes de la vie, le jeu des organes, la régularité des fonctions, l'équilibre qui doit exister entre tous les systèmes de l'économie animale, et s'opposeront, par cela même, au développement des affections graves et. longues, qui sont si communes dans ces contrées. Leurs effets ne se borneront pas au physique; ils maintiendront toute l'énergie et l'activité des fonctions de l'intelligence, de manière que chacune d'elles puisse s'exercer librement et sans efforts; enfin, ils permettront au savant et à l'homme de lettres de se livrer avec fruit et sans danger, à l'étude, à la méditation et aux autres travaux d'esprit.

3°. Dans les contrées chaudes et couvertes de marécages l'air est épais, humide, malsain; les hommes se ressentent de l'influence atmosphérique; ils sont lourds, paresseux, lents dans leurs actions; leur aspect peut facilement les faire distinguer de ceux qui habitent des pays salubres; ils ont la physionomie tranquille, le regard morne, la démarche lente, la face pâle et comme boursoufflée par un tissu cellulaire abondant en sucs graisseux; ils paraissent charnus, quoiqu'ils ne le soient pas, car la graisse mollasse dont ils sont remplis leur donne cette apparence : leur esprit participe à cet état du corps; il est lourd, pesant, paresseux, tranquille; ce qui est cause qu'ils sont en général peu pro-

pres aux travaux brillans de l'esprit, où il faut
une imagination vive et féconde; en revanche,
ils le sont aux méditations paisibles, à l'étude
des sciences qui exigent l'exercice du raisonnement et du jugement. L'antique Béotie était ha-
bitée par des hommes qui présentaient ces caractères physiques et moraux, et qui, de plus, au
rapport de Plutarque (1), mangeaient beaucoup;
ce qui les rendait forts, il est vrai, mais extrêmement stupides et grossiers : c'est sans doute
de ce peuple dont parle Hippocrate (*de Aere,
Aquis et Locis*), lorsqu'il dit : « Dans les lieux
» où le sol est gras et mou, où les eaux se trou-
» vent tellement à la surface de la terre, qu'elles
» sont chaudes en été et froides en hiver, et où
» la température est égale, les hommes sont ordi-
» nairement charnus, débiles, phlegmatiques,
» paresseux et sans courage; beaucoup d'entre
» eux ont une grande propension à l'indolence
» et au sommeil; ils ont l'esprit lourd, épais et
» peu propre à la culture des beaux-arts ». Il
n'est pas sans exemple, cependant, que la Béotie
ait produit de grands hommes : on ne doit pas
oublier que Thèbes, sa principale ville, a donné
naissance à Pindare, un des plus célèbres poètes

______

(1) *S'il est permis de manger de la chair,* Traité premier, traduit en français.

de l'antiquité, et à Épaminondas, (PLUTARQUE, *Vie d'Épaminondas*), un des plus grands et des plus vertueux capitaines de la Grèce, qui joignait à la tempérance, à la douceur, à la plus sublime philosophie, les talens d'orateur et d'homme d'état. L'Europe moderne nous offre une contrée où l'humidité du sol et la continuité des brouillards qui y règnent sont encore plus défavorables à ses habitans que l'air chaud et épais de la Béotie ; je veux parler de la Hollande, pays bas, froid, marécageux, entrecoupé de canaux, dont le sol est pour ainsi dire noyé et incessamment menacé d'être envahi par les eaux de la mer. Ce pays, quoique très - malsain, et funeste à la santé des étrangers qui vont s'y établir, et même à celle des indigènes, a pourtant donné naissance à plusieurs savans du premier ordre, tels que Grotius, Érasme, s'Gravesande, Grovonius, Burman, Boerhaave. Un pareil climat, cependant, n'est pas celui que les gens de lettres doivent préférer ; il faudrait à ceux qui l'habiteraient trop de soin, trop d'attention pour s'y préserver des maux endémiques, et pour y conserver la force et l'activité de l'intelligence nécessaires aux travaux de cabinet ; car rien ne rend lourd, paresseux, peu propre à ces travaux, comme l'influence continuelle de l'air humide et malsain, quel que

soit le degré de leur température habituelle :
aussi la Béotie et la Hollande n'ont-elles fourni
que très-peu de savans, tandis qu'autrefois l'At-
tique, de même que les autres contrées saines
de la Grèce, et dans les temps modernes l'Italie,
la France, l'Allemagne en ont produit chacune
un très-grand nombre. D'ailleurs, l'homme qui
vit dans une atmosphère chargée d'humidité se
trouve dans la triste nécessité de militer sans
cesse contre une infinité de maux qui menacent de l'assaillir. La langueur, le peu d'activité et de développement des fonctions de l'entendement, une constitution molle, faible; un
tempérament phlegmatique, des fièvres quartes
ou quotidiennes rebelles, des catarrhes de l'in-
testin et du poumon, des rhumatismes fibreux
ou musculaires, la paralysie, des obstructions
au foie, à la rate, aux glandes mésentériques,
des hydropisies de poitrine, du bas-ventre, du
tissu cellulaire, des maladies scrophuleuses,
le scorbut, une sorte d'état valétudinaire habituel, enfin toutes les infirmités, résultat de la
diminution ou de la suppression de la transpiration; telles sont les affections qu'on doit redouter, lorsqu'on vit au milieu d'un air épais,
humide et insalubre.

Ceux qui ne peuvent se soustraire à la triste
et pernicieuse influence d'un climat aussi contraire à la santé qu'au développement des plus

brillantes facultés de l'esprit, devront donc prendre toutes les précautions nécessaires pour en réparer les torts, et se soustraire à ses fâcheux effets; ils contracteront l'habitude de ne jamais sortir le matin sans. avoir pris quelque aliment léger, et surtout un ou deux verres d'un vin généreux, afin de mettre le corps en état de résister aux effets des vapeurs aqueuses et des miasmes putrides dont l'air est toujours surchargé dans ces pays, surtout vers le matin. Leur régime sera composé d'alimens sains, préparés avec quelques substances excitantes et aromatiques comme le poivre, la cannelle, la gérofle, la muscade, le gingembre, ou avec quelques condimens indigènes; ils prendront leur vin pur, mais en petite quantité, ou y substitueront la bière et le cidre de bonne qualité: ils feront en outre entrer dans leur régime quelques liqueurs alcooliques adoucies par l'eau et le sucre, comme un punch léger, ainsi que le café, dont ils peuvent sans danger adopter l'usage habituel. Ceux qui vivent dans un climat à la fois chaud et humide, comme celui des Antilles, et de toutes les côtes maritimes qui bordent l'Asie, l'Afrique, et les parties de l'Amérique qui se trouvent sous la zone torride ou dans son voisinage, s'empresseront de recourir aux toniques, aux vins généreux, et contracteront l'habitude de prendre un peu de teinture de quinquina, ou d'un vin amer et aromatique, le matin, à jeun, et même dans la journée, entre les repas, afin de se garantir en même temps des effets de l'humidité de l'atmosphère, et de ceux des chaleurs énervantes qui règnent dans ces parages. Chaque jour, ils se livreront à un exercice qui, sans être trop fatigant, émeuve assez les membres pour entretenir leur force et leur agilité : cette précaution est d'autant plus utile, que rien n'abat l'énergie et l'activité musculaires, comme l'impression continuelle de l'humidité atmosphérique, quel que soit le degré de température qui s'y joint. Il faut aussi qu'ils aient l'attention de ne jamais s'abandonner au sommeil dans un endroit exposé à l'humidité ; ils doivent même, pour éviter les effets pernicieux de cette qualité de l'air, tenir leurs appartemens exactement fermés dans les temps brumeux ; quelquefois même, quoiqu'il fasse chaud, y allumer un peu de feu, et l'y conserver chaque jour pendant plusieurs heures : c'est le meilleur moyen de dissiper l'humidité, et de se garantir de son influence. Mais ce qu'il y a de mieux à faire pour les gens de lettres, c'est de fuir les contrées ou elle prédomine ; car si elle peut altérer la constitution et la santé des hommes les plus robustes, elle doit à plus forte raison porter à l'une et à l'autre une atteinte profonde et irrémédiable, chez ceux qui sont faibles, débiles et valétudinaires.

4°. Un climat sain, un pays entrecoupé de montagnes ou de collines, un air pur et vif, enfin une contrée heureuse où la température est douce quoique variée, comme la France, l'Italie, le levant et le midi de l'Allemagne, exercent sur le corps et l'esprit des effets différens dé ceux qui sont le résultat d'une atmosphère glacée, brûlante, ou malsaine et humide; là, l'énergie vitale y est plus développée, le corps plus agile, et les fonctions de la vie s'y font avec plus de régularité que dans les autres climats; on n'y trouve point de ces maladies de langueur qui dépendent de l'inactivité de la circulation, de la débilitation des organes, de l'épuisement des forces ou de l'insalubrité atmosphérique. L'esprit se ressent des précieux avantages attachés à la pureté de ce fluide; ses diverses facultés s'exercent avec plus de force et de liberté; elles peuvent soutenir plus long-temps l'exercice auquel on les soumet, enfin l'imagination surtout y est plus vive, plus brillante, et y acquiert plus de développement que dans les climats glacés du nord.

L'Angleterre, qui présente une sorte d'état mitoyen entre l'humidité du sol de la Hollande et la sérénité atmosphérique de la France, a été comme on le sait, féconde en hommes du plus grand mérite dans les sciences et dans les lettres. On se rappellera toujours qu'elle a donné naissance à Bacon, Shakespeare, Milton, Sydenham, Newton, Locke, Burnet, Pope, Addisson, etc.

Les règles particulières d'hygiène que l'on peut prescrire aux gens de lettres qui habitent dans des climats tempérés comme ceux de la France, de l'Italie, de l'Allemagne, où les chaleurs ne sont jamais excessives, ni le froid trop rigoureux, et où l'humidité ne surchage pas habituellement l'atmosphère, rentrent dans la classe des moyens généraux déjà indiqués (*Troisième Partie*).

CHAPITRE II.

De l'influence des saisons, et des moyens particuliers que les gens de lettres doivent employer pendant le cours de chacune d'elles.

Si les climats ont une influence marquée sur les fonctions de nos organes et sur les facultés intellectuelles, les saisons qui, dans nos contrées, en offrent successivement les diverses températures et les autres qualités atmosphériques, ne doivent guère agir sur elles d'une manière différente, excepté sous le rapport de l'intensité; aussi sont-elles les unes et les autres également soumises à leur empire, particulièrement chez les

individus faibles, valétudinaires, dont le système nerveux est doué d'une grande sensibilité,
et influencées diversement suivant les changemens qui s'opèrent, depuis le plus haut degré
des chaleurs caniculaires, jusqu'à celui du froid
le plus rigoureux, ainsi que par les autres intempéries passagères de l'air dépendantes des
différens états de sécheresse ou d'humidité de ce
fluide.

Chaque saison, en déterminant dans les corps
une série de mouvemens particuliers, laisse ordinairement sur le plus grand nombre des individus, des impressions d'autant plus fortes et
plus marquées, que la température qui lui est
propre, s'est fait sentir plus long-temps et avec
plus de force : presque toujours ces impressions
sont peu durables dans nos climats, parce que
celles produites par une saison sont ordinairement détruites par les effets de celle qui lui succède ; mais lorsque pendant sa durée une température quelconque est très-marquée, et qu'elle
prédomine constamment, comme par exemple,
lorsque le froid est rigoureux ou la chaleur excessive, il arrive que les facultés de l'entendement en reçoivent, chez certains individus, une
sorte d'altération qui les rend momentanément
impropres à l'étude ou à tout autre exercice de
l'esprit. Ces inégalités d'action du fluide atmosphérique, durables ou passagères, légères ou in-

tenses, ne sont pas les mêmes partout; partout
elles ne donnent point lieu à ces aberrations des
opérations de l'intelligence qu'à certaines époques on observe dans les climats tempérés sur
quelques individus. Dans les contrées septentrionales de l'Europe, par exemple, la chaleur
n'est jamais assez continue et assez forte pendant
l'été, pour produire sur le physique et le moral de l'homme, des effets contraires à ceux
d'un froid rigoureux qui s'y soutient neuf mois
de l'année sans interruption; c'est-à-dire, pour
donner lieu au relâchement, à la laxité générale de la peau, du tissu cellulaire, des muscles; à la chute ou à l'affaiblissement des forces
physiques, et à l'affaissement ou à l'anéantissement total et momentané de certaines facultés
de l'esprit; de même dans les pays méridionaux,
il n'est jamais assez long ni assez rigoureux,
pour que ses effets puissent changer d'une manière sensible l'état des unes ou des autres. Mais
il n'en est pas ainsi dans les pays tempérés, tels
que l'Italie, la France, l'Angleterre et certaines
régions de l'Allemagne; l'homme de lettres qui
habite ces heureuses contrées, ressent plus vivement que dans celles dont je viens de parler,
les impressions que chaque saison fait sur nos
corps; ce qui est dû sans doute à la douceur de
la température du printemps et de l'automne,

qui facilite l'exercice des principales fonctions de la vie, et rend libres et régulières chacune d'elles pendant la durée de ces deux saisons, en faisant ressentir alors aux personnes débiles et douées d'une sensibilité exquise, un état d'aise et de contentement qu'elles ne peuvent éprouver ni en hiver ni çn été. Hippocrate (*aph.* 17, *sect.* 3) avait observé que les constitutions boréales resserrent les corps, les rendent plus robustes, et leur donnent plus d'agilité que les températures australes; que ces dernières, au contraire, les relâchent, les ramollissent, et qu'elles occasionnent des vertiges, des pesanteurs et des douleurs de tête; mais ces effets ne sont bien remarquables que sur les personnes faibles ou valétudinaires; tandis que celles qui sont douées de force et de vigueur, s'en aperçoivent à peine et supportent toutes les variations atmosphériques, sans que leur santé en soit aucunement affectée. Les changemens grands et subits qui ont lieu dans la température de l'air, produisent ordinairement aussi sur le corps et sur l'esprit des effets bien plus sensibles et plus intenses que ceux qui ont lieu lorsque ces changemens sont légers, ou n'arrivent que graduellement, parce que dans ce dernier cas, l'homme s'y habitue insensiblement, et n'en ressent point les secousses violentes, comme lorsqu'ils surviennent brusquement et qu'ils sont considérables.

Il est certains états de la température qui, quand ils sont permanens, influent à la fois sur le corps et sur l'esprit d'une manière si énergique, qu'ils produisent sur quelques individus des effets remarquables ; ils fatiguent et affaiblissent tellement le corps, que souvent leur influence s'étend jusque sur les facultés intellectuelles qui en reçoivent alors une altération plus ou moins marquée, et différente suivant le degré de la température dominante, et le laps de temps pendant lequel elle dure. Le grand froid, lorsqu'il est continuel, agit puissamment sur le cerveau, dont il entrave les fonctions ; il comprime la faculté de penser, nuit aux opérations de l'imagination, de la mémoire, et tarit, pour ainsi dire, les sources fécondes des idées ; il paralyse les forces et l'énergie vitale, il irrite les nerfs, quelquefois même, au rapport de Tissot, il donne des convulsions aux personnes qui les ont extrêmement mobiles. En diminuant la transpiration cutanée, il occasionne des toux opiniâtres, fatigantes, et dont les efforts répétés peuvent devenir funestes en produisant momentanément une sorte d'embarras du cerveau, et même des facultés de l'intelligence qui, par la suite, peut nuire à leur exercice. Les grandes chaleurs en

relâchant les solides, provoquant des sueurs abondantes, énervent particulièrement les puissances
musculaires ; leurs effets se portent également
sur le système intellectuel qu'elles affectent
quelquefois si fortement et d'une manière si
défavorable, qu'on a vu des hommes distingués
dans les lettres, ne pouvant rien produire, et
se trouvant même dans l'impossibilité de se
livrer à aucune espèce de travaux d'esprit pendant les grandes chaleurs. Milton et Tompson
étaient de ce nombre ; l'hiver et l'automne
étaient les seules saisons où le génie de ces
deux poètes célèbres brillait de tout son éclat ;
pendant l'été il leur était impossible de se livrer
à la composition ; leurs idées étaient embarrassées, peu nombreuses, et sous le rapport moral, ils ne ressemblaient aucunement à ce qu'ils
étaient dans des saisons tempérées. Lancisi avoue
lui-même à Antoine Cocchi, son ami, qu'il
était incapable de penser et d'écrire pendant
les grandes chaleurs, s'il ne soufflait pas quelques vents frais. Dodart (*Histoire de l'Académie
des Sciences, année* 1705) rapporte l'histoire
d'un jeune homme de 18 ans, dont l'esprit était
extrêmement précoce, qui perdait entièrement
la mémoire durant les chaleurs de la canicule,
et la recouvrait aussitôt que l'air devenait frais.
De La Hire (*Histoire de l'Académie des Sciences,*

année 1707) dit aussi avoir connu un enfant qui perdait totalement la mémoire en été, et ne la recouvrait qu'en automne.

Le printemps et l'automne semblent être les saisons les plus propres à la culture des lettres, des beaux-arts qui sont sous la dépendance de l'imagination; tandis que l'hiver convient mieux aux sciences qui exigent une grande application d'esprit, et où il faut exercer plus particulièrement la mémoire, le jugement et le raisonnement. Milton lui-même assurait qu'il était plus capable de se livrer à la composition dans certaine saison que dans d'autres : son génie vaste et fécond brillait de tout le feu que l'on voit répandu dans ses sublimes ouvrages, depuis le mois de septembre jusqu'à l'équinoxe du printemps, tandis que pendant le reste de l'année il restait dans une sorte d'engourdissement qui l'empêchait de rien produire. Pendant la durée des chaleurs de l'été, surtout lorsqu'elles sont vives et constantes comme pendant les jours caniculaires, on ne doit guères employer son temps qu'au repos, ou a des études peu fatigantes et plus propres à récréer l'esprit qu'à l'appliquer, à moins qu'on ne soit constitué de manière à ce qu'une température aussi élevée n'opère aucun changement défavorable sur le corps, et ne produise aucune altération dans la force et l'activité des opérations de l'esprit. Bayle (*Diction. his-*

toriq. et critique) rapporte que Desbarreaux, si connu par le fameux sonnet qu'on lui attribue, garda constamment cette aisance, cette liberté d'esprit, cette aimable gaîté qui ne cessèrent d'embellir sa vie, et qui sont d'ailleurs si nécessaires à ceux qui cultivent les lettres, qu'en évitant, autant qu'il le pouvait, l'influence et l'impression désagréable d'un froid trop vif, et celles non moins importunes des plus grandes chaleurs : pour cela, il allait pendant l'hiver habiter la Provence, et venait le printemps jouir des agrémens qu'offrent les bords enchantés de la Loire. Mais tous les gens de lettres ne pouvant se procurer un semblable avantage, ils doivent au moins y suppléer à l'aide de moyens convenables et tels qu'ils vont être indiqués.

S'il est possible quelquefois de vaincre la nature, c'est particulièrement lorsqu'il s'agit de soustraire le corps et l'esprit à l'influence des vicissitudes atmosphériques qui ont lieu pendant les différentes saisons de l'année, ou au moins de paralyser les effets qu'elles produisent sur l'un et sur l'autre. On ne le peut que par une série de moyens capables d'accommoder en quelque sorte l'état de l'un et de l'autre, au degré de la température régnante et aux qualités prédominantes de l'air; c'est-à-dire, en plaçant l'homme à chaque période de l'année dans une position telle qu'il puisse recevoir l'influence de chacune d'elles, sans qu'elle porte atteinte à sa santé et au libre exercice de ses facultés intellectuelles. Ces moyens consistent dans certaines précautions prises à propos et modifiées diversement suivant la température de chaque saison, dans un régime également approprié aux vicissitudes de chacune d'elles, et dans la suspension de toute espèce de travaux d'esprit lorsque l'état du corps et celui de l'entendement l'exigent.

Ainsi l'homme de lettres, quelle que soit la contrée de l'Europe qu'il habite, qui, par la nature particulière de sa constitution ou par tout autre cause, est extrèmement sensible aux impressions de la chaleur, en ressent désagréablement les effets, perd ses forces, son activité et son agilité accoutumées, parce que des sueurs abondantes et continuelles l'énervent. Par cette raison, il éprouve une propension invincible au sommeil et au repos, les idées sont alors embarrassées, lentes, peu nombreuses ; les opérations de l'imagination et de la mémoire languissantes et sans énergie ; l'homme enfin, qui, par l'effet d'une température élevée, se trouve dans cette sorte d'anéantissement moral, tenterait vainement alors de se livrer avec succès aux travaux d'esprit ; ses efforts seraient inutiles et ne serviraient qu'à fatiguer le cerveau, qu'à le rendre de plus en plus incapable de remplir ses importantes fonctions.

Il doit donc, pendant tout le temps que cet état dure, suspendre ses travaux, abandonner le cabinet, et employer ce temps à fortifier sa constitution par des exercices légers, peu fatigans et proportionnés à son âge ou à ses forces, et ne s'y livrer qu'avec ménagement dans les momens les plus convenables et les plus opportuns : « Car » l'exercice dans les grandes chaleurs doit être » fort modéré ; il faut même avoir un soin tout » particulier de n'en faire aucun dans le temps » de la journée où la chaleur est la plus violente. » Ce repos du midi est une pratique reçue dans » les pays chauds, dans lesquels on s'abandonne » à la sensation du relâchement que produit la » chaleur, et au sommeil qui en est la suite. » Dans nos climats plus tempérés, tous les ou- » vriers qui travaillent en plein air, cessent pen- » dant ce temps ; la plupart dorment, et si la » nécessité de dormir n'est pas si grande que » dans des contrées plus brûlantes, du moins » ne peut-on vaquer à aucun exercice qui exige » beaucoup de force. Les animaux semblent » suivre en cela l'esprit de la nature ; car ja- » mais les forêts et les bois ne sont plus tran- » quilles que dans l'ardeur de ce temps du jour. » Tous les animaux terrestres sont au gîte ; ils » aiment la terre, disent les chasseurs : les oi- » seaux ne font point entendre leur ramage. Le

» silence du midi est comparable au silence de
» la nuit (1) ».

Si les chaleurs ne produisent pas sur l'homme
de lettres des effets semblables à ceux dont je
viens de parler, n'altèrent point sensiblement
la force et l'activité des opérations de l'intelligence, et ne déterminent qu'un sentiment de
faiblesse générale qui porte au sommeil et à
l'inaction, il pourra, sans inconvénient et sans
dangers, continuer ses travaux en se conduisant
néanmoins de manière à en éviter l'impression
débilitante : pour cela, il recherchera les endroits
les plus frais, et fuira, par conséquent, tous
ceux où la chaleur se concentre. S'il peut se
procurer toutes ses commodités, il habitera le
matin un appartement exposé au couchant, et
le soir il passera dans un qui soit au levant : si,
au contraire, il ne peut choisir une demeure à
son gré, et avoir la facilité de changer ainsi successivement d'appartemens pour se soustraire
aux effets énervans d'une chaleur trop élevée
il pourra y suppléer en faisant placer des vo-
lets aux croisées de celui qu'il occupe ordinairement, et en les tenant fermés pendant le
temps où le soleil darde avec force ses rayons

______

(1) Lorry, *Essai sur l'usage des alimens*, etc. tom. II,
Chap. III.

sur notre hémisphère, et en arrosant plusieurs fois dans la journée le sol ou le parquet de cet appartement avec une eau vive et pure. Pour entretenir l'intégrité des fonctions du cerveau, ainsi que la vigueur et l'activité des facultés intellectuelles, il se fera chaque jour des lotions ou affusions d'eau froide sur la tête, si déjà il a l'habitude de cette pratique, si elle ne l'incommode point, ou s'il peut sans peine la contracter. Il suivra un régime à la fois doux et restaurant, dont le besoin se fait alors particulièrement sentir : il le composera de fécules, de chairs de bœuf et de mouton mortifiées, de viandes blanches et tendres, de gibier, d'œufs, de plantes légumineuses, surtout de celles qui sont acides et rafraîchissantes ; les substances trop excitantes, les liqueurs alkooliques ne lui conviennent nullement ; il se bornera à prendre, à chaque repas, quelques verres d'un vin pur et généreux, ou d'une bière saine, un peu vieille et de bonne qualité, afin d'entretenir les forces. Chaque jour, au déjeuné, il pourrait faire usage de chocolat aromatisé avec la cannelle ou la vanille ; et quelquefois après le dîné se permettre l'usage du café, en observant d'en rendre la décoction plus forte et plus rapprochée qu'en tout autre temps, parce que la grande quantité de liquide produit des sueurs abondantes, et que

c'est un inconvénient qu'il faut éviter : cette
boisson est d'autant plus utile qu'elle vient,
comme on le sait, plus efficacement que toute
autre, au secours de l'homme dont les facultés
de l'esprit sont engourdies , lorsqu'il n'en fait
usage que rarement et avec modération, et qu'elle
n'est ni moins salutaire, ni moins avantageuse à
celui qui en a contracté l'habitude. Il pourra,
dans les momens de la plus grande chaleur, tempérer l'ardeur de la soif par l'usage de quelques
boissons acides : celles-ci conviennent d'autant
mieux, qu'elles ont une propriété légèrement
tonique et astringente qui s'oppose au relâchement des solides, à l'abondance et à la continuité des sueurs. Les fruits rouges d'été, comme
les cerises aigres , les groseilles, les framboises,
de même que les oranges, les limons, les grenades conviennent mieux que tout autre pour
produire cet effet, et pour rafraîchir et diminuer
la vélocité extrême du sang; ils sont d'autant plus
nécessaires, comme le remarque Lorry (*ouvrage
cité*), qu'ils humectent les solides qui, dans cette
saison , se trouvent comme desséchés par l'aridité
de la chaleur et par l'abondance des sueurs qu'elles
déterminent. En y joignant des substances nourrissantes et toniques, capables de corriger la tendance qu'ont les solides à se relâcher et à perdre
de leur force pendant l'été, on remplira les indi-

cations qu'exige le régime préservatif des effets de la chaleur.

Lorsque l'intensité du froid tient les facultés de l'esprit dans une sorte d'engourdissement, ce qui est très-rare dans nos climats, quoique cependant cela puisse arriver chez certains individus faibles, mal constitués, et par cela même extrêmement sensibles aux impressions du froid, quand l'hiver est long et très-rigoureux; lorsque cette température, dis-je, les met dans l'impossibilité de se livrer à aucune espèce de travaux d'esprit; ils pourront, par l'emploi de plusieurs moyens réunis, vaincre bien plus facilement cet état d'affaissement et de nullité de l'entendement, que lorsqu'il dépend de l'action d'une trop grande chaleur. L'art, qui n'est que le supplément de la nature, nous fournit ces moyens : le raisonnement et l'expérience nous les indiquent. Comme il s'agit alors d'arracher, pour ainsi dire, les facultés de l'intelligence d'une sorte d'état de torpeur ou même d'oblitération imparfaite et momentanée, produite par l'action d'un froid excessif qui porte ses effets sur toutes les fonctions de l'économie, particulièrement sur celles du cerveau; les indications à remplir consistent à se tenir renfermé dans des appartemens suffisamment échauffés; à se couvrir, lorsqu'on en sort, de manière à éviter les impressions de la température régnante ; à s'émouvoir de temps à autre par un exercice agréable et modéré, propre à augmenter l'activité de la circulation générale et à favoriser l'exhalation cutanée ; à se frictionner, surtout le matin et devant le feu, les différentes parties du corps ; à faire usage d'alimens très-abondans en substance nutritive et d'un vin généreux ou légèrement stimulant, pris pur et en petite quantité, comme les vins de Hongrie, de Bourgogne, de Bordeaux, d'Espagne, du Rhin ; quelquefois même de celui de Champagne blanc et mousseux ; de boissons alcoolisées tempérées par l'eau, le sucre et quelques substances aromatiques. Enfin, l'usage modéré du café offrira dans cette circonstance de très-grands avantages : on sait combien cette boisson fut utile au docte vieillard de Ferney dans la production des beaux et nombreux ouvrages dont il a enrichi la littérature française, même à l'époque où il habitait au milieu des glaces et des neiges du mont Jura.

Au moyen de ces divers excitans, on parviendra non-seulement à vaincre les effets de la rigueur du froid sur le physique et sur les facultés intellectuelles ; mais on échappera encore au danger des maladies produites par l'humidité de l'atmosphère dans les saisons brumeuses ou pluvieuses, comme les catarrhes, les rhumatismes, les fièvres tierces, quotidiennes, quartes, et aux autres affections qui peuvent être le résultat de l'humidité ; on maintiendra en même temps, pendant la durée de cette constitution, quel que soit le degré de chaleur qui s'y joigne, l'activité et l'énergie des opérations de l'intelligence. Lorsque la chaleur est très-élevée et que l'air est en même temps chargé d'humidité, outre l'usage des vins généreux, on doit, chaque matin, et entre les deux repas du soir, prendre un petit verre d'une teinture amère et aromatique, comme celle de bois de Surinam, ou de quinquina avec l'écorce d'orange ou la cannelle, afin d'entretenir la vigueur, la tonicité des solides, et de prévenir l'état de langueur, d'apathie, de relâchement et d'abattement du corps, qui bientôt se ferait sentir sur les facultés de l'esprit.

Dans toute saison, lorsque le vent souffle du sud ou du sud-ouest, l'esprit se ressent particulièrement de son influence, et se trouve alors tellement engourdi et abattu, que l'on est souvent incapable de penser ; on doit donc avoir la précaution de se soustraire à cette influence, et d'en combattre les effets par les moyens déjà indiqués contre ceux de la chaleur jointe à l'humidité.

Le printemps et l'automne sont deux saisons qui n'exigent de la part des gens de lettres d'aucune autre précaution que celles qui se trouvent dans la série des moyens généraux et particuliers qui leur sont spécialement applicables.

CHAPITRE III.

Des âges et des moyens particuliers qui doivent être employés pendant la durée de chacun d'eux.

Depuis long-temps on a divisé la vie de l'homme en quatre âges que l'on a comparés aux quatre saisons de l'année ; mais outre que cette division est insuffisante , et cette comparaison plus ingénieuse que vraie et fondée, la durée de la vie offre un grand nombre de nuances marquées, qui indiquent la nécessité de la partager en un plus grand nombre d'époques distinctes : c'est ce qu'a fait très-heureusement M. Hallé (*Encyclop. Méthodiq.*), en établissant sa division des âges sur les connaissances anatomiques et physiologiques. Il en reconnaît cinq principaux ; il partage plusieurs d'entre eux en différentes coupes bien tranchées , et les établit dans l'ordre suivant : 1°. La première enfance qu'il divise en trois époques distinctes, et qui s'étend depuis la naissance jusqu'à l'âge de 7 ans. 2°. La seconde enfance qui dure depuis ce dernier terme jusqu'à l'époque de la puberté. 3°. L'adolescence qui s'étend depuis la puberté jusqu'à l'âge de

25 ans pour l'homme, mais qui commence et finit quelques années plus tôt chez la femme. 4°. La virilité ou l'âge adulte qui embrasse trois époques distinctes, et se prolonge jusqu'à 60 ans. 5°. Enfin, la vieillesse qui offre aussi trois nuances plus ou moins marquées depuis l'instant où elle s'annonce, jusqu'à l'époque de la décrépitude la plus complète. Considérés sous les rapports physiologique et pathologique, les âges doivent subir cette distinction sévère ; mais comme il n'est réellement dans la vie que six époques principales qui exigent un régime différent, ces distinctions, lorsqu'on les envisage sous le rapport de la diététique, peuvent naturellement se réduire à six, la première et la seconde enfance, l'adolescence, l'âge adulte ou la virilité, la vieillesse et la décrépitude. Par rapport à l'hygiène des gens de lettres, cette distinction peut être réduite aux quatre dernières, parce que, depuis le moment de la naissance jusqu'à l'âge de puberté, le régime peut être le même, indistinctement pour tous les individus qui jouissent d'une bonne santé ; qu'au-delà de cette époque, il doit nécessairement subir des modifications suivant le genre de vie que l'on adopte, et que le germe des dispositions naturelles qui déterminent l'homme à embrasser l'étude des sciences ou tout autre profession, ne se développant communément que vers l'âge de 15 ou 16 ans, ce n'est

que dans ce temps qu'il est nécessaire d'adopter
un régime particulier assorti au genre de travaux
qu'on se propose d'embrasser.

Le régime approprié aux âges est donc un des
points essentiels de l'hygiène des gens de lettres. L'état de nos organes, en effet, n'étant pas
le même dans toutes les périodes de la vie, la
nature de la substance alimentaire doit aussi
subir quelques changemens pendant la durée de
chacune d'elles. Dans l'enfance, où toutes les
parties sont douées d'un degré de laxité, de faiblesse, de sensibilité et de mobilité qu'elles perdent de plus en plus à mesure que l'on avance
en âge, toute substance excitante, prise habituellement, est contraire, et ne peut convenir
que lorsque la faiblesse est évidente, la puissance
assimilatrice affaiblie, et la sensibilité sinon
éteinte, au moins dans un état de torpeur et
d'anéantissement qui pourrait mettre la vie en
danger. Dans la vieillesse, époque où les solides
se dessèchent et perdent chaque jour de leur
ressort, où les principaux phénomènes de la
vie sont dans la langueur, et où les propriétés
du système nerveux ont perdu une partie de
leur énergie, il faut en même temps qu'on hu-
mecte le régime, le rendre un peu excitant, afin
de conserver la souplesse des solides, ranimer
leurs forces, et stimuler les propriétés vitales
qui s'affaiblissent de plus en plus, et deviennent

chaque jour moins susceptibles d'excitation. Dans les âges mitoyens, le principe de vie est assez développé, et l'action des organes suffisante pour que toute espèce d'alimens d'une facile digestion puisse convenir.

Développons, par rapport à ces quatre âges, ce qui vient d'être dit en général du régime des trois époques qui constituent le milieu et les deux extrémités de la vie de l'homme, lorsqu'il fournit entièrement sa carrière et qu'elle n'est interrompue par aucun des nombreux accidens qui en abrègent si souvent la durée.

Dans les premières années de la vie, et même vers cette époque que l'on nomme adolescence, si on suivait un régime semblable à celui que l'adulte et l'homme parvenu au dernier degré de force et d'accroissement peuvent adopter sans inconvénient, on ne manquerait pas de nuire à l'acte des fonctions en général, particulièrement à celles du cerveau, et d'altérer l'ordre et la marche que suit la nature dans le développement et même dans le perfectionnement des diverses opérations de l'intelligence, et de porter le désordre et la confusion dans l'exercice des unes et des autres; de même si l'adulte et le vieillard qui, dès leur jeunesse, ont mené une vie active, et ne se sont toujours nourris que d'alimens de bonne qualité et très-abondans en partie nutritive, abandonnaient subitement leurs exercices

et un pareil régime, pour adopter une manière
de vivre entièrement opposée, ils ne tarderaient
pas à éprouver toutes les incommodités attachées
à une vie oisive, indolente; et celles qu'entraîne
à sa suite un régime débilitant, trop promptement
ment substitué à l'habitude d'une nourriture
saine, copieuse et excitante. Ainsi donc, s'il est
essentiel que tous les hommes indistinctement
adoptent, pour chaque âge, un régime particulier
lier, il doit l'être bien plus encore pour ceux
qui se destinent aux sciences ou aux lettres,
afin qu'ils puissent, par ce moyen, maintenir
les fonctions du cerveau dans un état parfait
d'activité, et les facultés de l'esprit qui en dépendent
pendent essentiellement, dans l'aptitude la plus
propre aux différens travaux auxquels ils se
livrent.

C'est dans l'enfance, et surtout dans l'adolescence
cence, que l'imagination jouit de son plus haut
degré d'activité, et que la mémoire se meuble,
pour ainsi dire, d'un grand nombre d'idées simples
ples, parce qu'à cette époque, le cerveau se
trouve dans l'état le plus propre à percevoir et à
retenir toute espèce d'impressions qui s'associent
et se combinent diversement pour servir de matériaux
tériaux aux autres fonctions de l'entendement,
à la comparaison, au raisonnement, au jugement
ment, à l'imagination, et pour composer ensuite
le grand nombre d'idées complexes, et de senti-

mens divers qui ne sont encore dans le premier âge que des impressions vagues et infécondes; mais qui, dans les autres époques de la vie, deviennent en quelque sorte l'aliment de toutes nos facultés morales et intellectuelles. Si l'on veut que cet organe puisse conserver long-temps une disposition aussi heureuse et aussi favorable aux travaux du cabinet, il faut à cet âge avoir le plus grand soin de ne point fatiguer l'esprit par l'habitude de ceux qui ne lui conviennent pas alors, de diriger les études de quelque espèce qu'elles soient, avec la plus grande prudence et le plus grand ménagement : c'est à cette époque surtout qu'il convient, ainsi que nous l'avons dit, de ne point les prolonger trop long-temps, de les adapter au goût, au caractère des dispositions naturelles de l'individu, et de les proportionner au degré de ses forces morales et physiques. On doit également régler la manière de vivre, et l'accommoder à l'état des solides pendant cette époque de la vie, en évitant surtout l'usage des alimens grossiers, des boissons excitantes, et en adoptant dans toute la sévérité du terme un régime adoucissant composé d'alimens légers, mais assez nourrissans cependant pour réparer les pertes que le corps fait incessamment par les différens émonctoires, et pour contribuer à son développement et à son accroissement lorsqu'il n'a pas encore acquis celui dont il est susceptible. Ce régime consiste à ne prendre que des alimens choisis exclusivement parmi ceux qui abondent en substance nutritive , et qui sont en même temps délayés , détrempés, d'une digestion facile, et qui peuvent suffisamment nourrir sans donner au corps ces formes qui accompagnent ordinairement l'état d'embonpoint excessif ou d'obésité ; il consiste dans l'usage d'un pain léger et bien levé , de viandes tendres et blanches , de celle des jeunes animaux, comme le veau , l'agneau, le chevreau , la volaille ; de bouillons préparés avec quelques-unes de ces viandes, et avec le bœuf et le mouton ; de panades, d'œufs, de poissons , de légumes légers et aqueux , de miel, de lait, de fruits de toutes espèces. Ces différens alimens doivent être assez humectans pour qu'on ne soit pas obligé de prendre trop de boissons aqueuses , qui auraient l'inconvénient de relâcher la fibre. Pour boisson ordinaire on doit à cet âge se borner à l'usage de l'eau pure , ou mêlé d'une très-petite quantité de vin , et s'abstenir entièrement de vin pur, de liqueurs alcoolisées , de thé, de café, et de toute espèce de boissons stimulantes qui, en augmentant le mouvement circulatoire général , détermineraient vers le cerveau une grande abondance de sang, et produiraient à la longue sur cet organe un genre d'excitation qui pourrait le priver d'une partie de sa sensibilité , lui donner un degré de

F f 4

consistance peu favorable à la perception, à la combinaison des idées simples, ou des impressions produites par les corps extérieurs, et par la suite le rendrait impropre à la conservation fidèle de ces idées ou de ces impressions. D'ailleurs, si on fait attention qu'à cet âge le sang a une propension marquée à se porter vers la tête, ce que prouve évidemment la prolongation habituelle du sommeil, la coloration de la face, et la disposition aux hémorrhagies nasales, il sera facile de se convaincre du danger qu'entraînerait alors l'usage de ces boissons, particulièrement chez les individus qui se destinent aux sciences ou aux lettres. Mais comme les effets de l'étude assidue et des méditations prolongées augmentent (*Part. I, Chap. I.*) l'énergie et l'action des propriétés de la vie organique dans toute l'étendue du cerveau, et qu'à mesure que l'on avance en âge cet organe devient par cette raison un centre d'activité qui attire avec force vers lui le sang et les humeurs, il est du plus grand intérêt, pour les gens de lettres, de s'habituer de bonne heure, et même dès la première jeunesse, à contrebalancer, par une gymnastique modérée, par des exercices pris chaque jour pendant plusieurs heures consécutives, cette excitation vive de l'encéphale qui augmente la tendance qu'a le sang à se porter vers la tête;

tendance qui ne manque jamais de s'accroître de plus en plus avec l'âge, et de devenir dangereuse dans la vieillesse, époque à laquelle l'homme, surtout lorsqu'il se livre à la méditation, a visiblement des dispositions à l'apoplexie.

Pendant la durée de l'âge adulte, le cerveau ne jouit pas d'une aussi grande activité que pendant l'adolescence ; mais comme cette activité est plus constante, et que l'exercice de toutes les fonctions de l'entendement est simultané à cette époque, elle acquiert un caractère de force et de vigueur qui rend l'homme plus capable de donner à tous ses travaux, un degré de perfection qu'il ne saurait y mettre dans les âges précédens, où le jugement n'a pas encore acquis toute la maturité nécessaire pour modérer et corriger en quelque sorte les écarts nombreux d'une imagination trop vive et souvent fougueuse. Au commencement de cette époque, l'homme s'abandonne encore aux douces illusions qui le bercent ; l'imagination s'exerce avec force, elle est aussi active et aussi ardente que dans l'âge précédent, et ne cesse pas encore de jouir de la prépondérance qu'elle a sur les autres facultés de l'esprit ; les idées ne sont ni moins vives, ni moins brillantes, ni moins fécondes ; elles acquièrent de plus un degré d'énergie qu'elles n'ont pas ordinairement à tout âge, et c'est à mesure que l'on arrive vers la fin de cette période de la vie, que le jugement et la réflexion s'unissent pour les mûrir et les rectifier. Les gens de lettres doivent s'attacher à maintenir long-temps dans cet état les fonctions du cerveau et les opérations de l'intelligence, quel que soit d'ailleurs le genre de sciences auquel ils se livrent ; et ils ne peuvent le faire qu'en suivant ponctuellement les principes du régime indiqué pour l'âge heureux de l'adolescence ; toutefois en y joignant successivement, à mesure qu'ils avancent en âge, l'usage du café pris à petite dose, et seulement de temps à autre ; celui des vins généreux pris purs et en petite quantité, et quelquefois de ceux qui ont une vertu excitante bien prononcée, comme les vins blancs, surtout celui de Champagne mousseux qui émeut si agréablement l'imagination : ce dernier, pour certaines classes d'individus, est préférable à tout autre, lorsqu'on en use rarement et avec sobriété. Au déclin de cet âge seulement, ceux qui suivent la carrière des lettres peuvent de temps à autre se permettre l'usage des liqueurs alcoolisées ; encore doivent-ils les choisir parmi les plus douces et les moins malfaisantes, dont la force et l'âcreté sont tempérées par l'eau, le sucre, et quelques substances aromatiques. On doit bien penser, d'ailleurs, que l'exercice et les autres moyens d'hygiène, loin d'être négligés, devront au contraire seconder les bons effets du régime, parce que leur concours simultané peut seul offrir à l'homme des avantages réels.

Lorsqu'on cultive spécialement les lettres, les beaux-arts soumis au pouvoir de l'imagination, on doit s'attacher à rendre ce régime de plus en plus excitant, sans cependant qu'il soit porté trop loin, et toujours en raison du plus ou moins d'activité de cette brillante faculté qui ordinairement, à mesure que l'on vieillit, perd de cette vigueur, de ce feu naturel qui ne lui appartiennent que dans la jeunesse, et dans la première période de l'âge adulte : à la deuxième époque de cet âge, lorsque les années en ont diminué l'énergie, et qu'en même temps elles ont porté atteinte à l'excellence de la mémoire, et à la fécondité des idées devenues plus lentes et moins nombreuses que dans les âges antérieurs ; il faut alors exciter artificiellement les unes et les autres, redoubler l'activité de ses exercices, les prendre en plein air, les varier suivant son goût et sa commodité, parcourir souvent la campagne, rechercher alternativement les sites les plus rians et les plus agrestes ; choisir de préférence, pour ce genre d'exercice, le printemps, l'automne et les plus belles matinées d'été ; éviter avec soin l'impression des grandes chaleurs pendant cette dernière saison, et celle des froids rigoureux pendant l'hiver ;

ne jamais s'abandonner trop long-temps au sommeil, et faire tous ses efforts pour triompher du penchant que l'on a alors à s'y livrer long-temps et souvent ; enfin, tromper la nature par les heureux effets d'un régime convenable et soigné, et par ce moyen, rétrograder en quelque sorte moralement, de la fin de cet âge vers le commencement de l'âge viril, ou même de l'adolescence. C'est particulièrement vers cette phase de la vie que l'on peut adopter l'usage habituel du café, boisson délectable, qui donne de la sérénité à l'esprit, de la gaîté au caractère, et qui, en augmentant la force du mouvement circulatoire général, facilite la circulation cérébrale souvent lente et embarrassée au point de produire les étourdissemens, les vertiges, les céphalalgies, les pesanteurs de tête que l'on éprouve souvent, même dès la seconde et la troisième période de la virilité, lorsqu'on a consacré toute sa vie à l'étude et aux méditations assidues ; je crois même qu'il serait avantageux de n'adopter qu'alors l'usage familier de cette boisson, parce qu'elle deviendrait un puissant moyen dans la prophilactique des diverses affections dont je viens de parler, en même temps qu'elle communiquerait aux opérations de l'esprit cette excitation si nécessaire à l'homme de lettres, pour continuer avec succès ses travaux pendant toute la durée de cet âge.

Toutes les règles hygiéniques qui viennent d'être indiquées, sont essentielles sans doute pour conserver la santé, prolonger la vie, et maintenir long-temps la force et l'activité des facultés intellectuelles ; mais à cet âge leur observation serait vaine sans la sobriété : cette vertu, ainsi que je l'ai déjà dit (*Part. III, Chap. III, §. III*), doit être celle des gens de lettres, particulièrement lorsqu'ils ont franchi leur quarante-cinquième ou cinquantième année. Ils doivent donc commencer alors à réduire un peu la quantité de leurs alimens; mais ne le faire que par gradation et d'une manière insensible, surtout quand ils n'ont pas toujours été sobres.

Lorsqu'on touche à l'époque de la vieillesse, les forces assimilatrices ne sont plus les mêmes, toutes les parties du corps ont acquis un degré de roideur, de sécheresse, de rigidité qu'elles n'avaient pas auparavant; les fonctions vitales et organiques sont dans un état de langueur et d'engourdissement qui donnent à l'homme une propension invincible au repos, enfin la sensibilité s'émousse de plus en plus et perd incessamment de sa délicatesse. Tout alors, comme on le voit, indique la nécessité de recourir, dans le régime, à de doux excitans et à des alimens nourrissans, délayans et humectans, secondés par une gymnastique adaptée à l'âge, aux forces, au goût et aux habitudes de l'individu : les gens de lettres doivent donc, à cet âge, choisir leurs alimens parmi les .viandes blanches et tendres, les légumes, les fruits, surtout les fruits d'été. Les œufs, le lait, le poisson, le pain bien levé, bien cuit, et même, suivant le conseil de Galien (*de Sanitat. tuendá*, *Lib. V*), le miel, sont les autres alimens qui leur conviennent. Ils doivent bannir de leur régime tout ce qui peut occasionner de mauvaises digestions, comme les viandes dures, coriaces, les pâtisseries, les pâtes mal levées, mal cuites, et tout ce qui peut donner aux solides trop de dureté et de rigidité, comme les vins généreux pris à trop fortes doses, les liqueurs spiritueuses et tous les alimens trop fortement épicés ou aromatisés. Leur boisson ordinaire doit être composée d'un vin de bonne qualité tempéré par l'eau, ou de vins purs très-légers, et de ceux qui, comme les vins blancs, sont apéritifs et légèrement excitans.

Ils retireront de très-grands avantages des bains tièdes pris avec ménagement, et des lotions d'eau froide sur la tête lorsqu'ils en ont depuis long-temps adopté l'usage et conservé l'habitude : à l'avantage de maintenir l'activité des fonctions de l'intelligence dans le même état, ce dernier moyen joint celui non moins précieux d'éloigner la disposition à l'apoplexie. C'est particulière-ment à cette époque que les gens de lettres doivent faire tous leurs efforts pour vaincre l'état d'apathie auquel ils sont entraînés comme malgré eux, en se livrant chaque jour à un exercice agréable et varié, en ranimant leurs forces morales et intellectuelles par l'usage modéré du café, par les plaisirs de la musique ou par ceux que l'on goûte dans un cercle choisi exclusivement composé d'hommes de lettres ou de femmes dont les talens, la bienveillance et la douce sensibilité peuvent, particulièrement à cet âge, faire le charme de la vie, en donnant naissance à des sentimens tendres et affectueux capables d'adoucir et même de faire oublier momentanément les chagrins, les dégoûts, et même les douleurs physiques auxquelles les vieillards sont souvent en proie. Le docteur Roussel, dans la vie duquel on peut puiser comme dans une source pure des préceptes hygiéniques spécialement applicables à l'homme de lettres; le docteur Roussel, vers les dernières années de sa vie, recherchait de préférence la société des femmes parvenues à un âge mûr : « Il jugeait, dit M. Alibert, qu'elles » ont à cette époque de leur vie, je ne sais quel » charme qui touche et attendrit encore l'homme » sensible; que semblables, comme on l'a dit, à » ces belles peintures dont le temps n'a fait que » radoucir les couleurs, elles fixent encore sans » éblouir, et qu'elles donnent souvent le bonheur » de la passion sans en communiquer le délire ». (*Éloge historique de Roussel.*)

Lorsque la décrépitude arrive, on cherche encore à éloigner le terme de la vie, malgré le grand nombre d'infirmités dont l'homme est accablé; et on ne peut le faire que par un régime en même temps humectant, nourrissant et cordial. On ne doit prendre à cet âge que des alimens d'une digestion très-facile, et qui, sous un petit volume, contiennent beaucoup de matière nutritive, comme les gelées végétales ou animales, les fécules, les viandes tendres et toniques, telles que le veau, le mouton, la volaille, le gibier, les panades, la soupe et le chocolat aromatisé avec la cannelle, la vanille, le girofle. Un vin léger, peu abondant en alcool, et même, suivant Lorry, qui soit un peu aromatique, est préférable à tout autre. Les repas alors doivent être plus légers et plus fréquens qu'à tout autre âge, parce que l'action digestive a beaucoup perdu de sa force, et que l'assimilation ne se fait plus avec la même activité, ni avec la même promptitude : après le repas, les vieillards décrépits doivent prendre un peu de repos, quelquefois même se livrer au sommeil, et ensuite faire un peu d'exercice, afin que la nutrition se fasse avec plus de facilité.

L'exercice auquel il est essentiel de se livrer à mesure que l'on fait un pas vers la caducité, comme les promenades, l'équitation, le jeu de billard, de petit palet, ou tout autre jeu qui ne fatigue pas, est d'autant plus utile, que plus on avance vers le dernier terme de la vie, plus le ralentissement de la circulation veineuse, surtout de celle du système de la veine-porte, augmente et produit des embarras dans les viscères du bas-ventre qui, non-seulement, occasionnent une altération profonde de la santé, mais encore, ainsi que nous l'avons vu ailleurs, influent sympathiquement sur l'état des facultés morales et intellectuelles, impriment aux idées une teinte sombre, mélancolique, portent au dégoût, au découragement, et donnent au caractère un fond de tristesse, d'irascibilité, et quelquefois de susceptibilité qui empoisonnent en partie la vie de l'homme de lettres, surtout vers ses derniers momens.

CHAPITRE IV.

Des Tempéramens, et des Moyens particuliers que chacun d'eux exige.

La différence des tempéramens qui, comme on le sait, dépend essentiellement de l'état particulier de l'organisation et de la prédominance d'action d'un ou de plusieurs systèmes généraux d'organes sur les autres, apporte ordinairement dans l'ensemble des dispositions morales et intellectuelles, des modifications nombreuses et plus ou moins remarquables. Pour parvenir à corriger

les excès vicieux qui résultent quelquefois de
cette prédominance organique qui constitue chaque tempérament, il est nécessaire de réprimer
de bonne heure ses penchans naturels, de rompre
les habitudes contractées dans la première jeunesse par les effets du tempérament primitif dont
on est doué ; et de s'astreindre surtout à un régime capable à la fois de changer l'état vicieux
des systèmes de l'économie que l'on veut modifier,
et de favoriser celui que l'on veut essayer de produire, ou plutôt de substituer, en quelque sorte,
au premier ; ce à quoi il est excessivement difficile de parvenir.

Ces règles d'hygiène applicables à l'homme du
monde, le sont aussi à l'homme de lettres chez
lequel il est quelquefois utile de changer certaines dispositions de l'esprit qui ne sont pas
favorables au genre de science qu'on cultive.
Ainsi, par exemple, l'homme d'un tempérament
lymphatique qui aurait du goût pour la culture
des lettres où il est nécessaire de déployer une
imagination brillante, un génie fécond et inventif, n'y obtiendrait que peu de succès s'il adop-
tait une manière de vivre propre à maintenir
sa constitution primitive dans le même état, en
habitant des lieux bas, humides, en faisant habituellement usage de boissons froides, aqueuses,
relâchantes, d'eau impure, de lait et d'alimens
analogues qui pourraient de plus en plus déve-

lopper cette constitution, et augmenter les désavantages qui y sont attachés : il faut, au contraire, s'il veut cultiver avec fruit la littérature, suivre un régime et contracter des habitudes entièrement opposées. De même celui dont
le tempérament est marqué par la faiblesse du
système musculaire, une grande susceptibilité
nerveuse, une grande mobilité de l'imagination,
l'inconstance et l'instabilité des déterminations
et des volontés, ne pourrait se livrer aux sciences
de calcul et d'analyse, s'il ne s'attachait à modifier
l'état de ses facultés en menant un genre de vie
opposé à celui auquel il se sent entraîné malgré
lui, en faisant peu d'exercice, en recherchant la
solitude, en s'abstenant de toute espèce de boissons excitantes, et en suivant, au contraire, un
régime doux, lacté, et en quelque sorte pytha-
gorique. Ne sait-on pas, d'ailleurs, que pour
maintenir l'intégrité de sa santé, et échapper
aux diverses affections graves qui, chez certains
sujets, tiennent à l'excès de développement des
phénomènes qui caractérisent certains tempéramens, on doit toujours adopter le régime et les
autres moyens les plus capables de contrebalancer
cet état ? Lorry (*ouvrage cité*) qui avait bien senti
cette vérité, a tracé avec autant d'exactitude que
de sagesse les principes diététiques propres à
chaque tempérament ; il a remarqué, d'après
Hippocrate, que les alimens d'une nature exci-

tante étaient les plus convenables aux individus d'un tempérament phlegmatique ; tandis que par opposition ceux d'une nature douce, dépourvus de principes actifs, étaient plus favorables à ceux qui sont doués d'un tempérament sanguin. L'expérience et le raisonnement confirment cette observation de Lorry : rien, en effet, n'est aussi propre à changer le caractère spécial de chaque constitution, et à modifier l'état des dispositions morales que le régime, l'exercice assidu ou l'oisiveté, et l'usage de tout ce qui peut produire sur l'ensemble de l'économie une action directe, vive. ou lente, durable ou instantanée : c'est une remarque qui a été faite par le savant professeur Hallé. « Les tempéramens, dit-il, sont suscepti-
» bles d'être modifiés et produits à quelques
» égards artificiellement ; par conséquent d'être
» réformés par l'éducation, l'habitude et le ré-
» gime ; et par une gymnastique bien ordonnée
» et adaptée aux différens âges, suivant la mesure
» de leurs facultés, on peut disposer l'homme à
» prendre, autant que sa constitution le permet,
» et dans les limites de son tempérament spécial,
» les modifications les plus favorables à son acti-
» vité heureuse et à sa conservation (1) ».

Mais, comme il est impossible d'indiquer un

<hr>

(1) *Mémoire sur les Observations fondamentales d'après lesquelles peut être établie la distinction des tempéramens,*

régime particulier pour chaque tempérament, il suffit, je pense, de proposer des moyens généraux pour chacun de ceux qui offrent les caractères spécifiques des quatre principaux admis par les anciens et par quelques modernes, et auxquels se rapportent toutes les autres variétés qui ne sont que le résultat du mélange plus ou moins inégal des qualités primitives qui constituent ceux que l'on désigne sous les noms de *mou* ou *pituiteux*, de *sanguin*, de *nerveux*, et de *mélancolique*; chaque individu pouvant choisir le régime qui paraît être le mieux approprié à son état, en apprenant à connaître auquel de ces quatre tempéramens le sien a le plus de rapport. Il ne sera donc question ici que du régime spécialement applicable à chacun de ces quatre principaux états constitutionnels de l'homme.

1°. Celui dont la complexion est faible, débile, les muscles peu développés et entourés d'un tissu cellulaire lâche, dont les chaires sont molasses, la graisse abondante, la peau décolorée, le pouls habituellement mou, faible, lent, dont les sensations sont peu vives, les impressions qu'elles transmettent souvent fugaces, les idées lentes, mais nettes et peu nombreuses; les opé-

----

§. 53, inséré parmi ceux de la Société médicale d'Émula-ion de Jar's, troisième année.

rations de l'imagination languissantes et presque nulles, les affections douces et tranquilles, qui éprouve un penchant invincible à l'inaction, à la paresse ; enfin, l'homme d'un tempérament dont le caractère principal et la manière d'être particulière consistent dans la prédominance des liquides sur les solides, devra, s'il veut surmonter ses inclinations naturelles, changer l'état de ses facultés mentales, et triompher en quelque sorte des vices de son organisation, prendre la ferme résolution de fuir les lieux bas et humides, de se livrer chaque jour à des exercices, à des jeux où il faut déployer autant d'adresse que d'agilité, éviter le trop long sommeil, adopter un régime, sinon capable de changer entièrement l'état de sa constitution, qui puisse au moins la modifier, l'améliorer, et la rendre plus apte aux travaux d'esprit, en apportant des changemens avantageux dans les dispositions et le caractère de l'entendement. Ainsi la volonté ferme et constante de fuir l'inaction, et de triompher de l'indolence à laquelle on se sent entraîné par les effets naturels de son tempérament ; l'exercice en plein air, les courses rapides dans des endroits montueux et difficiles, l'habitation d'appartemens sains, élevés et exposés au nord ou à l'est, l'usage habituel d'un vin pur et généreux, de boissons qui, comme la bière et le vin de Champagne, contiennent de

l'acide carbonique en abondance, du café à grandes
doses pris surtout le matin , et quelques liqueurs
spiritueuses prises rarement et avec sobriété ;
celui de viandes saines et modérément épicées ,
de fruits secs , et même de ceux d'été qui contiennent le plus d'acidité ou de matière sucrée ; de
légumes et de plantes potagères doués de principes stimulans et aromatiques , sont autant de
moyens qui conviennent aux individus de ce tempérament ; on peut même ne pas douter qu'étant
employés avec persévérance , ils ne puissent peu
à peu changer la nature de toute constitution
molle, phlegmatique , où la masse des liquides
prédomine sur celle des solides ; et qu'ils ne
la transforment insensiblement, de manière à
ce qu'elle présente en partie l'aspect et les attributs particuliers du tempérament sanguin. Il
s'opérera en même temps dans l'ensemble des dispositions morales, spécialement dans celui des
fonctions de l'entendement, des changemens avantageux, et que la perception des idées devien-
dra ultérieurement plus prompte, la conception plus facile, plus rapide, et les idées plus
nombreuses et plus brillantes qu'auparavant.
L'imagination, il est vrai, n'atteindra jamais,
par l'effet de ces différens moyens, la vivacité, la
force, l'heureuse fécondité qu'elle a ordinairement chez l'homme naturellement doué d'une
constitution où le système sanguin exerce son

empire, et prédomine sur tous les autres systèmes de l'économie ; mais elle acquérera plus de développement et de perfection qu'elle n'en a ordinairement chez l'homme d'une constitution éminemment lymphatique ; et cet état, ou plutôt cette sorte de tempérament acquis et modifié par le régime, n'est pas le moins favorable à la culture des sciences exactes, qui exigent l'habitude d'une grande application d'esprit, et une certaine activité de toutes les fonctions de l'entendement. La plus grande difficulté qu'éprouve l'homme d'un tempérament mou et pituiteux pour parvenir à ce but important, c'est de vaincre l'indolence à laquelle il est naturellement très-enclin, et dans laquelle il se complaît ; car une pareille entreprise lui paraîtra toujours extrêmement rebutante, ennuyeuse et difficile, parce que pour triompher de ses penchans naturels, il a plus besoin que tout autre d'une persévérance active, dont souvent il se sent incapable. Avouons toutefois qu'il est des hommes qui ont assez de force sur eux-mêmes pour concevoir ce dessein, et en suivre l'exécution avec constance par amour pour les sciences ou pour les lettres.

2°. L'homme dont l'attitude annonce en même temps la force et l'agilité, dont la physionomie est vive et hardie, la face colorée, quoique souvent sèche, dont les yeux sont étincelans, qui n'a que peu ou point d'embonpoint, dont les vaisseaux sont saillans, le pouls fort, fréquent, vif; celui qui est doué d'un aimable enjouement, dont la conception est prompte et facile, les idées nombreuses, rapides, la mémoire heureuse, l'imagination brillante et féconde, dont les passions, quoique vives et fougueuses, sont peu profondes et de courte durée; dont l'inconstance et la légèreté forment en partie le caractère, chez lequel la vivacité et l'irréflexion président à toutes les actions même les plus importantes, et dont les volontés et les déterminations sont extrêmement variables et sans fixité; celui enfin qui possède tous les attributs du tempérament sanguin, doit, lorsqu'il se livre à la culture dés lettres, savoir, par un régime convenable, modérer l'impétuosité excessive qui le dirige dans tout ce qu'il fait, comme dans tout ce qu'il entreprend : la nature de sa constitution lui indique de ne pas exciter trop vivement une imagination qui souvent n'est que trop exaltée. Il doit s'abstenir d'exercices violens et long-temps soutenus; se garder avec soin dans la première jeunesse, et même durant les premières périodes de l'âge adulte, de faire un usage habituel de vins généreux, de liqueurs spiritueuses, et de café, surtout lorsqu'il a des dispositions aux hémorrhagies actives. Les alimens doux, comme les fruits sucrés et acides, les plantes potagères et légumineuses qui contiennent des principes

froids et aqueux, parmi lesquelles la courge, le
concombre, le melon, les épinards, l'oseille,
la laitue, la chicorée, les choux, les navets, les
betteraves, les pois verts récens, les viandes
des jeunes animaux, le lait, le miel, la petite
bière, un cidre léger, le vin pris en petite quan-
tite et presque toujours tempéré par l'eau, doivent toujours servir de base à son régime, et
conviennent le mieux à tous les individus doués
d'un tempérament sanguin ; par conséquent à
ceux de cette classe qui embrassent l'honorable
profession d'hommes de lettres, toutefois avec les
modifications particulières qu'exigent l'âge, la
saison et le climat.

3°. L'individu qui joint à la plupart des phénomènes du tempérament sanguin une grande
susceptibilité nerveuse, une vivacité, une pé-
tulance extrêmes dans le caractère, et une sorte
d'exaltation de toutes les fonctions de l'intelligence, particulièrement de l'imagination, chez
lequel les idées se succèdent rapidement, qui,
dans toutes les occasions, est aussi prompt à entreprendre qu'à exécuter, dont le corps est maigre, grêle, le teint peu coloré, la peau jaunâtre,
les joues creuses, les pommettes saillantes, et dont
tous les mouvemens sont vifs et précipités ; celui
chez lequel le système nerveux prédomine évidemment sur le reste de l'économie animale,
doit non-seulement s'habituer à un régime doux,

et dont seront entièrement exclues les boissons excitantes, comme le café, et toutes celles dont l'alcool forme la base. Il est essentiel surtout que les individus de ce tempérament se livrent chaque jour à des exercices soutenus, afin de diminuer ou de vaincre l'énergie de la susceptibilité nerveuse, et de cette grande mobilité qui, par leur réunion, forment le caractère fondamental de ce tempérament, et qui s'exaspèrent ordinairement par l'usage des excitans, le repos assidu, l'étude, et tout autre genre de travaux d'esprit lorsqu'on s'y livre avec excès.

4°. Le régime doit être différent chez l'homme d'une constitution où la susceptibilité nerveuse très-développée se trouve jointe à un certain embarras dans la circulation abdominale, et surtout dans celle du système de la veine-porte, chez celui dont la peau offre une teinte brune ou jaunâtre, dont les veines sont larges, grosses, d'une couleur bleuâtre; les chairs roides et fermes, et les forces musculaires excessives; dont le regard est fixe, la démarche lente, grave et mesurée; dont les déterminations sont constantes, invariables, les idées ordinairement énergiques, sombres, tristes, et les passions violentes, durables, fortes, profondes, tenaces, et impétueuses quoique cachées; chez celui enfin, qui par la nature de sa constitution et la direction

que prennent ses affections morales , recherche
la solitude , et se livre par goût et avec ardeur à
la méditation , ou à des études pénibles et fatigantes. Celui-ci, doué particulièrement du tempérament désigné par les anciens sous le nom
de tempérament mélancolique , doit se livrer
chaque jour à un exercice plus ou moins
fatigant , et respirer souvent l'air pur et vif
de la campagne ; ne faire usage que d'alimens
peu irritans , et propres à fournir un chyle cou-
lant , clair et de bonne qualité : il doit choisir
préférablement à tout autre le pain de froment ou de seigle bien cuit , les viandes blanches
et tendres , les herbes potagères , les fruits doux
et légèrement acides , et même les fruits cuits et
secs. Le lait convient également aux individus
de cette constitution , qui éviteront avec soin
les viandes salées , dures , coriaces et fumées ;
celles qui abondent en gélatine, en gluten , ou qui
sont trop grasses; ils doivent surtout proscrire
de leur régime les boissons excitantes et spiritueuses comme les vins généreux et les liqueurs
alcoolisées , dont l'usage habituel peut , à la longue , nuire à leur santé , et rembrunir la teinte
sombre de leurs idées et de leur caractère : il
serait même convenable, comme le marque Lorry
(*ouvrage cité*) , que l'homme de ce tempérament
ne fît usage que d'un vin léger , ou de petite bière;

ou de bière forte coupée avec moitié eau : je crois qu'on pourrait également ajouter à ces boissons le cidre pris en petite quantité et mêlé d'eau, ainsi que le café et le thé pris modérément aussi, et seulement de temps à autre. Ces deux dernières boissons me semblent pouvoir très-bien concourir au but qu'on doit se proposer chez l'homme de lettres mélancolique, celui d'exciter légèrement la circulation générale, particulièrement celle du système veineux. Le café a de plus, et je m'en suis assuré sur plusieurs individus de ce tempérament, l'avantage de leur égayer l'esprit, de dissiper le voile sombre et lugubre qui couvre les idées, et de procurer à leur caractère, momentanément, il est vrai, une certaine hilarité dont ils paraissent peu capables.

Ce tempérament, appelé avec raison mélancolique à cause de l'état particulier des dispositions morales qui en sont l'apanage, exige de la part de l'homme de lettres, qu'il évite d'habiter des lieux froids et humides, qu'il recherche au contraire des endroits sains et bien exposés; qu'il s'attache à fréquenter la société de personnes gaies, aimables, et qu'il fuie l'inaction et la solitude comme deux ennemis dangereux. Mais lorsqu'il est trop enclin à vivre et à rester seul habituellement, qu'il devient entièrement triste, morose, rêveur, taciturne, défiant, craintif; que par goût ou par illusion fantastique, il évite la présence des hommes, qu'il donne toujours au discours ou aux actions de ceux qui l'entourent des interprétations sinistres et défavorables; enfin, que par l'effet d'un travail trop assidu du cabinet, ou par toute autre cause, il tend évidemment à l'un de ces deux états maladifs, que l'on nomme hypocondrie ou mélancolie, il ne doit plus être abandonné à lui-même; les soins que son état exige ne sont plus de son ressort, ils doivent être dirigés par ceux qui l'entourent. Il faut alors rompre entièrement, s'il est possible, la chaîne vicieuse de ses idées et de ses habitudes; chercher à calmer son imagination inquiète ou égarée, et l'occuper de manière qu'il abandonne totalement et sans contrainte toute espèce de travaux d'esprit. On tâche en outre de lui procurer les dissipations les plus capables de changer son état moral, comme les plaisirs de la chasse, de la pêche, des promenades, et même des courses rapides faites dans des lieux escarpés, et dans des campagnes qui offrent des sites pittoresques et agréablement variés. On l'engage, sous divers prétextes, à entreprendre des voyages qui aient au moins l'apparence de l'utilité, on s'efforce de lui procurer les plaisirs de la musique, de l'entraîner dans des sociétés choisies où règne la gaîté, et d'où l'on a banni la gêne et l'étiquette; enfin, par toute sorte de jeux et de plaisirs, on tente de le soustraire à l'une ou à l'autre de ces affections. Ces conseils, sans doute, seraient d'une grande utilité, s'il était aussi facile de les mettre en pratique que de les ériger en préceptes ; mais que d'habileté et de persévérance ne faut-il pas pour y parvenir ; et d'un autre côté, quels obstacles ne rencontre-t-on pas de la part des malheureux atteints d'hypocondrie ou de mélancolie, qui, abusés par leurs maux mêmes, se persuadent réellement que les égards et les soins de la plus tendre amitié sont de mauvais services qu'on veut leur rendre, ou autant de piéges qu'on tend à leur crédulité, et dans lesquels on est intéressé à les faire tomber !

Deux moyens qui souvent s'accordent mieux avec l'état de leur esprit, et pour lesquels la plupart d'entre eux n'ont pas de répugnance, sont l'équitation et l'usage du café : le premier, par les secousses qu'il produit sur les viscères du bas-ventre, peut, dans cette cavité, accélérer la circulation veineuse, dont la lenteur et l'embarras produisent fréquemment l'une ou l'autre de ces maladies ; le second, dont les effets bienfaisans sont de porter à la gaîté et d'exciter aussi le mouvement circulatoire général, de chasser les soucis, les inquiétudes, dissipe les idées tristes, affligeantes, les illusions chimériques et fantastiques, et fait, pour ainsi dire, tomber le voile sombre et lugubre qui enveloppe et obscurcit l'âme.

Il est deux autres moyens que l'on peut regarder, ainsi que nous l'avons dit ailleurs, comme appartenans plutôt à l'hygiène qu'à la thérapeutique, et qu'on ne doit pas négliger de mettre en pratique dans l'une et dans l'autre de ces maladies, lorsqu'elles commencent à se manifester chez les individus qui se livrent avec trop d'assiduité aux travaux du cabinet : l'un, est l'application des sangsues à la marge de l'anus pour obtenir d'abord le dégorgement des veines hémorroïdales, et subséquemment celui de l'appareil circulatoire de l'abdomen ; l'autre, l'usage de quelques évacuans donnés de loin en loin qui, en débarrassant les voies digestives des matières gluantes et tenaces qui les engouent, peuvent aussi faciliter la circulation dans toute l'étendue du système de la veine-porte, et prévenir ou diminuer les engorgemens des viscères d'où partent les branches qui la forment par leur réunion ; engorgemens qui, en agissant sympathiquement sur le cerveau, donnent naissance, comme on le sait, à ces idées tristes et sombres, à ces pressentimens sinistres, à ces craintes paniques, ou à tout autre égarement de l'esprit dans lequel peut souvent tomber l'homme d'un tempérament dont le principal caractère dépend du trop grand développement de la susceptibilité nerveuse (1).

CHAPITRE V.

Des Moyens particuliers à employer suivant le genre de science qu'on cultive.

Il est assez évidemment reconnu, pour qu'on puisse ne pas le contester, que chaque homme apporte en naissant des dispositions particulières dépendantes de l'organisation du cerveau qui le

---

(1) Je me suis borné à indiquer ici d'une manière succincte le régime que l'on peut adapter aux quatre principaux tempéramens, à ceux dont tous les autres dépendent essentiellement, et c'est, je crois, tout ce qu'on peut faire : car essayer de donner sur cette matière des préceptes particuliers à chaque tempérament dépendant de la combinaison des attributs constitutifs des quatre premiers, qui sont eux-mêmes souvent modifiés par l'âge, le climat, le régime, les habitudes particulières, les passions, l'éducation, etc., ce serait entreprendre une tâche immense, et dont l'exécution serait sinon impossible, au moins très-difficile et inutile, puisque, malgré la grande diversité des tempéramens individuels, tous se rapportent aux quatre admis par les anciens : M. Husson, cependant, d'après M. le professeur Hallé, en admet neuf principaux ; mais tous ont plus ou moins de rapports avec les quatre dont nous avons parlé. *Voyez* son excellente *Dissertation sur les tempéramens*, deuxième édition. Paris, an X de la république.

Hh

rendent plus propre à tel art ou à telle science qu'à toute autre, et cela probablement par la même raison que chacun naît également avec un tempérament qui lui est propre, et des passions et des penchans différens. Cette aptitude particulière de chaque individu semble dépendre de l'état de l'organisation, de celui des dispositions morales, spécialement de celui des diverses facultés de la pensée, et des nuances qui existent dans le développement de chacune d'elles, et qui donnent lieu à toutes, depuis le degré le plus élevé d'intelligence ou de perfection morale, jusqu'au dernier degré d'abrutissement ; nuances qui, ainsi que nous l'avons remarqué ailleurs, sont aussi nombreuses et aussi variées que les différences que l'on observe dans les physionomies, et en général dans tout l'extérieur de chaque individu. Soit que l'on considère le cerveau comme ne formant qu'un seul organe dans l'un des points duquel se trouve le siége unique des facultés de notre entendement, de nos facultés morales et de nos inclinations particulières ; soit qu'on le considère comme un composé de plusieurs organes qui sont autant de siéges différens où réside chacune d'elles ; cette aptitude, ces dispositions individuelles qui distinguent l'homme moral, dépendent, à n'en pas douter, de son organisation, du développement plus ou moins parfait de ses différentes parties ;

mais surtout de la perfection de certaines facultés
de l'intelligence. Voilà pourquoi l'homme doué
d'une imagination vive, bouillante, impétueuse,
celui dont les idées rapides et nombreuses coulent ordinairement sans efforts et avec facilité,
sera, ainsi que nous l'avons déjà établi, plus
apte à la culture des lettres, des beaux-arts qui
sont sous l'empire immédiat de cette brillante
faculté, et qu'il pourra s'y livrer avec plus de
succès qu'aux sciences qui exigent une application forte et continuelle. Voilà pourquoi aussi
l'homme dont le jugement est sain, le raisonnement sûr, la mémoire fidèle, l'imagination
froide, tranquille, et pour ainsi dire stérile,
les idées lentes, peu nombreuses, mais justes et
lucides, sera plus propre aux sciences de nomenclature, de calcul, d'analyse, à celles enfin qui
exercent plus le jugement, le raisonnement et
la mémoire que l'imagination et le génie.

Le régime, d'après cela, ne doit donc pas être
le même chez les personnes qui se livrent à des
travaux d'esprit aussi différens et aussi opposés
entre eux, par rapport à l'espèce de facultés intellectuelles dont chaque genre de ces travaux
exige plus particulièrement l'activité; par la
nature et l'importance de leurs objets, les uns
n'étant que des occupations agréables, tandis que
les autres ont un but réel d'utilité. Il ne doit pas
être le même chez tous, dis-je, parce qu'il influe

toujours plus ou moins sur l'état de l'intelligence, suivant qu'il est excitant ou qu'il ne l'est pas ; et que, sous ce rapport, il peut augmenter le jeu et l'activité de plusieurs de ses facultés dont l'exercice est nécessaire à la culture de certaines parties des lettres ; ou conserver à plusieurs autres l'état de calme et de tranquillité dont elles ont besoin, et qui est également utile aux succès que l'on désire obtenir dans les sciences qui exigent aussi spécialement leur exercice.

Pour éviter des redites, des répétitions inutiles et fastidieuses, il suffit de dire ici que le régime de ceux qui s'adonnent à la culture des lettres et de toute espèce de travaux qui sont sous la dépendance de l'imagination, doit être le même que celui de l'homme d'un tempérament sanguin, parce que celui qui en est doué a toujours plus d'aptitude pour ce genre d'exercice de l'esprit que pour tout autre. Disons toutefois que vers le déclin de l'âge viril, lorsqu'une trop grande susceptibilité nerveuse ne s'y oppose pas, l'usage habituel du café, du vin, surtout des vins blancs abondans en acide carbonique, peut devenir d'autant plus utile, que cette dernière boisson surtout donne, comme on le sait, de la grâce et de la force aux idées, qu'elle excite et échauffe l'imagination qui se refroidit de plus en plus par l'âge ; et lorsqu'on n'en fait pas d'excès, qu'elle communique à la plupart des opérations de la pensée un degré d'activité et d'énergie propre à la création et au développement du génie. Les poètes de tous les temps et de tous les lieux paraissent tellement avoir senti cette vérité, que le plus grand nombre d'entre eux ont célébré le vin comme une liqueur bienfaisante : et en effet, elle électrise l'âme, réjouit le cœur, endort, ou plutôt chasse de notre esprit, les angoisses, les soucis qui viennent si souvent obscurcir la sérénité de nos jours, et nous ravir aux courts instans de bonheur dont nous pouvons jouir. Homère, Alcée, Anacréon, Eschile, Horace, Chaulieu, Piron, Pannard, excitaient leur verve par l'usage du vin : il en était de même de Santeul ; jamais il ne faisait de meilleur vers que lorsqu'il avait la tête échauffée par le vin, et surtout par celui de Champagne. Au rapport de Denis d'Halicarnasse (*de struct. orat., Tom. V*), Alcée n'enfantait ses vers que dans une sorte d'ivresse ; et Athénée (*Lib. X, Cap. VII*) assure positivement que le génie de ce poète avait besoin d'être mis en action par l'intempérance. Horace (*Epistol. XIX, Lib. I*) dit que les buveurs d'eau ne feront jamais de vers dignes de passer à la postérité ; qu'Homère louait le vin de manière à laisser croire qu'il en aimait l'usage ; et qu'Ennius ne travaillait jamais qu'il ne fût excité par cette boisson précieuse. Fontenelle et Voltaire faisaient un usage habituel du café : ne doutons pas qu'ils en aient retiré l'un et l'autre de grands avantages dans la production des nombreux écrits dont ils ont enrichi notre littérature. On trouve, il est vrai, des exemples non moins célèbres du contraire; c'est-à-dire, d'hommes qui se sont distingués dans les lettres, et qui n'ont jamais fait usage d'excitant. On sait que Virgile, ce prince des poètes latins, dont les belles productions seront toujours l'objet de l'admiration, et dans ce genre le plus parfait modèle des hommes à talens, était extrêmement sobre, et n'usait habituellement d'aucune boisson stimulante. On peut également rappeler ici l'exemple de Démosthène, doué d'une imagination ni moins vive ni moins brillante que celle des poètes dont nous venons de parler, et qui, cependant, ne buvait que de l'eau. Les gens de lettres, particulièrement ceux qui se livrent à la poésie, peuvent donc se permettre l'usage de quelques excitans, et même l'étendre jusqu'à se procurer une ivresse légère; mais ils ne doivent jamais le porter à l'excès, et au point de produire la confusion et le désordre des idées : il faut surtout qu'ils se gardent bien de faire dégénérer cet usage en une habitude vicieuse; d'abord, parce qu'ils n'en retireraient pas tout l'avantage qu'ils pourraient s'en promettre, ensuite qu'ils ne tarderaient pas à en éprouver les funestes effets.

Le régime doit être entièrement opposé pour

les personnes d'un tempérament où le système sanguin prédomine sur le système lymphatique, ou chez lesquelles la susceptibilité nerveuse est très-développée, lorsqu'elles se livrent aux sciences qui exigent particulièrement l'exercice de la mémoire, du raisonnement et du jugement, comme toutes les sciences d'analyse, et notamment celles qu'on désigne sous le nom de sciences abstraites. Le but de ce régime est de maintenir les facultés dont nous venons de parler, dans toute leur intégrité, de diminuer et d'entretenir la tranquillité des opérations de l'imagination, en laissant l'esprit dans un état tel que les premières puissent acquérir un très-haut degré de développement, et se perfectionner, en quelque sorte, aux dépens de l'exaltation de cette dernière. Il doit consister dans l'usage des alimens les plus doux, les moins épicés, et dans la privation absolue des liqueurs excitantes. Le chocolat, le lait, et toutes les préparations lactées, les œufs, les fruits d'été, les gelées et les marmelades que l'on prépare avec ces fruits, les herbes potagères les plus aqueuses, les viandes tendres et blanches, l'eau pure, ou le vin tempéré par ce liquide, sont ceux qui lui conviennent le mieux, et dont il doit user de préférence. Les individus de ce tempérament qui se livrent aux sciences, sont ceux qui doivent le plus désirer de jouir des avantages inappréciables de la sobriété, parce

H h 4

que rien n'entretient mieux la force, l'activité de leur esprit, et la lucidité de leurs idées.

Quant aux règles hygiéniques spécialement applicables aux individus d'un tempérament mou ou lymphatique qui se livrent aux sciences de calcul et d'analyse; elles doivent être les mêmes que celles déjà indiquées (*Part. IV, Chap. III*, n° 1.) à ceux de ce tempérament qui cultivent les sciences en général : elles consistent donc à fuir comme dangereux les lieux bas, froids, humides; à se livrer fréquemment à des exercices actifs, à faire choix d'alimens sains et de bonne qualité, à bannir de son régime ceux qui sont froids et trop aqueux, à faire un usage modéré de vin pur ou légèrement trempé, à user de temps à autre, en petite quantité, de liqueurs alcooliques et aromatisées; à prendre quelquefois de fortes décoctions de café pour exciter agréablement les opérations de l'esprit qui, chez les personnes de cette constitution, sont ordinairement lentes et paresseuses. Cette boisson, d'ailleurs, prise avec modération, peut être regardée comme celle par excellence pour tous ceux qui s'adonnent aux travaux de cabinet.

Par la mise en usage de ces différens moyens, on peut conserver dans toute son intégrité la mémoire, cette faculté si utile et si précieuse lorsqu'on se livre aux sciences ou aux lettres; les lectures que l'on fait sont plus fructueuses, et l'esprit peut au besoin reproduire facilement les idées qu'on acquiert par leur moyen, et s'en servir avec avantage ; le raisonnement acquiert aussi plus de justesse et de solidité ; il n'est point troublé par les élans de l'imagination, comme lorsqu'on fait un usage journalier de boissons excitantes; les méditations auxquelles on se livre, même sur les objets les plus difficiles, fatiguent moins l'esprit; elles ont plus de profondeur, de netteté, et peuvent être prolongées plus long-temps sans fatigue ; enfin le jugement est plus sain et se ressent toujours de ce calme, de cette tranquillité d'esprit si nécessaires pour apprécier avec sagesse les travaux d'autrui et les siens propres.

Telles sont les règles générales et particulières d'hygiène qui m'ont paru les plus importantes à indiquer, et que doivent suivre les personnes qui consacrent leur vie à la culture des sciences ou à celle des lettres. Si j'ai dépassé les bornes que je m'étais prescrites, c'est qu'entraîné par mon sujet, j'ai senti la nécessité de lui donner quelques développemens qui pourront ne pas être inutiles, et celle d'appuyer mes assertions d'un grand nombre d'exemples pris des vies des savans et des gens de lettres qui ont acquis le plus de célébrité.

TABLEAU PROGRESSIF

DE L'AGE DES HOMMES QUI, DANS DIFFÉRENS CLIMATS, SE SONT ILLUSTRÉS PAR LA CULTURE DES SCIENCES OU DES LETTRES.

NOMS.	AGE.	CONTRÉES où ils ont pris naissance.	OBSERV.
	ans.		
WINCKELMANN	50	Allemagne.	Mort forcée.
KIEL	50	Écosse.	
BRUMOY	50	France.	
MAROT (*Clément*)	50	Idem.	
CONDORCET	50	*Idem.*	Mort forcée.
PLINE LE JEUNE	50	Italie.	
BURMANN père (*François*)	51	Hollande.	
SCARRON	51	France.	
SIMPSON (*Thomas*)	51	Angleterre.	
LE TASSE	51	Italie.	
VIRGILE	52	*Idem.*	
TOLAND	52	Irlande.	
MORUS (*Thomas*)	52	Angleterre.	
SHAKESPEARE	52	*Idem.*	
LE TOURNEUR	52	France.	
TOURNEFORT	52	*Idem.*	
LA BRUYÈRE	52	*Idem.*	
CLAIRAUT	52	*Idem.*	
BOUGEANT	53	*Idem.*	
MOLIÈRE	53	*Idem.*	
REGNARD	53	*Idem.*	
GELLERT	54	Saxe.	
s'GRAVESANDE	54	Hollande.	
CLARKE	54	Angleterre.	
DESCARTES	54	France.	
FOURCROY	54	*Idem.*	
QUINAULT	54	*Idem.*	
BURLAMAQUI	54	Royaume de Naples.	
DAVILA	55	Italie.	
DALIN	55	Suède.	
LE CAMOENS	55	Portugal.	
HUTCHESSON	55	Écosse.	
CASAUBON (*Isaac*)	55	Genève (Suisse).	
FAUR DE PIBRAC	55	France.	
TYCHO-BRABÉ	55	Danemarck.	
PLINE L'ANCIEN	56	Italie.	Mort forcée.
LE DANTE	56	*Idem.*	
SCHAUNAT	56	Flandre.	
POPE	56	Angleterre.	
HELVÉTIUS	56	France.	
TSCHIRNHAUS	57	Lusace (Saxe).	

NOMS.	AGE.	Contrées où ils ont pris naissance.	OBSERV.
	ans.		
Mendelsohn	57	Prusse.	
Ovide..............	57	Royaume de Naples.	
Horace..............	57	*Idem.*	
Congréve............	57	Irlande.	
Tscharner...........	58	Suisse.	
Goichardin..........	58	Italie.	
Bailly..............	58	France.	Mort forcée.
Schott (*Gaspard*)......	58	Franconie.	
Juste-Lipse	58	Brabant.	
Court de Gébelin......	59	France.	
Keppler.............	59	Allemagne.	
Racine (*Jean*)........	59	France.	
Bayle..............	59	*Idem.*	
Démosthène..........	59	Grèce.	
Saussure (*Horace-Bénéd.*)	59	Suisse.	
Lavater.............	60	*Idem.*	
Scheuchzer (*Jean-Jacq.*).	60	*Idem.*	
Gesner (*Salomon*).....	60	*Idem.*	
Homère	60	Grèce.	
Cochin..............	60	France.	
Desfontaines (l'abbé)...	60	*Idem.*	
Lamothe-Houdart	60	*Idem.*	
Montaigne...........	60	*Idem.*	
Mosheim.............	61	Allemagne.	
Galvani.............	61	Italie.	
Maupertuis	61	France.	
Villaret.............	61	*Idem.*	
Boccace.............	62	Italie.	
Charron.............	62	France.	
Fréret..............	62	*Idem.*	
Nivelle de la Chaussée.	62	*Idem.*	
Puffendorf..........	63	Suède.	
Mandeville...........	63	Hollande.	
Nieuwentit...........	63	*Idem.*	
Viète..............	63	France.	
Fénelon	63	*Idem.*	
Aristote	63	Grèce (Macédoine).	
Homberg	63	Batavia (Ile de Java).	
Boyle (*Robert*).......	64	Irlande.	
De Thou.............	64	France.	
La Harpe............	64	*Idem.*	
Bentivoglio (*Guy*).....	65	Italie.	
Hume...............	65	Écosse.	
Sydenham...........	65	Angleterre.	
Tillotson............	65	*Idem.*	
Quévédo.............	65	Espagne.	
Schlicting...........	65	Pologne.	
Saumaise............	65	France.	

NOMS.	AGE.	Contrées où ils ont pris naissance.	OBSERV.
	ans.		
Condillac...............	65	France.	
Bacon (*François*).......	66	Angleterre.	
Milton................	66	*Idem.*	
Zimmermann...........	66	Suisse.	
J.-J. Rousseau	66	Genève (Suisse).	
Graswinkel	66	Hollande.	
Huyghens.............	66	*Idem.*	
Walther (*Michel*).....	66	Allemagne.	
Werner	66	Saxe.	
Montesquieu..........	66	France.	
Santeul..............	66	*Idem.*	
Prévot d'Exiles.......	66	*Idem.*	Mort accid.
Voisenon	67	*Idem.*	
d'Alembert...........	67	*Idem.*	
Burke................	67	Irlande.	
Hévélius	67	Allemagne.	
Schmeizel............	68	Russie.	
Fabricius (*Jean-Albert*).	68	Allemagne.	
Gresset	68	France.	
L'Hospital (le chanc. de).	68	*Idem.*	
Furetière	68	*Idem.*	
Duclos...............	68	*Idem.*	
Feller	68	*Idem.*	
Lessius..............	69	Brabant.	
Érasme..............	69	Hollande.	
Musschenbroeck.......	69	*Idem.*	
Baronias (*César*)	69	Italie.	
Paul Jove............	69	*Idem.*	
Valisniéri............	69	*Idem.*	
Cervantes (*Michel*)....	69	Espagne.	
Berkley..............	69	Irlande.	
Yriate...............	69	Ile de Ténériffe (Afr.).	
Origène	69	Égypte.	
Scaliger (*Joseph-Juste*)..	69	France.	
Baumarchais..........	69	*Idem.*	
Abbadie	69	*Idem.*	
Pétaut	69	*Idem.*	
Pélisson.............	69	*Idem.*	
Ramus...............	69	*Idem.*	Mort forcée.
Madame Dacier........	69	*Idem.*	
Mascaron.............	69	*Idem.*	
Dryden	70	Angleterre.	
Temple (*Guillaume*)....	70	*Idem.*	
Selden	70	*Idem.*	
Boerhaave...........	70	Hollande.	
Copernic.............	70	Pologne.	
Leibnitz	70	Saxe.	
Tissot...............	70	Suisse.	

NOMS.	AGE.	CONTRÉES où ils ont pris naissance.	OBSERV.
	ans.		
PÉTRARQUE.............	70	Italie.	
ÉTIENNE (*Henri*)........	70	France.	
CUJAS.............	70	*Idem.*	
CRÉBILLON fils.........	70	*Idem.*	
CAMUS (*Jean-Pierre*)....	70	*Idem.*	
NOLLET (l'abbé)........	70	*Idem.*	
ROUSSEAU (*Jean-Baptiste*).	70	*Idem.*	
LE SAGE.............	70	*Idem.*	
NICOLE.............	70	*Idem.*	
LÉMERY.............	70	*Idem.*	
BORELLI.............	71	Royaume de Naples.	
FRACASTOR.............	71	Italie.	
LÉTI.............	71	*Idem.*	
CASAUBON (*Méric*).......	71	Genève (Suisse).	
LINNÉE.............	71	Suède.	
GRONOVIUS (*Jacques*)....	71	Hollande.	
GRÆVIUS.............	71	*Idem.*	
LANSBERGHE (*Philippe*)..	71	Flandre.	
SÉNÈQUE (*Luc. Annæ*)...	71	Espagne.	Mort forcée.
LE FEBVRE DE S. MARC...	71	France.	
RACINE (*Louis*).........	71	*Idem.*	
DIDEROT.............	71	*Idem.*	
LE MAITRE DE SACY.....	71	*Idem.*	
DACIER.............	71	*Idem.*	
RICHARDSON...........	72	Angleterre.	
VANSWIÉTEN...........	72	Hollande.	
ROBERTSON...........	72	Angleterre.	
BURNET (*Gilbert*)........	72	Écosse.	
SANNAZAR.............	72	Italie.	
BOURDALOUE..........	72	France.	
BARTHEZ.............	72	*Idem.*	
MALHERBE.............	72	*Idem.*	
CONFUCIUS............	73	Chine (Asie).	
BONNET (*Charles*).......	73	Suisse.	
CAMBDEN.............	73	Angleterre.	
LOCKE.............	73	*Idem.*	
LOPEZ DE VÉGA........	73	Espagne.	
MÉZERAI.............	73	France.	
LA CONDAMINE.........	73	*Idem.*	
DODART.............	73	*Idem.*	
BUDÉ.............	73	*Idem.*	
PLUCHE.............	73	*Idem.*	
POTHIER.............	73	*Idem.*	
DE SACY (*Louis*)........	73	*Idem.*	
NELLER.............	74	Franconie.	
GLUCK.............	74	Saxe.	
HAMILTON.............	74	Irlande.	
BARROS (*Joao*)..........	74	Portugal.	

NOMS.	AGE.	Contrées où ils ont pris naissance.	OBSERV.
	ans.		
Rancé (l'abbé de)	74	France.	
La Fontaine	74	*Idem.*	
Destouches	74	*Idem.*	
Vauban............	74	*Idem.*	
Stahl (*Georges-Ernest*)..	75	Allemagne.	
Héister............	75	*Idem.*	
Usher............	75	Irlande.	
Sheffield..........	75	Angleterre.	
Scaliger (*Jules-César*)...	75	Italie.	
Régis (*Pierre*)........	75	France.	
Le Franc de Pompignan.	75	*Idem.*	
Réaumur	75	*Idem.*	
Bouhours...........	75	*Idem.*	
Perrault...........	75	*Idem.*	
Mabillon...........	75	*Idem.*	
Frédéric II	75	Prusse.	
Cardan............	75	Italie.	
Sanctorius...........	75	*Idem.*	
Solis.............	76	Espagne.	
Saint-Augustin	76	Barbarie (Afrique).	
Volff (*J.-Christiern*)	76	Silésie.	
Bentivoglio (*Hercule*)...	76	Italie.	
Prideaux (*Humphrey*)...	76	Angleterre.	
Jurieux	76	France.	
Mably............	76	*Idem.*	
Ségrais............	76	*Idem.*	
Buchanan...........	77	Écosse.	
Euler.............	77	Suisse.	
Bembo............	77	Italie.	
Maimbourg (*Louis*).....	77	France.	
Gédoyn...........	77	*Idem.*	
Patru.............	77	*Idem.*	
Bossuet	77	*Idem.*	
Galilée	78	Italie.	
Tronchain.	78	Genève (Suisse).	
Cullen...........	78	Écosse.	
Swift............	78	Irlande.	
Roger Bacon	78	Angleterre.	
La Mothe (*Le Vayer*)...	78	France.	
De La Hire (*Philippe*)...	78	*Idem.*	
Fléchier...........	78	*Idem.*	
Mallebranche........	78	*Idem.*	
Corneille (*Pierre*)	78	*Idem.*	
Sedaine...........	78	*Idem.*	
King (*Guillaume*).......	79	Irlande.	
Galien.	79	Anatolie (Asie).	
Spallanzani.........	79	Italie.	
Toaldo............	79	*Idem.*	

NOMS.	AGE.	CONTRÉES où ils ont pris naissance.	OBSERV.
	ans.		
EURIPIDE...............	79	Grèce.	
KIRCHER...............	79	Allemagne.	
MARMONTEL............	79	France.	
MASSILLON	79	*Idem.*	
MÉNAGE...............	79	*Idem.*	
RAMEAU	79	*Idem.*	
THUCYDIDE............	80	Grèce.	
JUVÉNAL..............	80	Italie.	
YOUNG................	80	Angleterre.	
DU MARSAIS...........	80	France.	
ROLLIN	80	*Idem.*	
VERTOT...............	80	*Idem.*	
TERRASSON	80	*Idem.*	
PLATON...............	81	Grèce.	
WARBURTHON..........	81	Angleterre.	
MÉAD	81	*Idem.*	
BUFFON...............	81	France.	
REGNIER DESMARAIS.....	81	*Idem.*	
POLYBE	82	Grèce.	
LA GRANGE-CHANCEL....	82	France.	
D'ARNAULD (*Antoine*)....	82	*Idem.*	
PELLEGRIN.............	82	*Idem.*	
DUHAMEL	82	*Idem.*	
FLEURY (*Claude*)........	82	*Idem.*	
HOFFMANN (*Frédéric*)....	83	Allemagne.	
ASTRUC...............	83	France.	
DUCIS	83	*Idem.*	
PIRON	83	*Idem.*	
HARDOIN..............	83	*Idem.*	
D'AGUESSEAU...........	83	*Idem.*	
D'AUBENTON	83	*Idem.*	
GLEIM................	84	Allemagne.	
FRANKLIN	84	États-Unis d'Amériq.	
HALLES...............	84	Angleterre.	
MÉTASTASE (*Trapasso*)...	84	Italie.	
DUGUET...............	84	France.	
MOREAU (*Jacob-Nicolas*).	84	*Idem.*	
RAYNAL...............	84	*Idem.*	
ANACRÉON.............	85	Anatolie (Asie).	
NEWTON	85	Angleterre.	
SWEDEMBORG..........	85	Suède.	
VOLTAIRE	85	France.	
CALMET...............	85	*Idem.*	
SAINT LAMBERT	85	*Idem.*	
ARNAULD D'ANDILLY	86	*Idem.*	
HALLEY...............	86	Angleterre.	
MIRABEAU (*Jean-Bapt.*)..	86	France.	
DE SAINT PIERRE (l'abbé).	86	*Idem.*	

NOMS.	AGE.	Contrées où ils ont pris naissance.	OBSERV.
	ans.		
Cassini (*Dominique*)....	87	Italie.	
La Monnaye...........	88	France.	
Abauzit	88	*Idem.*	
Crébillon père........	88	*Idem.*	
Sophocle	90	Grèce.	
Saint-Évremont.......	90	France.	
Maucroix............	90	*Idem.*	
Huet................	91	*Idem.*	
Hans-Sloane..........	93	Irlande.	
Vida................	96	Italie.	
Isocrate.............	98	Grèce.	
Simonides............	98	Ile de Zia (Ceos).	
Zenon...............	98	Ile de Chypre.	Mort volon.
Saadi	99	Perse.	
Herodien............	100	Grèce.	
Fontenelle...........	100	France.	
Gorgias (le rhéteur)....	107	Sicile.	
Hippocrate	109	Ile de Cos.	

FIN.

TABLE DES MATIÈRES.

FIN DE LA TABLE.

DE L'IMPRIMERIE DE CRAPELET.

www.ingramcontent.com/pod-product-compliance
Lightning Source LLC
LaVergne TN
LVHW011214170726
843501LV00002B/225